NURSINGRAPHICUS
ナーシング・グラフィカ

成人看護学①

成人看護学概論

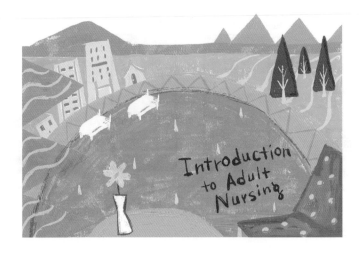

Introduction
to Adult
Nursing

MC メディカ出版

「メディカAR」の使い方

「メディカ AR」アプリを起動し，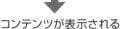マークのある図をスマートフォンやタブレット端末で映すと，飛び出す画像や動画，アニメーションを見ることができます．

アプリのインストール方法　　🔍 メディカ AR　で検索

お手元のスマートフォンやタブレットで，App Store（iOS）もしくは Google Play（Android）から，「メディカ AR」を検索し，インストールしてください（アプリは無料です）．

アプリの使い方

①「メディカAR」アプリを起動する

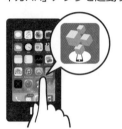

※カメラへのアクセスを求められたら，
「許可」または「OK」を選択してください．

②カメラモードで，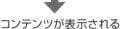マークがついている **図** を映す

↓

コンテンツが表示される

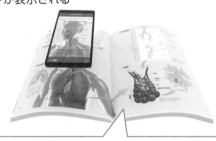

○ 正しい例　　　✕ 誤った例

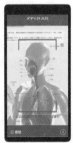

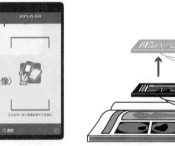

ページが平らになるように本を置き，マークのついた図とカメラが平行になるようにしてください．

マークのついた図を画面に収めてください．マークだけを映しても正しく再生されません．

読み取りにくいときは，カメラをマークのついた図に近づけてからゆっくり遠ざけてください．

正しく再生されないときは
・連続してARコンテンツを再生しようとすると，正常に読み取れないことがあります．
・不具合が生じた場合は，一旦アプリを終了してください．
・アプリを終了しても不具合が解消されない場合は，端末を再起動してください．

※アプリを使用する際は，Wi-Fi等，通信環境の整った場所でご利用ください．
※iOS，Android の機種が対象です．動作確認済みのバージョンについては，下記サイトでご確認ください．
※ARコンテンツの提供期間は，奥付にある最新の発行年月日から４年間です．

関連情報やお問い合わせ先等は，以下のサイトをご覧ください．
https://www.medica.co.jp/topcontents/ng_ar/

　成人看護学では，「成人とは何か」を明確に打ち出す方針のもとに，既存のテキストとは一味違う看護学の教科書を目指した．編集担当の3人で白熱した話し合いを何度ももち，生活者としての，大人としての成人の特徴について検討した．私たちは，従来の教科書では成人をあたかも人間一般として扱い，必ずしも成人の特徴を踏まえたものになっていないと考えた．そのため人間一般の典型としてというより，母性や小児，老年と同様，成人という対象を明らかにし，対象に応じた看護を展開する必要があると考えた．そこで，成人・母性・小児・老年を同列に並べ，その上で成人看護学を『成人看護学概論』『健康危機状況／セルフケアの再獲得』『セルフマネジメント』で構成した．

　本書『成人看護学概論』は，成人は成人（大人）としての役割を担っていることに焦点を当て，第1部では，成人の成長発達の特徴について役割や健康問題などを解説した上で，身体機能の特徴をもとに従来の部位別看護，臓器別看護，系統別看護の考え方を整理し，さらに生活行動と関連させ身体機能を理解する看護学独自の見方について解説した．生活者としての成人を理解する視点を示し，従来の医学モデルとは一味違う看護モデルで成人の生活をアセスメントするためのガイドを提示できたのではないかと考えている．また成人は，その活動性の多様さから価値観も多様であることに言及し，病気のアンチテーゼとしての見方だけではない健康観の多様さに応じた看護の考え方を解説した．この点も，従来の医学モデルにはない，健康観の転換を示すことができたのではないかと自負している．

　次に，成人の学習者としての特徴を踏まえた健康教育や患者教育を提供するために，大人の学びについて解説した．子どもの学習を援助する科学としての教育学（ペダゴジー）ではなく，大人の学習者の学習を援助する科学としての成人教育学（アンドラゴジー）を学ぶことで，効果的な健康教育や患者教育を行う基盤をつくることができると考えている．

　第2部では，今回の改訂で構成を再検討し，成人期にみられる健康障害を，成人の生活に焦点を当てて，「生活習慣」「ワーク・ライフ・バランス」「セクシュアリティとジェンダー」「更年期」の四つに分けて解説した．最後に第3部では，成人への看護に有用な七つの概念，「病みの軌跡」「セルフケア」「ストレス」「危機」「適応」「自己効力」「ヘルスプロモーション」についてわかりやすく解説した．第2部，第3部ともに，臓器中心の健康障害の見方ではない看護としての光の当て方を提示できたのではないかと考えている．

第4版では序章として新たに,「成人看護学」という視座の特徴と有用性を追加した.序章は,「成人看護学」の誕生と学修内容の変遷,成人看護学の構成の多様性と学問体系としての意義で構成されている.看護を学ぶ初学者にはいささか難しいと思うが,われわれ編者の思いを集約している.また全体にわたり詳細に見直し加筆修正した.

ぜひ,実際にテキストとして使用され忌憚（きたん）のないご意見を聞かせてくださるようお願いしたい.

編者を代表して
安酸史子

読者の自己学習を促す構成とし，必要最低限の知識を簡潔明瞭に記述しました．
全ページカラーで図表を多く配置し，視覚的に理解しやすいよう工夫しました．

学習目標

各章のはじめに学習目標を記載．ここで何を学ぶのか，何を理解すればよいのかを明示し，
主体的な学習のきっかけをつくります．

用語解説 *

本文に出てくる*のついた用語について解説し，本文の理解を助けます．

plus α

知っておくとよい関連事項についてまとめています．

このマークのある図や写真に，「メディカAR」アプリ（無料）をインストールした
スマートフォンやタブレット端末をかざすと，関連する動画や画像を見ることができます．
（詳しくはp.2「メディカAR」の使い方をご覧ください）

重要用語

これだけは覚えておいてほしい用語を記載しました．学内でのテストの前や国家試験に
むけて，ポイント学習のキーワードとして役立ててください．

◆ 学習参考文献

本書の内容をさらに詳しく調べたい読者のために，読んでほしい文献や関連ウェブサイト
を紹介しました．

臨床場面で考えてみよう

学習した知識を実際の看護につなげるため，本文の最後に課題を提示しています．臨床判
断能力を養います．

看護師国家試験出題基準対照表

看護師国家試験出題基準（令和5年版）と本書の内容の対照表を掲載しました．国家試験
に即した学習に活用してください．

::: Contents

成人看護学概論

編集・執筆

● 編　集

安酸　史子	やすかた ふみこ	日本赤十字北海道看護大学学長
鈴木　純恵	すずき すみえ	元 三育学院大学看護学部教授
吉田　澄恵	よしだ すみえ	東京医療保健大学千葉看護学部教授

● 執　筆（掲載順）

吉田　澄恵	よしだ すみえ	東京医療保健大学千葉看護学部教授 …… 序章, 3章, 8章1節・3節
青木きよ子	あおき きよこ	順天堂大学特任教授, 名誉教授…… 1・2章
板垣　昭代	いたがき あきよ	常磐大学看護学部教授…… 4章
草野恵美子	くさの えみこ	大阪医科薬科大学看護学部教授…… 5章
二井矢清香	にいや きよか	広島国際大学看護学部看護学科准教授…… 6章
小野　美穂	おの みほ	岡山大学大学院保健学研究科看護学分野准教授…… 7章
瀧本　みお	たきもと みお	(株)日立製作所日立健康管理センタ産業保健科科長…… 8章2節
金子　昌子	かねこ しょうこ	獨協医科大学副学長, 地域共生協創センターセンター長, 看護学研究科博士課程特任教授…… 8章4節
加納　尚美	かのう なおみ	茨城県立医療大学保健医療学部看護学科教授…… 9章
松浦　賢長	まつうら けんちょう	福岡県立大学理事・看護学部教授…… 10章
黒江ゆり子	くろえ ゆりこ	関西看護医療大学看護学部・大学院看護学研究科特任教授…… 11章
鈴木　純恵	すずき すみえ	元 三育学院大学看護学部教授…… 12章
吉良　淳子	きら じゅんこ	茨城県立医療大学保健医療学部看護学科教授…… 13章
佐藤まゆみ	さとう まゆみ	順天堂大学大学院医療看護学研究科教授…… 14章
日高　艶子	ひだか つやこ	聖マリア学院大学看護学部長・教授…… 15章
岡本　里香	おかもと りか	長浜市社会福祉協議会神照郷里地域包括支援センター…… 16章
市村久美子	いちむら くみこ	常磐大学看護学部教授…… 17章
北川　　明	きたがわ あきら	順天堂大学保健看護学部教授…… p.56, 149, 241

序章 「成人看護学」という視座の特徴と有用性

1 「成人看護学」の誕生と学修内容の変遷

1 病院勤務のための看護教育

日本で看護師になるためには，保健師助産師看護師学校養成所指定規則（以下，指定規則）に定められている教育内容を備えた学校を卒業した者が，看護師国家試験に合格することが要件である．

指定規則が施行された1949年，看護の学修は「病室その他の実習」であり，内科，外科，小児科，産婦人科，精神科，伝染病，手術室，特別調理室など，当時の病院にあった診療科と関連部署の「勤務」に参加する形であった．1951年には，内科学及び看護法，外科学及び看護法（整形外科及び手術室勤務を含む），伝染病学及び看護法，小児科学及び看護法，産婦人科及び看護法，精神病学及び看護法，眼科学などに改正され，病院内での「勤務」に必要な診療科の医学と，それに伴う看護法を学ぶ方式となった（表1，図1）．この時期に発展したとらえ方は診療科別看護と称される．

2 看護学の体系化と人間一般の象徴としての「成人看護学」

その後，1967年の第1次改正において初めて，看護教育は医学の分類によるのではない「看護学」の教育として体系化され，「看護学総論」「成人看護学」「小児看護学」「母性看護学」の4本柱が示された．これは，看護師は医師とは異なる学問体系をもつ専門職であると社会的に宣言した歴史的な転換点であった．

このとき登場した「成人看護学」は，診療科別看護でみると，小児科と産科を除くすべての領域を取り扱うものとなり，生物としての身体機能が成熟した存在の典型として，健康状態の正常と異常について臨床医学を援用し，医師との連携に不可欠な内容を学ぶものと位置づけられた．

3 病院看護から地域社会における「成人」のための看護学

約20年を経た1989年，第2次改正において，高齢社会*に必要不可欠になる「老人看護学」が新設された．さらに1996年の第3次改正では，成人看護学の一領域であった「精神科」看護が疾患の有無を越えた「精神看護学」となり，介護保険法を視野に「在宅看護論」が新設された．これらにより，「成人看護学」は，加齢の影響もあまりなく，療養の場が病院か在宅かを問わず，自己管理し自律している成熟した「大人」の健康上の課題への看護に焦点を当てる意義を強めていった．ただし，指定規則の看護師養成年限（3年）を増やすことはなかったため，「成人看護学」の総時間に占める割合は減少した．ゆえに，「成人看護学」の必要最小限（ミニマム・エッセンシャルズ）の学修について，さまざまな検討がなされることとなった．

その後も，2008年の第4次改正で統合分野が創設され，2021年4月施行

plus α

保健師助産師看護師学校養成所指定規則

保健師助産師看護師法に基づき，文部科学省と厚生労働省の合同省令として示されている．これまでに数回の改正を重ね，2021年には，第5次改正が実施された．

plus α

看護師国家試験出題基準

看護師国家試験の出題にあたって基準とされているもので，改訂が重ねられている．本書にも看護師国家試験出題基準との対照表が掲載されている（p.309）．

➡ 診療科については，3章3節2項p.71参照．

plus α

指定規則の改正年次の記載

保健師助産師看護師学校養成所指定規則の改正年次の記載は，文献によって，省令の公布年，施行開始年の記載などでずれがみられる．また，第1次改正等の区分も文献によって若干異なる．本書では，第1回看護基礎教育検討会（2018年4月12日）の資料2に基づく．

用語解説 *

高齢社会

WHOの定義では，65歳以上人口の割合が7%超で「高齢化社会」，14%超で「高齢社会」，21%を超えると「超高齢社会」とされる．日本では1970年に高齢化社会，1994年に高齢社会，2007年には超高齢社会となった．

表1 「看護師」教育内容の変遷と「成人看護学」の学修内容の変化

指定規則改正年	「成人看護学」の学修内容	「看護師」教育内容
昭和26(1951)年	「成人看護学」という科目名称はない.	病院等の附属看護婦養成所における教育が中心 医学モデルに基づき，病院の看護活動に即した教育 例）内科看護，耳鼻科看護，手術室看護，外来看護など
昭和42(1967)年第1次改正	「成人看護学」は「小児看護学」「母性看護学」との対比の中で，臨床医学に基づいた病院内での看護に焦点を当てた.	医療技術短期大学が増加した時期 看護・医学並列モデルに基づき診療科別の実習を中心とした，診療・看護活動に即した教育 例）成人外科看護，小児看護，精神科看護など
平成元(1989)年第2次改正	「成人看護学」では，急性期・回復期（リハビリテーション）・慢性期・終末期（ターミナルケア）看護に大別されることが主流.	大学が増加し始めた時期 看護学モデルに基づいた教育．即戦力を期待する施設とのギャップが目立ち始めた. 例）老人看護，急性期看護，回復期看護など
平成8(1996)年第3次改正	「老年看護学」「精神看護学」の単位確保のため，「成人看護学」の単位数が減り，学修内容の構成が教育機関によって多様になった.	早期離職，医療安全など看護管理上の問題が大きくなり，各種検討会で学校と病院の協働がうたわれた時期 看護学モデルに基づいた教育 例）在宅看護論，精神科看護→精神看護学，老人看護→老年看護学へ
平成20(2008)年第4次改正	専門看護師・認定看護師等のスペシャリストを指向する専門領域の名称（がん看護，手術看護，救急看護等）との関連性での構成もみられるようになった.	看護師国家試験受験資格の第1項に「大学」が明記．保健師・助産師教育年限が6カ月以上から1年以上に延長．卒後臨床研修が「努力義務」．厚労省「新人看護職員研修事業」開始，学校と病院の協働が本格的に動き出した. 「看護の統合と実践」の創設，保健師選択制 例）統合実習等の新設，地域看護学→公衆衛生看護学
令和3(2021)年第5次改正	「成人看護学実習」は，「老年看護学実習」と合わせて，単位数を各学校が裁量することとなった.	地域包括ケアシステムを推進し多職種と協働する人材育成 情報通信技術（ICT）を活用する能力，臨床判断能力等に必要な基礎的能力の強化等，人間の多様性と複雑性に応じる創造性，主体性を重視 例）在宅看護論→地域・在宅看護論．臨地実習の一定程度の自由裁量

髙橋みや子．"付録 資料1 日本の看護制度・看護基礎教育の変遷"．看護教育学．グレッグ美鈴ほか編，第2版，南江堂，2018，p.270-276，（看護学テキストNiCE）／厚生労働省．看護基礎教育検討会報告書（令和元年10月15日）．をもとに作成．

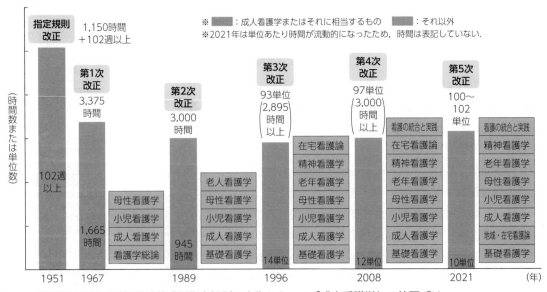

図1 保健師助産師看護師学校養成所指定規則の変化からみる「成人看護学」の位置づけ

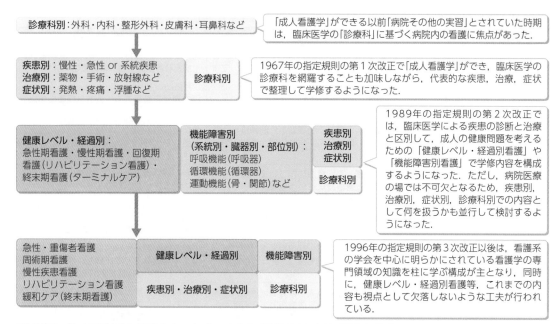

厚生労働省．第1回看護基礎教育検討会（2018年4月12日）資料／保健師助産師看護師学校養成所指定規則より作成．
https://www.mhlw.go.jp/file/05-Shingikai-10801000-Iseikyoku-Soumuka/0000203414.pdf．（参照2023-11-02）．

図2 「成人看護学」の学修内容の変化

の第5次改正では，超高齢社会を踏まえ，成人看護学は，老年看護学と実習単位を調整してよいこととなった．

　このように，「成人看護学」は端的に言えば，病院において医療を受ける人に必要な看護から，地域社会において自律している成人に生じる健康課題への看護へと変化していった．別の言い方をするならば，医師の診療の補助を行うための看護から，医師が不在の場も含めて，個人の健康上の問題について，医療につなげたり福祉と連携したりできるような看護を学ぶ内容に発展してきたといえよう（**図2**）．

2 成人看護学の構成の多様性と学問体系としての意義

1 「成人看護学」の学修の多様性

　各教育機関，とりわけ大学では，「成人看護学」の学修内容に多様な構成がみられる．看護を必要とする人の大多数が高齢者となっている今は，「成人」への看護を強調する以上に，症状に苦しんでいたり，生物としての健康状態に異常が生じていたり，治療を受けなければならない状況にある人間の苦しみのそばにある「臨床」における看護を重視する必要があるため，「成人看護学」を設けていないカリキュラムも多数ある．

　刊行されているテキストを見ても多様な角度から編集されており，筆者らは2004年，本シリーズにおいて，セルフケアを軸に「健康危機状況における看護」「セルフケアの再獲得を支援する看護」「セルフマネジメントを支える看

plus α

**法令改正の論拠
となるもの**

学修内容の検討は時代の要請に応じて行われる．その論点が整理され，法令改正の論拠とされるものは厚生労働省が主催する「看護基礎教育検討会」や文部科学省が主催する「大学における看護系人材養成の在り方に関する検討会」である．

表2　成人看護学の学修内容の構成の多様性

学修内容の大カテゴリ	中カテゴリ	特　徴
診療科別看護（医師の診療科別の特徴に合わせた看護）	外科看護，内科看護，整形外科看護，婦人科看護，泌尿器科看護，耳鼻科看護，眼科看護，皮膚科看護ほか	医学の視点の直接応用であり，医師と共通言語となる健康問題への看護を学ぶ．
疾患別看護（疾患の特徴に応じる看護）	急性疾患看護，慢性疾患看護	臨床現場で遭遇する代表的な疾患に焦点を当てて学ぶ．
	系統別看護（消化器系，循環器系，脳神経系，呼吸器系，血液・造血系，運動器系，感覚器系，泌尿器系ほか）	身体機能の系統別の異常に注目した疾患を考慮して，網羅的に学ぶ．
治療別看護（治療の特徴に応じる看護）	検査に伴う看護，手術療法に伴う看護，薬物療法に伴う看護，放射線療法に伴う看護，食事療法に伴う看護，運動療法に伴う看護ほか	患者が経験する代表的な治療に伴う健康問題に焦点を当てて学ぶ．
症状別看護（苦痛症状に焦点を当てる看護）	発熱に伴う看護，疼痛に伴う看護，呼吸困難に伴う看護，浮腫に伴う看護ほか	苦痛症状を軸に，異常を発見し，苦痛を緩和する治療と看護を合わせて学ぶ．
健康レベル・経過別看護（健康状態の変化に合わせた看護）	急性期看護，慢性期看護，回復期看護（リハビリテーション看護），終末期看護（ターミナルケア）	主観的健康観と医学的指標に基づく健康の両方に焦点を当てながらも，疾患・治療を超えた共通する看護を学ぶ．
機能障害別看護（身体機能の変調に応じる看護）	脳神経機能障害を有する人への看護，消化機能障害を有する人への看護，排泄機能障害を有する人への看護，運動機能障害を有する人への看護，循環機能障害を有する人への看護ほか	身体機能の正常の理解を前提として，医学診断も応用しつつ，身体機能の異常に伴う健康問題への看護を学ぶ．
専門領域別看護（看護師の専門性の確立に焦点を当てた看護）	がん看護，糖尿病看護，慢性疾患看護，手術看護，緩和ケア，皮膚・排泄ケア，慢性腎不全看護，重症・集中ケア，呼吸器ケア，運動器看護ほか	専門領域の看護学の研究成果に基づき，スペシャリストの実践も含めた健康問題への看護を学ぶ．
生活を軸にした看護	生活の再構築を必要とする人の看護，生活調整を必要とする人の看護	健康問題が個人の生活にもたらす影響に焦点を当てて学ぶ．
セルフケア支援の特徴に合わせた看護	健康危機状況におけるセルフケア支援，セルフケア再獲得を支援する看護，セルフマネジメントを支援する看護	一人ひとりのセルフケアを支援する視点から学ぶ．

護」という構成を世に問うた（**表2**）．

　現在は，専門看護師，認定看護師をはじめ，学会認定看護師なども含め多種多様なスペシャリストの養成が，各看護学会活動をベースに生涯学習として発展し，看護の専門分化が進んでいる．一方，地域包括ケアシステムにおいて，総合的な判断力，実践力を有するジェネラリストとしての機能も求められている．さらに，医師不足を背景として，特定行為研修制度*が加えられた．看護基礎教育における「成人看護学」の学修内容は，こうした社会背景をとらえ，繰り返し検討し，編成を探求し続けていかねばならない．

2　セルフケアしようとする存在に寄り添う視座

　成人看護学概論は，学問体系としての成人看護学について，一定の普遍性や本質を論じるものでなければならないだろう．すなわち，どのような場で，どのような看護を提供する看護職者（保健師・助産師・看護師）として機能する職業人となるかどうかによらず，もっと言えば，職業としての看護を担う者として生きるかどうかにかかわらず，成人を理解するとはどういうことか，成人が看護を必要とする状況とはどのようなものであるか，成人に看護を提供する際に有用な理論的知識にはどのようなものがあるかを論じる必要がある．

用語解説 *
特定行為研修制度

手順書によって看護師が特定行為を行う際に特に必要とされる，実践的な理解力や思考力，判断力および高度で専門的な知識・技能の向上を図るための研修を行う制度．

本書『成人看護学概論』は，それらをまとめたものである．根幹にあるのは，人間一人ひとりは成熟し，自立し，自律を希求し，自己決定し，他者の支援を自分で獲得しながら，自分の健康問題をセルフケアしようとする存在であるという視座である．この視座は，年齢的には小児や老人とみられる人間であっても，一人ひとりを，「個人」として尊重することを大前提とするときに不可欠な視点として「成人」を理解する方法と，「成人」の看護を提供する上で有用な理論的知識であり，あらゆる人々に，あらゆる場で応用が可能なものの見方といえよう．

1 成人であるということ

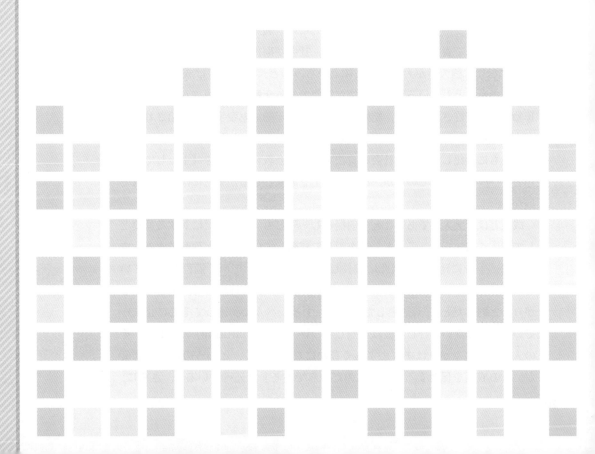

学習目標

- 社会における「成人の定義」を理解する.
- 人が「成人」であることを自覚する状況を理解する.
- 「成人」の特徴を概観できる.

1 「成人」の定義

　人間は出生から死に至るまで，生涯を通して，身体的ならびに心理・社会的に継続して変化していくことが実証され，人間の発達は生涯にわたっていることが知られるようになった．また現在では，社会環境や文化の急速な変化が，個人の生活様式に多大な影響を及ぼすようになってきている．人は生物としての側面を基盤にもちつつ，社会文化的な環境の中で生きている．その普遍的な姿と，時代や文化により変わる姿，さらには一人ひとりが独自な存在として多様な側面を混在させながら生活している．このような状況を踏まえ，成人看護学の対象となる成人とは社会でどう規定されているのか，どのような体験をし，どのような役割を期待されている人々であるかを理解することは，成人看護学を学ぶために重要である．

　人間は生まれてから環境との関わりの中で，乳幼児期，学童期，青年期，壮年期，老年期と変化していく．この変化は一定の方向性をもち，かつ連続的である．この変化の過程を発達ととらえる．

　この発達の過程の一つの段階としての**成人**は，さまざまな側面から定義されることが多い．まず『日本語大辞典』では，「一人前になった人，20歳以上の大人，幼い者が成長し，大人になること」とされている．生理学では，生殖能力の獲得を成人の基準としているが，初潮年齢の若年化や地域差，個人差がみられることからもわかるように，時代，文化や性別，個人により，成長の度合いはかなり異なっている．心理学的には，自分自身の生活に責任を感じる程度に応じて成人とみなされている．社会学的には，職業をもつ，配偶者をもつ，親や市民として責任ある役割を担うなど，社会が期待する役割の程度が成人の条件になり，個人差が大きい．法律上からみると，少年法では成人を「満20歳以上の者」としているが，選挙権が行使できる年齢，運転免許が取得できる年齢，飲酒が許される年齢，結婚が認められる年齢，児童手当が支給されなくなる年齢など，それぞれの法律により大人とみなされる年齢は異なり，また時代とともに変化している．社会教育法では，社会教育の対象を「主として青少年および成人」としているが，満何歳以上を成人とするか厳密には定められていない．

　成人とは「**大人**」であることを前提とし，子ども（未成年）に対する言葉として幅広く用いられ，子どもの域を脱して**成熟**していく過程と理解できる．成熟とは，十分に発達した状態に成長し，または充実していく過程とされている[1]．また，オーバーストリート（Overstreet, H.）は成熟を「人生とのつながり」と同じだとし，「成熟した人間は，あるレベルに到達してそこに止まっているのではない．むしろ彼は成熟しつづけている（maturing）のである．その人生とのつながりはますます強く豊かになっていく．というのは彼の態度が，その成長を促進するようなものだからである」と述べている[2]．さらに，

から		へ
1. 依存性	→	自律性
2. 受動性	→	能動性
3. 主観性	→	客観性
4. 無知	→	知識獲得
5. 小さな能力	→	大きな能力
6. 少しの責任	→	多くの責任
7. 狭い関心	→	広い関心
8. 利己性	→	利他性
9. 自己拒否	→	自己受容
10. あいまいな自己アイデンティティ	→	統合された自己アイデンティティ
11. 個別への焦点化	→	原理への焦点化
12. 表面的な関心	→	深い関心
13. 模倣	→	独創性
14. 確かさへのニーズ	→	あいまいさへの寛容
15. 衝動	→	理性

これらの次元は，成長の方向を示しており，達成されるべき完全な状態を示しているのではない．
マルカム・ノールズ．成人教育の現代的実践：ペダゴジーからアンドラゴジーへ．堀薫夫，三輪建二監訳．
鳳書房，2002，p.16.

図1-1　成熟の諸次元

ノールズ（Knowles, M.）は，成熟のプロセスにはいくつもの次元があり，これらの次元は達成されるべき完全な状態を示しているのではなく，成長の方向性を示したものであるとしている（**図1-1**）[3]．

　以上のようなさまざまな定義から，大人と子どもを段階的にはっきりと区分するのは難しいことがわかる．社会が複雑化した現代，成人を規定する場合は，そこにみられる共通性から理解するとともに，個人差があることを十分に考慮する必要がある．

2 「成人」であることの自覚

　大人とは，十分に成長し，一人前になった人とされ，心身ともに成熟し，職業をもつ，配偶者をもつなど社会人として自立および自律した生活ができ，社会的にも認められた人をいう．子どもから大人に移行する場合，依存から自立へとその立場を異にするため，心理的な危機を伴いやすい．人生における重要な節目には，儀礼を設け節目の意味を個人が自覚するのを促すと同時に，社会もそのことを認識する機会を設けている．人生の転機を無事に通過するために設けられた儀式を**通過儀礼***といい，時代や民族，宗教を超えて広く継承され，危機回避に応用されてきた[4]．

　成人式は，満20歳になった男女が新たに成人の仲間入りをし，社会の一員となっていく過程を祝う通過儀礼である．これは，昔の武家社会で男子の成人を祝う「元服」の儀式に当たり，15歳で子どものころの髪型や服装を大人のものに改めたことに由来している．また，女子では平安時代，13歳前後の女子が成人して初めて裳を着ける「裳着」という儀式がこれに当たる．通過儀礼

用語解説*

通過儀礼

人の一生で，重要な節目に行われる儀式．また，社会生活において，特定の集団に加入する際や社会的認知のために行われる儀式．イニシエーション．オランダの人類学者ファン・ヘネップは，通過儀礼の段階を，分離，移行，統合の三つに分類している．

は本来，象徴的なイベントや儀式を行うことによって，個人が新しい社会のメンバーになったことへの自覚を促し，社会は新たなメンバーの参加を承認する役割をもっていた．しかし，現在の成人式では通過儀礼の意味が薄れ，子どもから大人になったという自覚を促す機会とはなりにくく，子どもと大人の境界線は不明確になっている．

アリエス（Aries, P.）は，労働という視点から子どもと大人を区分し，子ども時代が生まれたのは17世紀であるとしている[5]．それ以前の時代では，大人であることが「働き手」であることを意味し，労働力を提供できれば大人とみなされ，社会の一員とされていた．その後は，大人になるために必要な知識と技術を合理的に教える機関として学校ができ，それに伴って労働に参加させる年齢が引き上げられた．労働から解放された幼い年齢層が「子ども時代」を形成し，大人になるために習得しなければならない知識や技術が増加する中で，学業の期間は徐々に長くなり，子どもから大人に移行する期間が長くなっている．

日本では通常，生産活動ができる年齢を15歳以上65歳未満とし，この年齢を生産年齢としている．しかし，高学歴化が進んだ社会では，成人式を過ぎても労働を猶予（ゆうよ）される時間をもつことができ，経済的に自立するまでに時間がかかり，いつまでも親元にとどまるという光景も珍しくなくなってきている．また，「自分はなにものか」をうまく見つけられずにいる若者，定職をもたない，いわゆるフリーターやニート*，自宅へのひきこもりなど，不適応を起こす者の増加もみられる．親元にいる独身成人を「パラサイトシングル*」と問題視する風潮もあり，成人年齢であるが自立できない，一人前になれない若者の存在が注目されている．

このように，現在では価値観が多様化し，身近に手本となる大人の存在が少ないことや，フリーターのような非定職者の増加が示すように職業選択が困難な時代的背景もあり，大人として自立するまでに多くの時間を要している．さらに，成人式が現代社会でリアリティをもち得なくなっているのは，「大人になる」という意味が見えにくくなっていることにも起因していると考えられる．しかし，多くの成人は，自分が他者に好ましい存在であると確信がもてる，身近な人との関係が良好である，パートナーを得て新たな関係や家庭を築く，職業生活や社会的活動などにより社会における自分の役割を果たすことができる，などの社会的活動を通して自立していき，自律した人間として自分らしさを見いだしている．

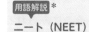

**用語解説*
ニート（NEET）**

Not in Employment, Education or Training の略語．
若年無業者のことで，15〜34歳までの就業，就学，家事もせず，職業訓練を受けていない非労働者．その数は57万人（2022年平均）となっており，対策の拠点として「地域若者サポートステーション」が地方公共団体との協働により設置されている．

**用語解説*
パラサイトシングル**

親と同居し，経済的援助を受けたり，日常生活の世話を親に依存したりする未婚者を指す．パラサイト（parasite）は寄生動（植）物，居候の意味．

3 「成人看護学」分野で用いられている成人の特徴の概要

1 人間の成長発達と成人期

1 成長と発達

　人間の**成長**と**発達**については，その意味を明確に区別しないで用いることも多い．成長は，一般に生まれてから育つ過程での，身長や体重，そのほか身体の量的な増大をいい，発育とほぼ同義の言葉として使われる．これに対して発達は，生物・事物・事象が低次の段階から高次の段階へと向かう質的変化を表し，機能や能力の向上を指す．子ども時代は，身体的な成長に伴って質的にも発達し，より高いレベルへと変化していく．一般的に，一定の年齢に達すると身体的成長は止まるもののその状態を維持し，知的作業や情緒的機能は衰退するとされていた．しかし，実際は必ずしもそうではなく，人間の精神的な質的変化は継続し，発達は生涯にわたっていることが知られるようになった．また，人間の発達の過程は，多くの要因によりかなり幅のある経過をたどることも明らかにされている．

　生涯の発達に影響を与える要因として，バルテス（Baltes, P.B.）は次の三つを挙げている[6]．一つ目は，生物学的要因として思春期や結婚，退職など社会年齢に関連するものなど，ある標準的な年齢段階でほとんどの人に類似してみられるものである（標準年齢的要因）．二つ目は，ある特定の時代に同じ国や地域で生きている人々が共通して経験する出来事で，景気，戦争，テロ，流行，大きな天災，流行性の疾病などの歴史的要因が挙げられる．これらは，その時代を生きる人に人生の目標，生活様式や健康問題などさまざまな点で影響を及ぼし，その経験が生涯を通して強い影響力をもつ（標準歴史的要因）．三つ目は個人に関わる生活上の出来事（ライフイベント）である非標準的な生活経験要因で，病気・離婚・失業・転職・死別などが挙げられる（非標準的要因）．これらの三要因は，相互に関連し合い発達に影響を及ぼすが，その強さは発達段階により異なっている（図1-2）．

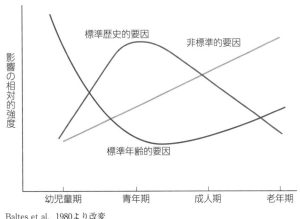

Baltes et al. 1980より改変

図1-2　生涯発達における主要な影響要因の相対的な影響力の発達的変化

2 成人期

　いろいろな経験をしながら生涯にわたり発達していく中で，**成人期**とは，成人になるための準備期間である青年期に始まり，壮年期を経て，老年を迎える

準備に至る向老期までの，ほぼ40～50年間を指す．

青年期は，心身の発達と社会的自立を準備する時期に当たる．**壮年期**は，成熟した身体機能を維持するとともに，自立した社会生活を営み，家族の自立を助けることなどを通しながら，精神活動の充実を図る時期である．**向老期**は，心身の加齢・衰退を受け入れながら，老年期の自立に向けて準備し，さらなる充実を図る時期である．

この40～50年間は，身体的には成長・成熟・衰退と変化する中で，精神・心理・社会的には親から独立し，職業選択をして自立した生活を営み，結婚して家庭を築き，子どもを育て，家族の健康行動を導くとともに健康管理を担い，社会的な期待も大きく，ライフサイクルの中で最も長く充実した時期である．さらに成人期には，自分が自立していく青年期，他者の自立を助ける壮年期，老後の自立を考える向老期と，自立の状態も変化していく．

このように成人期は人間発達の重要な時期であり，そこでは絶えず変化が生じていることを認識しておく必要がある．

2 成長発達と成人の区分

人間はこの世に生を受けてから，両親をはじめとする多くの人々との関わりの中で育まれ，教育を受け成長する．大人になると仕事をもち，親から独立し，異性と出逢い，愛し合い，多くの人は子どもをもうけ，その子どもの成長を支援する．さらに，老後の生活に備え，老後の自立を図り，そして人生の終焉（しゅうえん）を迎える．このように人は，生まれてから死ぬまで多様な人々との関係や場を通して生きる存在で，さまざまな関係を通して自己の存在価値や生きる意味を見いだして発達していく．生まれてからその生涯を終えるまでの一回りの変化の過程を**ライフサイクル**といい，その中における成人の区分と特徴を考えてみる．

WHOでは人間の個体機能や生涯における出来事を中心に，ライフサイクルを8段階に区分している（**図1-3**）[7]．

スティーブンソン（Stevenson, J.S.）は，大人と子どもが区分されるようになったのは人間の寿命が延長してきたためであり，寿命の延長とともに人生における各期の区分が変わり，新しい名称が生まれたとしている．平均寿命が30歳の時代では乳幼児期と成人期が区分されているにすぎなかったが，平均寿命が50歳に延長した時代に入ると，子ども時代に乳幼児期，学童期が区分された．さらに平均寿命が70歳を超えるようになると，新たに大人になる準備期間である青年期が加わり，その後は大人時代がさらに細区分された．また，老年期の期

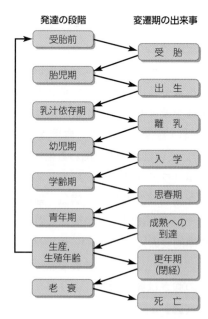

上田礼子. 生涯人間発達学. 改訂第2版. 三輪書店, 2005. p.8.

図1-3 人間のライフサイクル（WHO）

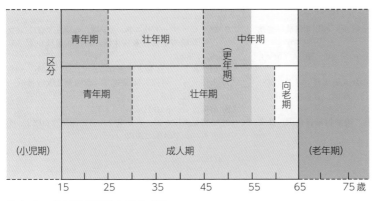

図1-4　成人期の区分とその名称

間も延長してきている[8].

　日本では現在,成人期をおよそ10代半ばから65歳前後までとし,**図1-4**のようにいくつかの区分が考えられている.

　成人期は,子どもが大人に移行する青年期から始まる.青年期は,その始まりを男子では変声を,女子では初潮の開始をだいたいの目安とし,終わりを心理・社会的自立が準備される30歳前後としていることが多い.本書では,第二次性徴の出現がみられる思春期を含めず,ほぼ15～30歳を青年期として記述する.この時期は身体・性的機能が最も高く,職業選択をして新たな家庭を築くなど社会的自立を準備する時期でもある.

　壮年期は,青年期が終わる30歳前後から60歳前後の期間を指し,成熟した身体の機能を維持しながら自律した社会活動を営み,精神活動の充実を図る時期である.壮年期には心身の加齢現象を自覚し,生殖機能の減退が生じる更年期も含まれる.

　壮年期を経て,60歳前後から65歳前後を向老期と区分する.向老期は,身体的衰退の自覚や退職を迎える時期であるが,精神活動を充実させるとともに,これから迎える老年期の自立に向け準備する時期である.

　成人期を区分する場合,身体的発達は成熟前傾現象により思春期が早くなったこと,少子化や高学歴化などから心理・社会的自立に時間がかかり青年期の延長が起きていること,生殖機能の衰退する更年期,生活環境や健康状態の影響を受けやすい向老期では特に個人差が大きくなること,などを考慮する必要がある.

➡ 成熟前傾現象は,2章1節2項p.31参照.

■ 引用・参考文献

1) Andrew M. Colman. 藤永保ほか監訳. 心理学辞典－普及版. 丸善出版, 2005.
2) Overstreet, H.A. The Mature Mind. New York：W.W.Norton, 1949, p.43.
3) マルカム・ノールズ. 成人教育の現代的実践：ペダゴジーからアンドラゴジーへ. 堀薫夫ほか監訳. 鳳書房, 2002, p.16.
4) ファン・ヘネップ A. 通過儀礼. 綾部恒雄ほか訳. 弘文堂, 1995.
5) フィリップ・アリエス. 〈子供〉の誕生：アンシャン・レジーム期の子供と家族生活. 杉山光信ほか訳. みすず書房, 1980.
6) 前原武子. 生涯発達. ナカニシヤ出版, 1996, p.18.
7) 上田礼子. 生涯人間発達学. 改訂第2版増補版, 三輪書店, 2012, p.8.
8) 前掲書7）, p.10-11.
9) 二宮克美ほか編. ガイドライン生涯発達心理学. 第2版. ナカニシヤ出版, 2012

重要用語

成人	通過儀礼	成人期
大人	成人式	青年期
成熟	成長	壮年期
社会人	発達	向老期

◆ 学習参考文献

❶ 岡本祐子. アイデンティティ生涯発達論の射程. ミネルヴァ書房, 2002.
　心は一生を通して発達していくことを, 克明な実態調査から明らかにしている.

❷ 服部祥子. 生涯人間発達論：人間への深い理解と愛情を育むために. 第3版. 医学書院, 2020.
　人間が生まれてから死ぬまでの体験を, 発達というキー概念を通し理論を構築している.

2 成長発達の特徴

学習目標

- 成長発達段階における成人期の位置づけを理解する.
- 成人各期の成長発達を理解する.
- 成人の家族および社会における役割を理解する.
- 成人各期の健康問題を理解する.
- 発達段階における死の意味と死の受容過程を理解する.

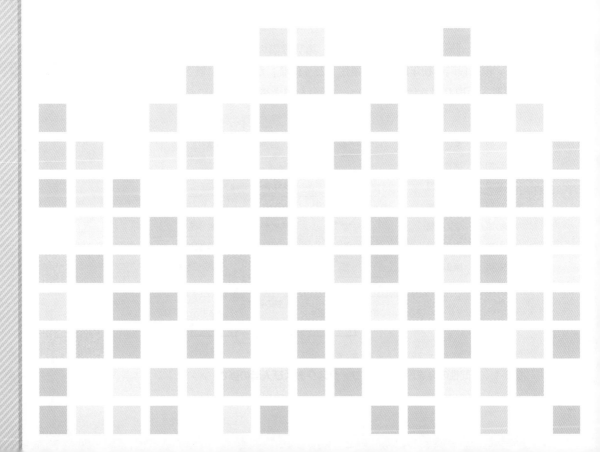

1 成人の成長発達

1 成人期の発達課題と関連する理論

　人間は，生涯を通して連続的に，ある順序と方向性をもって成長・発達し続ける存在である．身体的には，成長・成熟・衰退という変化がみられる．その人の人間性を支えるパーソナリティは，環境との相互作用の中で，身体的能力の最も高い青年期を通過しても停滞せず，拡大し円熟しながら統合化へ向けて発達している．

　人間の発達の各段階では，その時期に特有な**発達課題**をもつと考えられている．発達課題とは，その時期にある個人の欲求を満足させるのと同時に，その個人が属する社会が期待する知識・技術・態度などの行動を達成することである．この発達課題は，研究者がどのように発達をとらえるかによって異なってくる．ここではエリクソン，ハヴィガースト，レビンソンの理論を例に挙げて述べる．

1 エリクソンの理論

　エリクソン（Erikson, E.H.）は，フロイトの精神分析理論を基に，自我とその社会，文化，歴史的状況の相互作用の中で発達をとらえ，各発達段階において各人が直面する課題を理論化している．また，エリクソンは，人間の生涯を八つの段階に区分し，発達を時間的・空間的に一つの項目が他の項目の上に順序性をもって現れる漸成ととらえている（図2-1）[1]．エリクソンの発達段階では，第Ⅴ段階の青年期の「アイデンティティの確立」と「役割の拡散」（「同一性」と「同一性混乱」ともいう），第Ⅵ段階の成人初期の「親密性」と「孤立」，第Ⅶ段階の壮年期の「生殖性」と「停滞」が成人期に該当する．この発達課題への取り組みは，個人のもつ能力を増大させるために必要である反

		〈ポジティブな面〉	〈人間の強さ〉	〈ネガティブな面〉
老 年 期	第Ⅷ段階	統合性	英知	絶望
壮 年 期	第Ⅶ段階	生殖性	世話(ケア)	停滞
成人初期	第Ⅵ段階	親密性	愛の能力	孤立
青 年 期	第Ⅴ段階	アイデンティティの確立	忠誠心	役割の拡散
学 童 期	第Ⅳ段階	勤勉感	適格意識	劣等感
幼 児 期	第Ⅲ段階	主導性(積極性)	目的意識	罪責感
幼児初期	第Ⅱ段階	自律感	意思力	恥・疑惑
乳 児 期	第Ⅰ段階	基本的信頼	希望	基本的不信

〈死〉‥‥　〈誕生〉‥‥

ライフ・タスク

岡堂哲雄．心理学：ヒューマンサイエンス．金子書房，1985，p.126.

図2-1　人間性の発達段階とライフ・タスクおよび人間の強さ

表2-1　ハヴィガーストによる発達課題

乳児期・児童初期 （就学まで）	児童中期 （学童期）	青年期	成人初期	成人中期	高齢期
1. 睡眠と食事における生理的リズムの達成 2. 固形食を摂取することの学習 3. 親ときょうだいに対して情緒的な結合の開始 4. 話すことの学習 5. 排尿・排糞の学習 6. 歩行の学習 7. 正・不正の区別の学習 8. 性差と性別の適切性の学習	1. 身体的ゲームに必要な技能の学習 2. 積極的な自己概念の形成 3. 男・女の適切な性役割の採用 4. 仲間と交わることの学習 5. 価値・道徳観・良心の発達 6. パーソナリティとしての独立と家族との結びつきの弱化 7. 基本的読み・書き・計算の技能の発達 8. 自己および外界の理解の発達	1. 概念および問題解決に必要な技能の発達 2. 男・女の仲間とのより成熟した付き合いの達成 3. 行動を導く倫理体系の発達 4. 社会的に責任のある行動への努力 5. 変化しつつある身体の承認と効果的な身体の使用 6. 経済的に実行しうるキャリアへの準備 7. 親からの情緒的独立の達成 8. 結婚と家庭生活の準備	1. 配偶者への求愛と選択 2. 配偶者との幸福な生活 3. 第一子を家族に加え親の役目を果たす 4. 育児 5. 家庭を管理する責任をとる 6. 就職 7. 適切な市民としての責任をとる 8. 一つの社会的ネットワークの形成	1. 家庭から社会への子どもの移行に助力する 2. 成人のレジャー活動の開始 3. 配偶者と自分とをそれぞれ一人の人間として結びつける 4. 成人としての社会的・市民的責任の達成 5. 満足すべき職業的遂行の維持 6. 中年期の生理的変化への適応 7. 高齢者である両親への適応	1. 身体的変化への適応 2. 退職と収入の変化への適応 3. 満足な生活管理の形成 4. 退職後の配偶者との生活の学習 5. 配偶者の死への適応 6. 高齢の仲間との親和の形成 7. 社会的役割の柔軟な受け入れ

Havighurst. 1972
村田孝次. 生涯発達心理学の課題. 培風館, 1989, p.38-39.

面，内的葛藤をも生み出す．内的葛藤を克服し，自我に統一していく過程が危機として自覚され，この危機を**発達的危機**と呼んでいる．エリクソンによると，人間は発達的危機を解決していくことで，人としての強さを発揮すると考えられている．

2 ハヴィガーストの理論

ハヴィガースト（Havighurst, R.J.）は，個人が正常な発達を遂げるために，発達の各段階において獲得または達成しなければならない課題を，発達課題としている．その中には，生理的適応や個人行為の形成に関連するもの，社会的期待に由来する生活適応まで含まれている．また，ハヴィガーストは発達課題の達成は人々に幸福をもたらし，その後の課題の成功をもたらすとしている．反面，失敗はその人に不幸をもたらし，その後の課題達成を困難にさせるとしている．ハヴィガーストによる発達課題を **表2-1** に示す[2]．これらは，心理学的というよりも，教育的あるいは教育社会学的性格が強いこと，欧米以外ではその文化に適した発達課題を考える必要があることを指摘する意見もある[2]．

3 レビンソンの理論

レビンソン（Levinson, D.J.）は，成人期の男性を対象に，ライフイベントにおけるストレスへの対処のしかたについて，個人の生活構造という概念を基準にした発達段階理論を構築している．ここでは，成人期の工場労働者，会社の管理職，生物学者，小説家の4グループに対して個別面接を行い，人間は成

plus α
ハヴィガースト

1900-91．シカゴ大学で教育と人間発達学の教授を務め，その研究は，発達心理学の基本概念に大きな影響を与えた．

plus α
レビンソン

1920-94．心理学者．中年期のアイデンティティの危機と発達に関する研究者．

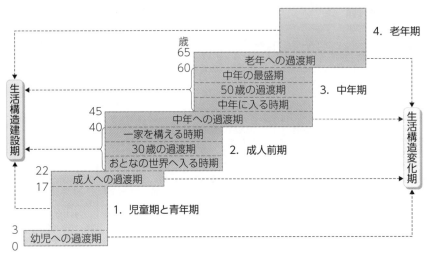

図2-2　男性のライフサイクル

人に達した後も変化し続け，一定の段階を踏んで発達していく事実を明らかにした．

　この理論で，生活構造は一連の発達段階を経て発展し，比較的安定した**生活構造建設期**の後に，過渡期的な**生活構造変化期**がくるとしている．生活構造建設期の主要な発達課題は，重大な課題を選択し，その選択を中心に生活をつくりあげ，豊かにし，その中で自分の目標を追求していくことである．生活構造変化期（過渡期）の発達課題は，そのときの生活構造を見直し，自己と外界における可能性を模索し，新しい生活基盤となる選択に向かうことで，この過渡期は一般に4〜5年続く（**図2-2**）．ある発達期から次の発達期への過渡期は，ライフサイクルにおける重大な転換期となり，「幼児への過渡期」，「成人への過渡期」，「中年への過渡期」，「老年への過渡期」には，その発達期における生活の基盤をつくったり，発達の性格を形づくる再生あるいは停滞をもたらしたりするとしている．

2　成人各期の特徴

1　青年期の特徴

　青年期は，心身の成熟と社会的責任を負う立場になる，子どもから大人への移行期である．そのため境界人と呼ばれることもある．この時期には，身体的成長の促進，それに伴って心理・社会的発達がみられ，大人になる準備がなされる．

　青年期は心身の機能が高く活発な時期である．年齢区分からみると青年期の始まりは15歳ごろとされている．青年期の終わりは24〜25歳ともいわれているが，心理・社会的自立は環境や文化的影響を受けるとともに個人差が大き

く，30歳ごろまでを青年期に含む場合が多い．また，青年期は急激な体形の変化などを含む生理的変化に伴い，身体的な不均衡や心理・社会的自立に向けての不安が生じ，発達に伴う危機をはらむ時期となる．

1 身体的特徴

　青年期は，乳幼児期，学童期と急速に発育してきた生体の諸機能が成熟へと向かい，身体機能が安定する時期である．

a 体格

　思春期の身体の発育は個人差が大きく，身長・体重・胸囲などの増加がみられ，外観が著しく変化する．図2-3のように，身長・体重の増加は，32年前（1989年）の親の世代と比較すると，ほとんどの年齢で親の世代を上回っている．身長において最も差があるのは男子の場合は12歳で1.5cm，女子の場合は10歳で0.7cm 親の世代よりも高く，男女ともに早熟化が目立つ．体重を比較すると，最も差がある年齢は，男子では12歳で1.1kg，女子では11歳で0.6kgそれぞれ重くなっている．発育量を世代間で比較すると，男子，女子共に身長・体重のいずれも，親世代より早期に増加しているが，15〜16歳でほぼ一定となる．

　このように，初潮や精通の早期化とともに，身体的発達が早期化する**成熟前傾現象**がみられる．この背景としては，食生活の変化や都市化に伴うさまざまな心理的刺激，とくに性的刺激の増大などが大きいことが挙げられている．

b 体力

　体力は，行動体力と防衛体力に分けられる．行動体力とは人が行動するために必要とされる身体能力で，体格あるいは機能としての筋力，敏捷性，持久力，瞬発力，平衡性，柔軟性などをいい，筋肉，神経，関節，呼吸，循環，内分泌機能などが関係する．防衛体力とは外界に対して自己を守る力であり，温

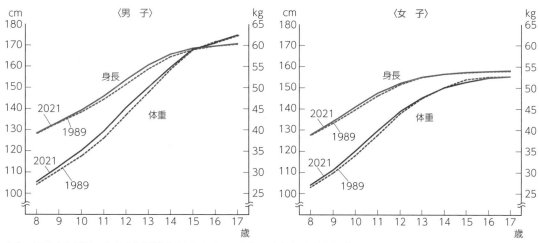

資料：文部科学省「令和3年度 学校保健統計調査」1989年と2021年における身長・体重の数値をもとに作成．

図2-3　青年期における身長・体重の推移（1989年と2021年の比較）

表2-2　体力・運動能力調査結果

年　齢	握力 (kg)		上体起こし (回)		長座体前屈 (cm)		反復横とび (点)		立ち幅とび (cm)	
	男	女	男	女	男	女	男	女	男	女
12	24.69	21.38	23.68	19.93	40.67	44.40	50.14	45.20	186.11	167.06
13	30.21	23.99	26.59	22.54	45.14	47.30	52.95	47.86	203.79	172.96
14	34.53	25.24	28.63	24.00	49.23	49.39	56.01	48.59	217.30	176.01
15	36.54	25.27	27.63	21.84	47.41	47.32	54.86	47.12	217.42	170.46
16	38.58	26.18	29.22	23.21	48.56	48.99	56.35	48.05	223.91	173.21
17	40.66	26.40	30.38	23.68	50.65	49.82	57.50	48.09	227.52	171.63
18	39.52	26.16	28.69	23.05	47.44	47.63	56.94	47.83	225.15	166.92
19	39.64	25.93	28.62	22.91	47.26	48.30	56.73	48.27	223.06	169.27
20〜24	44.80	27.35	28.63	21.19	44.19	45.11	55.08	45.97	224.20	167.21
25〜29	45.84	27.75	28.03	20.08	43.80	43.88	54.60	44.97	221.43	162.89
30〜34	46.47	28.05	26.65	18.11	42.45	43.72	52.18	43.16	214.47	157.39
35〜39	46.44	28.54	25.46	16.96	41.27	42.87	50.73	41.89	211.06	154.55
40〜44	46.17	28.38	23.44	15.90	39.94	41.30	48.23	40.97	202.55	150.02
45〜49	45.73	28.55	22.60	15.56	39.40	41.41	47.34	40.68	197.58	146.52
50〜54	45.42	27.34	21.76	14.63	39.06	40.91	45.83	39.66	191.12	141.60
55〜59	44.49	26.74	20.37	13.67	37.55	41.34	43.89	38.02	183.49	135.44
60〜64	42.38	26.27	19.01	13.11	36.98	41.30	41.98	36.77	175.25	130.55
65〜69	39.32	25.25	16.11	11.35	35.04	40.43				
70〜74	37.70	23.96	14.62	10.79	35.24	39.89				
75〜79	35.01	22.47	12.41	9.25	34.67	38.93				

赤字はピークを表す
資料：スポーツ庁「令和4年度 体力・運動能力調査」（数値は平均値）

度調節，免疫力，身体的ストレスに対する抵抗力などが含まれる．体力には個人差があるが，青年期やその前後にそれらの能力のピークを迎えるものが多い（表2-2）．

　近年，体格は向上しているが，体力はそれに見合った向上がみられないと指摘されている．スポーツ庁（2014年までは文部科学省）が実施している「体力・運動能力調査」によると，子どもの体力・運動能力は全体的に緩やかな向上傾向にあるが，ピークだった1985（昭和60）年ごろの水準には戻っていない．子どもの体力低下は，将来的には国民全体の体力低下につながり，生活習慣病など健康に不安を抱える人々が増え，ひいては社会全体の活力が失われる事態が生じることが危惧されている．そのため，2006（平成18）年9月には「スポーツ振興基本計画」が改定され，新たに政策課題の一つ目の柱として「スポーツの振興を通じた子どもの体力の向上方策」が掲げられた．子どもの体力の向上はスポーツ行政の主要課題となっている．

plus α
スポーツ振興基本計画

スポーツの振興を通じた子どもの体力の向上や，地域におけるスポーツ環境の整備充実などを目的とする．スポーツ振興法に基づいて2000年に策定された．2012年には同法の全面改正によるスポーツ基本法に基づいてスポーツ基本計画が策定され，ライフステージに応じたスポーツ活動の推進や，スポーツ界の透明性，公平・公正性の向上などが追加された．

|2|心理・社会的特徴と発達課題

　10代から20代前半は性の成熟が進行し身体的変化も大きく，それに伴い心理・社会的発達もみられ，人生において変化が最も激しい時期である．青年期に入ったばかりの青年の行動は，学童期までのように親や教師のもつ価値体系を無批判に受け入れてきた行動に疑問をもち反抗的となり，既成の文化や社会制度を批判し新しい考えを求め，衝動性が強く感情は不安定で動揺も激しい．また，抽象的・論理的思考が発達する一方，観念的思考から現実的思考へと移行し内省的態度が芽生え，自分自身の価値観を創造しようとする．社会的には家庭から社会へと生活の重点を移し，人間関係も親密な家族関係から家族以外の人間との出会いと連帯感を深めていくように変容する．

a 異性との交友関係を築く

　青年は大人の身体になっているが，経済力など，大人としての要素を十分に備えていないため，親になることや，一人前の生活者として家庭をもつことなどをまだ抑制しなくてはならない．それは青年にとってかなりのストレスであり，フラストレーション（欲求不満）となる．この時期の青年は，発達の適切な一過程として恋愛を経験することが多い．性が開放的になった現代においても，恋愛を通して精神的な愛情を育むことは，自我の発達を促す上で意味をもつ．

b 親やほかの成人からの情緒的な自立

　性の成熟は親子関係の質的変化を引き起こす．青年期は成熟した一人の人間として親から離れ，心理的に独立した存在としての自覚を深める．青年期の親子関係は，親に反抗したり批判的であったりすると同時に親への甘えや依存が強く，アンビバレント*（両価性）の様相を示す．したがって，青年期の子どもに向き合う親は，彼らの批判を冷静に受け止めることが大切となる．そのことで，青年は自分を見つめるゆとりができ，いったん否定した親を再び見直すことができる．これらは，自己理解と自己受容の促進に役立つ．

c 新しい仲間集団の成員としての適応

　青年期の社会的変化を促す課題として，新しい仲間との出会いと，仲間と共に社会参加をしていく体験が挙げられる．親への依存を脱しつつある青年は，自分の人生に大きな影響を及ぼす仲間の存在に気づき，この仲間の存在が親子分離をスムーズにする．これらの仲間集団はファッション，音楽，言葉遣い，行動など，若者に特有な文化をつくり，時として大人たちから批判を受けることもある．仲間集団での体験は青年の社会的知覚を発達させ，成人期における本格的な社会参加の準備に重要となる．

d 自我同一性の確立

　自我同一性（ego-identity）は，エリクソンにより提唱された重要な概念である．アイデンティティ（identity）は，「同一性」と訳されるほか，日本語にぴったり適合する用語がないため，訳さずに「アイデンティティ」とそのまま

用いられることも多い．自我同一性とは，自分自身が独自のもので，内的不変性と連続性を維持する能力とその感覚（自信）をもつことをいう[3]．

　青年期ではそれまで培（つちか）われてきたものを土台に，自分自身の特徴をはっきりさせ，現在の自分が何者であるか，将来の目標，将来の自分はどのようにありたいかなどを決めたいと考えるようになる．幼少時代から培われるアイデンティティの感覚は，肯定的なものばかりではなく，罰を受けたり，恥や罪を感じたり，失敗体験をしたりするなどの否定的なものも存在する．青年期のアイデンティティは，否定的なものも含め自己像を再統合する過程である．また，青年期は子どもから大人への移行期で不安定な時期でもある．自我同一性形成の過程で動揺し，葛藤や緊張状態に陥り，なりたい自分がたくさんあって，どれが本当の自分なのかわからなくなったり，自分はいったい誰なのか，自分は役立たずのだめな人間なのだというような，自分自身を発見できないままに**役割の拡散**（同一性の混乱）を起こしたりする場合も多い．青年期にある若者にとって，自分はどういう人間であるか，何のために生きているかを見いだすことは難しい．役割の拡散が大きい場合は，青年期の発達上の危機に陥る危険性が増す．

　しかし，青年が，家族や社会との関わりの中で，葛藤や混乱に直面しながらも自分自身の存在価値を認識し意味を見いだすことができれば，エリクソンの言う，自ら選んだものに忠誠を尽くすことができる能力を意味する「忠誠心」を獲得できるとされている．青年期の発達のためには，葛藤や動揺があっても適切に自己を認識でき，自尊感情をもち，自我同一性を培うことにより自己を統合していくことが重要となる．

2 壮年期の特徴

　人は乳幼児期から目覚ましい成長発達を遂げ，青年期に生物学的レベルではその頂点に立つ．青年期の次の世代を**壮年期**と呼ぶ．壮年期は一生のうちで最も安定し，充実した時期である．身体機能においては，壮年期はすでに老化が始まる時期である．老化による身体変化は30代においては緩やかであるが，40代になるとその変化を自覚するようになり，50代になるとさらに老化の速度が増してくる．しかし，心理・社会的には安定し，家庭においても社会においても実質的な働き手として，さらに，地域社会でも中心的な役割を果たす．このように，人生の本番としてより成熟した人間性を発達させ，自己をさらに拡大，発展させる時期である．

|1| 身体的特徴

　身体の成長は青年期に完了し，30歳ぐらいまで身体機能はそのまま維持される．その後，体内の諸器官ではその器官を構成する細胞にもよるが，多くの場合，徐々に機能の低下がみられるようになる．運動量，基礎代謝量が低下し，摂取カロリーが過剰となるため脂肪が蓄積する（➡p.158 7-10 参照）．

　BMIは，2019（令和元）年の国民健康・栄養調査では男性は40〜49歳で，

plus α

身体機能の指標

神経機能をみる指標の一つである神経伝達速度，栄養代謝機能をみる指標の一つである基礎代謝率，心機能をみる指標の一つである心係数，腎機能をみる指標の一つである糸球体濾過率，肺機能をみる指標の一つである肺活量などを，人間の身体機能の指標の代表的なものとしている．

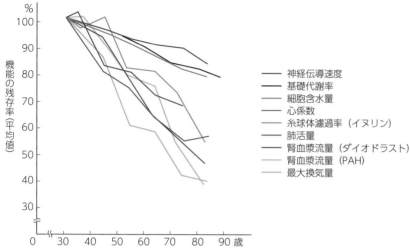

——	神経伝導速度
——	基礎代謝率
——	細胞含水量
——	心係数
——	糸球体濾過率（イヌリン）
——	肺活量
——	腎血漿流量（ダイオドラスト）
——	腎血漿流量（PAH）
——	最大換気量

鈴木隆雄."老化の形態学的・生理学的側面".老人保健活動の展開.柴田博.医学書院,1992,p.20.
（Strehler ed. Shock：The Biology of Aging. 1970より改変）

図2-4 ヒトの加齢に伴う種々の機能低下

女性は60〜69歳で最大となる．生殖機能の減退は更年期障害を起こす原因になる．

a 身体機能

壮年期には，加齢に伴う種々の身体機能の低下（図2-4）がみられる．壮年期の身体機能変化の代表的なものに，循環器の変化が挙げられる．特に，男女とも40歳を過ぎるあたりから血圧が上昇し，境界域および高血圧の比重が増え始める．高血圧は生活習慣と密接に関係し，心疾患，脳血管疾患などに共通する危険因子である．この10年間をみると収縮期（最高）血圧の平均値（図2-5），収縮期（最高）血圧が140mmHg以上の者の割合（図2-6）ともに減少傾向にある。

b 体力

壮年期の体力は，職業やスポーツの習慣があるかどうかなどにより個人差が生じる．また，加齢による変化はそれぞれの機能で異なる．加齢に伴う変化の傾向は表2-2（➡p.32参照）の通りである．握力（筋力）は，ほかの体力要素と比べてピーク時に達する時期が遅く，男性が30代前半，女性が40代後半でピークを迎え，その後は徐々に低下する．上体起こし（筋力・筋持久力）は，男性は10代後半〜20代後半では，ほぼ変わらず，女性は13〜19歳ごろピークを迎え，その後は低下する．長座体前屈（柔軟性）は，ほかの要素と比べて値に男女差が少なく，男性は14〜19歳で，女性は13〜19歳でピークを迎える．

c 感覚機能

視機能では，水晶体の弾力性低下による調節力の低下が起こってくる．40〜45歳ごろから読書や細かい作業が裸眼では困難となり，老眼鏡が必要となる人が増えてくる．また，明暗順応*も40歳ごろから低下し，50歳以降では顕

明暗順応

急に暗所から明所に移ったときや明所から暗所に移ったときに，目が明るさや暗さに順応すること．暗所から明所に移った際には錐体細胞の機能が，明所から暗所に移った際には杆体細胞の機能が発揮される．通常暗順応のほうが時間がかかる．

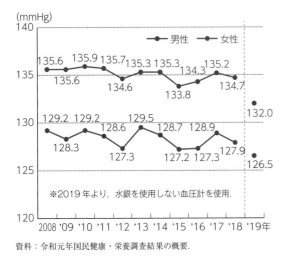

資料：令和元年国民健康・栄養調査結果の概要.

図2-5　収縮期（最高）血圧の平均値の年次推移（20歳以上）

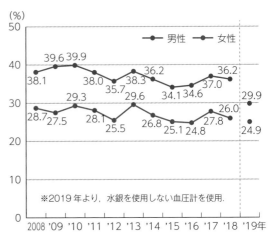

資料：令和元年国民健康・栄養調査結果の概要.

図2-6　収縮期（最高）血圧が140mmHg以上の者の割合の年次推移（20歳以上）

著になる.

聴機能では聴覚細胞や聴神経の機能低下から聴力低下が起こり，50歳以降では周波数の高い音の弁別力が低下する．また，中年以降になると味覚の低下がみられる．

d 生殖機能

生殖機能の減退とともに**更年期**に入る（**図2-7**）．女性の更年期とは一般的に，閉経前後の各5年間を指すことが多い．閉経とは，WHO（世界保健機関）によると「卵巣における卵胞の消失による永久的な月経の停止」とされ，医学的には40歳を過ぎて1年以上月経がない場合に，1年前の最終月経の年齢をもって閉経年齢とされる．日本人の平均閉経年齢は50歳とされ，この時期には急速に生殖機能が低下し，特に卵巣では卵胞発育・排卵・黄体形成の一連の機能が停止し，形態学的に卵巣は萎縮する．

これに伴い女性ホルモン（エストロゲン）の分泌が低下し，顔がほてる，急に汗をかく，夜眠れない，肩がこるなどさまざまな症状が出現し，心理的にも不安定になることがある．これらの閉経前後における，エストロゲンの減少を主原因とするさまざまな症状を**更年期障害**といい，全人口の約半数に起こるとされている．

一方，男性の生殖機能の低下は，あまり顕著な現れ方をしないため，更年期は女性特有のものといわれてきたが，男性の場合も男性ホルモン（テ

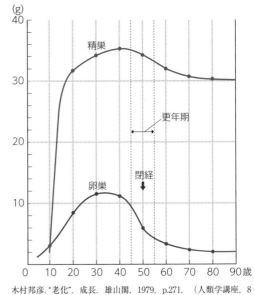

木村邦彦. "老化". 成長. 雄山閣，1979，p.271.（人類学講座，8を参考に作成.

図2-7　精巣と卵巣の重量の年齢変化

ストステロン）が減少し始める時期があり，近年では男性にも更年期があると
されている．男性ホルモンは40〜50代にかけて緩やかに減少し，女性の閉経
のようなはっきりした形では出現せず，個人差が大きい．また，更年期症状が
出現する要因は，女性と同様に，体の変化だけではなく，職場での責任や子ど
もの教育などによるストレスも大きく関係している．更年期にみられる症状は
女性とあまり変わらないが，男性には性欲減退やED（erectile dysfunction：
勃起障害）がみられる．また，男性では疲労感や睡眠障害，不安などの症状が
多いとされる．

➡ 更年期にみられる健康障
害については，10章
p.218参照．

| 2 | 心理・社会的特徴と発達課題

　壮年期は，成熟した身体機能をできるだけ安定させながら，家庭生活および
職業生活で重要な役割を果たし，一人ひとりの人生でさまざまな営みを経験し
つつ自己を充実させる時期である．

a 認知的発達

　壮年期になると，若いころに比べ記銘力や集中力の低下を自覚することが多
くなる．一般的知能検査も青年期にピークに達し，年齢が進むに従って低下す
る．一方，言語能力・思考力・判断力などの精神機能は経験によって形成さ
れ，生活環境や学習経験の影響を受けて壮年期においても高まり，加齢によっ
ても容易に衰退しない（図2-8）[6]．キャッテル（Cattell, R.B.）やホーン
（Horn, J.L.）は，一般的知能は，過去の経験によらずに新しい問題に柔軟に
対処する能力である流動性知能と，獲得された経験や知識に基づいて物事を処
理する結晶性知能より構成され，流動性知能は加齢により低下しやすいが，結
晶性知能は容易に低下しないとしている（図2-9）[7]．

b 職業人として社会に参加し役割を果たす

　青年期に自我同一性を獲得し，壮年期では個人の生活を営み親から自立す

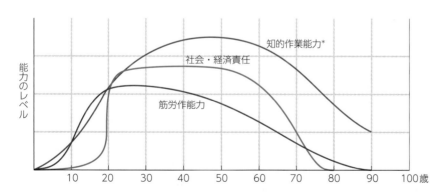

ヒトの青壮年期は医学的にみて成熟期に相当し，身体的にはこの時期の前半が最も充実して最高の能
力を示し，知能ないし精神的にはその後半が最も充実して優れた能力を示す時期といえる．

阿部昭治. 年齢と健康. 大修館書店, 1973, p.262.（Stieglitzによる）

図2-8　諸機能の年齢による推移

る．そのためには，それまでの家族や学校とい
う限られた社会を離れ，職業を選択し新たな職
業集団に参加することが必要となる．仕事は自
己の選択的活動であるが，経済的自立のために
は不可欠となる．しかし，仕事をもつことは単
に経済的自立や社会的安定のためだけでなく，
その活動を通して自己の発達を図り，友人をつ
くり，社会との関わりの中での適切な役割と地
位を得ることができる．このように仕事は大人
の中心的部分であり，生活の満足感とも関連
し，個人の自己概念にも影響を及ぼす．

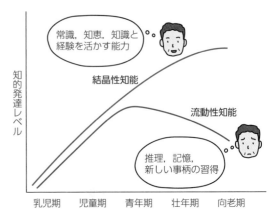

図2-9　流動性知能と結晶性知能の生涯にわたる発達

c 新たな家族の形成と養育

　成熟した男女は，婚姻という社会的に認められた手続きにより新たな家庭を
築くことが多い．結婚によって，それまで育ってきた家族関係から離れ，新し
い家族を形成し，夫婦相互に満足のいく結婚生活を維持することが重要であ
る．青年期からの移行段階にある若者は自己愛が強く，他者との関係において
自己中心的であることが多い．したがって，緊密で安定した共同生活を築くに
は，人間的な発達と相手を慈しみ思いやる性的関係や精神的な結びつき，精
神的な成熟を得られることが重要となる．さらに次の段階では，子どもを産
み，子どもとの愛情を確立し養育する．このように新たに形成された家族で
は，夫や妻の役割と同時に父親と母親という役割も担い，子どもを加えた生活
を通して家庭を管理し，その役割を達成していくことが発達課題とされてい
る．

d 生理的変化や役割の変化を理解し適応する

　壮年期は，人生のうちで最も充実した時期である反面，身体機能の衰えを
徐々に自覚する時期でもある．また，心理・社会的には，家庭や職場における
人間関係，社会への関わりが大きく変化する時期でもある．レビンソンは，成人
の発達段階に関する中で，壮年期の後半に当たる中年の危機を「人生半ばの過
渡期」と呼び，この時期にみられる「若さ」対「老い」，「破壊」対「創造」，
「男性性」対「女性性」，「愛着」対「分離」の四つの葛藤を挙げている[8]．こ
のように，加齢とともに起こる心身の変化にどう対処していくかは壮年期の重
要な課題である．

3 向老期の特徴

　日本社会の高齢化は急速に進行し，2035年には国民の約3人に1人が65歳
以上の高齢者になると推計されている．近年では個人差もあるため，暦年齢の
みをもって成人期と老年期を区分することは難しく，こうした状況に対応する
ため，移行期としての**向老期**が設けられている．向老期は年齢的におよそ60
～65歳ぐらいをいい，心身の老化・衰退の防止に努め，その後の人生を充実

plus α

中年の危機

肉体的な衰えを感じ，自
らの限界を知らされ，老
いと死の姿が見えてくる
のが中年期である．同時
に，家庭での責任や仕事
における負担はまだ重い
時期であり，これらがさ
まざまな心理的混乱を招
くといわれる．

させて生き生きと豊かに過ごすために，老年期に向かってアイデンティティの再編を図る時期である．

|1| 身体的特徴

　細胞，器官，機能および個体総体としての変化や機能低下が老化として発現してくる．身体の細胞レベルでの構成要素としては，細胞，基質あるいは細胞間物質，体液が挙げられ，加齢に伴う変化は各々の構成要素にみられる．特に，基質の代表的物質である結合組織の変質は動脈硬化として現れ，全身の諸機能に影響を及ぼす重大な問題となる．器官レベルでは，視機能・聴機能をはじめ，加齢とともにすべての臓器の機能が，程度の差はあるものの低下していく．

　個体全体での変化には，表2-3[9)]のようなものが挙げられる．ことに外観の変化が大きく，皮膚のしわ，弾力性，光沢，色調，毛髪の粗密化（禿）や灰白化（白髪）などがある．これらの変化は暦年齢とは必ずしも一致せず，個人差が大きい．また，個体全体で加齢を印象づけるものとして，身長と姿勢の変化が挙げられる．身長は20代にピークを迎え，その後はだんだんと減少していく．脊柱の変化と下半身の関節の屈曲が原因であり，これは骨粗鬆症によるところが大きく，特に閉経後の女性にその傾向がみられる．

|2| 心理・社会的特徴と発達課題

　向老期には，さまざまな身体機能の低下がみられるが，日常生活や社会生活を行う上では大きな支障はなく，精神的には総合的判断力や人間関係の調整能力に優れている．しかし，しのび寄る心身の衰えの自覚や定年を迎え，人生の節目とも重なることから，老化を意識し自己像のゆらぎを感じはじめる時期でもある（図2-10）．

a 身体能力の変化への適応

　壮年期後期では，白髪の出現，皮膚の色素沈着，筋力の減退，老眼などが徐々に進行する．このような変化には遺伝も関与するが，長時間日光に当たる職業に就いているなど，生活環境が影響することも多い．また，食事習慣，運動不足，喫煙など長年積み重ねてきた生活習慣が生活習慣病の原因となり，身体機能を一層低下させる．肉体的な美を重視する人，体力や敏捷性が重要となる職業についている人にとっては，外見の変化や身体能力の減退を受け入れつつ，知恵や経験といったものへ価値観を移行していくことが重要となる．

表2-3　老化の現れる形質

・皮膚（しわ，色素沈着，弾力性）	・握力	・膝伸展力
・歯牙（欠損）	・指先（敏捷性，巧緻性）	・呼気力
・毛髪（白髪，禿）	・骨密度	・咀嚼力
・基礎代謝量	・感覚機能（視覚，聴覚，嗅覚）	・運動（敏捷性，柔軟性）
・血圧（最高，最低）	・平衡機能（バランス）	・歩行（速度，姿勢）
・血糖値	・筋力（足，腰，腕，手）	・反応時間
・舌下温	・背筋力	・閉経（女性）

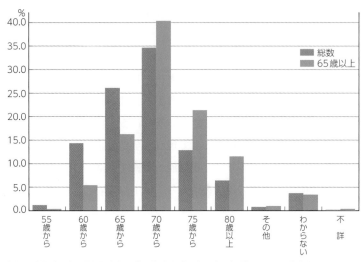

資料：厚生労働省政策統括官付政策評価官室「平成30年 高齢期における社会保障に関する
意識等調査」

図2-10　老後と考える年齢

b 地位・役割の変化への適応

　人は，多くの集団や組織に属して，そこで何らかの地位や役割を期待されている．多くの場合，地位や役割は年齢段階に応じて社会的に規定されている．向老期の人々が経験する社会生活の変化には，定年退職や職業生活からの引退，子どもの独立，親や配偶者との死別が挙げられ，これらに伴い特定の地位や役割の変化を経験する．壮年期は，仕事や家庭生活で中心的地位や役割を果たしてきたため，人生後半で起きてくるこれらの社会生活の変化は，地位や役割の喪失を意味することが多い．社会的地位と役割の変化は，個人にとって危機的な体験であり，新たな人間関係の形成，社会的地位や役割への適応を必要とする．

c 自己同一性と自己概念の再構築

　身体的機能の低下の自覚や，社会生活での地位や役割の喪失は，これまでの自己像にゆらぎや戸惑いを生じさせる．そんな中で，自分の生き方や自分の人生について問うたり，自己の存在について省みたりする．これらは，自分をみつめ，老後に備えて家族関係や友人関係などの新たな人間関係を築き，余暇や趣味の活動などを通して社会的ネットワークを形成し，自己を再統合する機会ともなる．

2 成人の役割

　成人期はライフサイクルの中で，社会的にも経済的にも中心的役割をもつ．青年期にアイデンティティの感覚を獲得した人は，次第に親から独立し自己の生き方と関連させて他者に関心をもち，新たな交流を始めるようになる．青年期では自己の関心が自分自身に向けられていたが，壮年期になると他者との関わりに関心が移行するようになる．このことは，結婚への準備性を表し，過去の経験を生かし，配偶者を選び，子孫を生み育てるという課題を引き受け，新たに家族を形成し，職業に就き社会的役割を果たすことでもある．

1 家族における役割

　フリードマン（Friedman, M.）は，家族を「家族とは，絆を共有している，情緒的な親密さによって互いに結びついた，しかも，家族であることを自覚している2人以上の成員である」と定義している．日本の家族形態を見ると，複数の世代の家族員が生活をともにする拡大家族が減少し，核家族および単独世帯が増加し（図2-11），1世帯あたりの平均世帯人員は，2.25人（統計情報部「2022年国民生活基礎調査」）と世帯規模が小さくなっている．これらは，社会の複雑化や多様化に伴い少子化，独身者の増加，単身赴任，離婚，老後の一人暮らしの増加など，ライフスタイルが変化した結果といえる．このように家族の形態は小規模化，多様化している．

　成人期の発達課題には，親から独立し，結婚相手を見つけ，新たな家庭を形成していくこと，子どもを養育し教育すること，さらには親の自立を助けることなどが挙げられている．家族の形態は多様化しているが，家族とは，家族成員間で情緒的なつながりをもち，相互に関係し合う存在であることは多くの人が認めるところである．家族員はそれぞれが家庭の中で，夫，妻，父親，母親，祖父，祖母，子ども，孫などの役割をもち，その役割の遂行を通して発達し，それぞれの人生を充実させる．

　ことに成人は，家族の中で保育，教育，保護，介護などに対して学習しながら中心的な役割を果たしている．また，家庭の生活を通して家族員の発達課題の達成やセルフケア能力の育成を図り，家族の一員が病気になった場合には，家族員と協力し役割を分担して介護を担い経済的責任を負うこともある．このように成人は，結婚，出産，子どもの養育，親の世話，退職などの発達課題の達成や，病気，失業などの状況的危機などに取り組む中で家族員との相互理解を深め，問題への対処力を養い，自己と家族員を発達させていく．

　一方，平均初婚年齢は図2-12のように徐々に高まり，さらに，国立社会保障・人口問題研究所「第16回出生動向基本調査」の35歳未満の独身者の調査によると，独身に利点があると考えているものは男性84.1％，女性90.3％となり，結婚に利点があると考えているものの男性63.3％，女性70.9％を上回り，

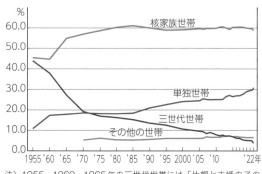

注）1955，1960，1965年の三世代世帯には「片親と未婚の子の
みの世帯」と「その他の世帯」を含む.

資料：厚生労働省大臣官房統計情報部「2022年 国民生活基礎調査」

図2-11　世帯構造別にみた世帯の構成別割合の推移

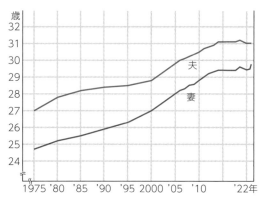

資料：厚生労働省大臣官房統計情報部「令和4年 人口動態統計」

図2-12　平均初婚年齢の推移

表2-4　結婚することの利点

(単位：%)

項　目	第12回調査 （2002年）		第13回調査 （2005年）		第14回調査 （2010年）		第15回調査 （2015年）		第16回調査 （2021年）	
	男	女	男	女	男	女	男	女	男	女
精神的な安らぎの場が得られる	37	34	36	32	32	30	31	28	34	25
自分の子どもや家族をもてる	26	37	33	45	34	48	36	50	31	39
現在愛情を感じている人と暮らせる	16	21	17	21	14	18	13	14	15	14
社会的信用を得たり，周囲と対等になれる	12	6	12	5	12	6	12	7	9	9
親を安心させたり周囲の期待に応えられる	12	14	13	16	15	19	16	22	13	18
生活上便利になる	4	2	5	2	4	2	5	3	6	6
経済的に余裕がもてる	4	12	4	12	4	15	6	20	8	21
親から独立できる	5	7	5	6	4	6	4	7	4	5
性的な充足が得られる	3	0	1	0	2	0	2	0	2	0

注）未婚者のうち何%のものが，各項目を主要な結婚の利点（最大二つまで）として考えているかを示す.

資料：国立社会保障・人口問題研究所「出生動向基本調査」

　独身生活の魅力が結婚の魅力に比べて強く意識されていることがうかがわれ
る．結婚の利点の理由としては「自分の子どもや家族をもてる」「精神的な安
らぎの場が得られる」が多く（**表2-4**），独身については「行動や生き方が自
由」「家族を養う責任がなく気楽」「金銭的に裕福」「友人などとの広い人間関
係を保ちやすい」が挙げられている．このように，精神的な安らぎや子ども，
家族をもてることなどに魅力を感じている人も多いが，結婚に関する考え方は
多様化し，結婚せず家族をもたない人が増加していることを認識しておく必要
がある[10]（**図2-13**）.

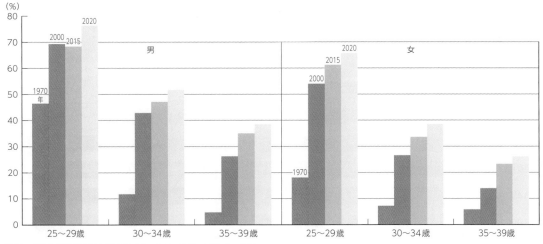

資料：総務省統計局「国勢調査」1970，2000，2015，2020年の比較．

図2-13　男女の未婚率推移

2 社会における役割

　ハヴィガーストは，壮年初期の発達課題の一つに，職業に就くことを挙げている．子どもと大人の大きな違いは仕事をしているかどうかで，**仕事**は大人の中心的部分であるといえる．仕事は選択的な活動であり，生活を維持するために必要である．成人は，所属する社会で仕事を選択し，その活動を通して自己を発達させ友人をつくり，社会と関わり，社会の中で適切な役割と地位を得る．仕事は社会的役割の中心となるもので，社会的存在のための媒介となる．

　仕事に就くということは，新たな役割と責任を負うことを意味している．初めて職に就いたときには現実に直面し，自分の無力さを感じて自尊感情が低下したり，仕事に自分の時間の大半を費やし，家庭生活や人生の楽しみのための時間が失われたりすることもある．また，仕事に必要な能力を期待され，仕事上の役割を果たす努力が要求される．仕事における期待に応じ役割に適応することは，人生のどの時期であっても個人に課せられる重要な課題である．仕事は自己の職業上のアイデンティティを発達させ，自己価値の感情と結びついて自己実現を可能にする手段でもある．

　現在，日本では経済のグローバル化，産業構造の変化，人材ニーズの多様化の中で，雇用する側では終身雇用制に替えて多様な働き方を活用しようとするニーズが高まっている．一方，働く側においても，自己の専門性を磨いていくような働き方や家庭生活との両立などのために，より拘束性の弱い働き方を志向し，非正規社員であるパートタイマー，契約社員，派遣社員など，個人の就労意識に応じた働き方を選択することも可能である（**図2-14**）．

　統計局によると，非正規社員の割合は15〜19歳と60歳以上で高い．定職をもたない若者，いわゆるフリーターについて，その選択理由は「やりたい仕事が見つかるまでの猶予期間」「先の見通しがないままやっている」「正規社員で

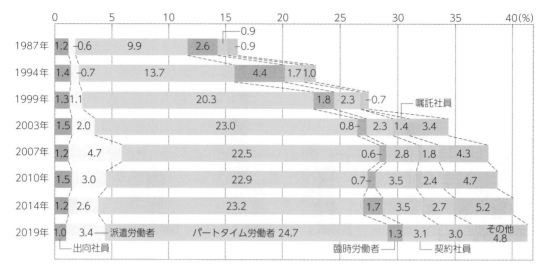

1987年	1.2	-0.6	9.9	2.6	0.9 0.9			
1994年	1.4	-0.7	13.7	4.4	1.7 1.0			
1999年	1.3 1.1		20.3	1.8	2.3 -0.7		嘱託社員	
2003年	1.5	2.0	23.0	0.8	2.3 1.4	3.4		
2007年	1.2	4.7	22.5	0.6	2.8 1.8	4.3		
2010年	1.5	3.0	22.9	0.7	3.5 2.4	4.7		
2014年	1.2	2.6	23.2	1.7	3.5 2.7	5.2		
2019年	1.0	3.4 派遣労働者	パートタイム労働者 24.7	1.3	3.1 3.0	その他 4.8		

出向社員　　臨時労働者　　契約社員

注）1999年までは嘱託社員はその他に含まれる．2014年調査は事業所規模5人以上の民営事業所に加え，官公営の事業所も調査対象としている．

資料：厚生労働省大臣官房統計情報部「就業形態の多様化に関する総合実態調査」

図2-14　就業形態別労働者割合の推移（非正規社員，男女計）

なく自由でいたい」などの「モラトリアム*型」が多く，個人の職業能力を発展させる上で問題視されている．また，景気の低迷により「正規社員」への入職の機会が狭められ，正規社員で働ける場がないために，パートタイム，派遣，契約社員という就業形態を選択している場合も多い．さらに，会社の経営上の理由による解雇のための失業，賃金の不払いなどの問題もあり，成人期に安定した職業を得て社会的役割を果たそうとするには多くの課題がある．

用語解説 *
モラトリアム

青年が社会人として独立するまでの準備期間，猶予期間．自己が未確立で，大人社会に同化できない人間という意味合いがある．

3　成人各期の健康問題

　成人期の健康問題を考える視点として，加齢に伴う身体的変化，成人各期の発達課題を達成する上で生じてくる発達上の危機，長年の積み重ねである生活習慣の影響，個人を取り巻く家族，社会，生活環境が必要となる．さらに，成人を生物，心理・社会的に統合させ，環境との相互作用の中で生活している統合体としてとらえることが大切である．

1　青年期にある人の健康問題

　青年期は，一生のうちで身体能力が最も高まり体力的に安定した時期で，有訴者率（図2-15），受療率（図2-16），死亡率（表2-5）はともに低く，身体的な健康面では問題の少ない時期である．しかし，心理・社会的な発達過程で自我同一性の拡散による危機，仲間集団での人間関係の不成立や孤独，誤ったボディーイメージ，異性との交際の問題など，心理・社会的な面での健康問題が出現してくる．

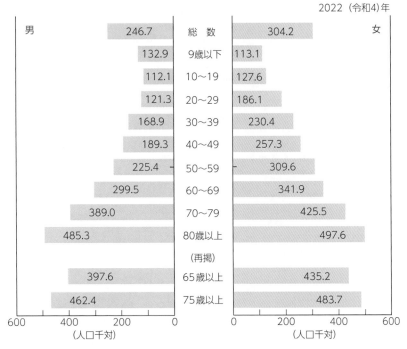

注：1）有訴者には入院者は含まないが，分母となる世帯人員数には入院者を含む.
　　2）総数には年齢不詳を含む.

資料：厚生労働省大臣官房統計情報部「国民生活基礎調査」

図2-15　性・年齢階級別にみた有訴者率（人口千対）

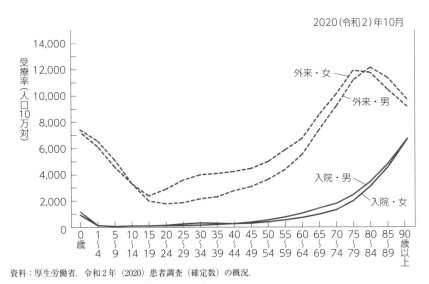

資料：厚生労働省．令和2年（2020）患者調査（確定数）の概況.

図2-16　性・年齢階級別受療率（人口10万対）－入院，外来－

　青年たちを取り巻く社会は核家族化と少子化が進む一方で，高学歴化に伴う受験戦争，親子関係や友人関係，学校生活に葛藤や不安を抱えやすく，精神的に緊張を強いられている．このような状況を反映して，登校拒否やひきこもり，家庭内暴力，摂食障害，心身症などに陥る青年も少なくない．また，栄養

表2-5　成人期の死因順位第5位までの死亡数・率（人口10万対），年齢階級別　　　　　2022（令和4）年

年　齢	第1位		第2位		第3位		第4位		第5位	
	死　因	死亡数 死亡率 （割合）	死　因	死亡数 死亡率 （割合）	死　因	死亡数 死亡率 （割合）	死　因	死亡数 死亡率 （割合）	死　因	死亡数 死亡率 （割合）
総　数	悪性 新生物 〈腫瘍〉	385,787 316.1 (24.6)	心疾患	232,879 190.8 (14.8)	老　衰	179,524 147.1 (11.4)	脳血管 疾患	107,473 88.1 (6.8)	肺　炎	74,002 60.6 (4.7)
15～19	自　殺	662 12.2 (52.3)	不慮の 事故	196 3.6 (15.5)	悪性 新生物 〈腫瘍〉	124 2.3 (9.8)	心疾患	42 0.8 (3.3)	先天奇 形等	26 0.5 (2.1)
20～24	自　殺	1,242 21.3 (57.9)	不慮の 事故	261 4.5 (12.2)	悪性 新生物 〈腫瘍〉	144 2.5 (6.7)	心疾患	78 1.3 (3.6)	脳血管 疾患	29 0.5 (1.4)
25～29	自　殺	1,153 19.4 (51.1)	悪性 新生物 〈腫瘍〉	245 4.1 (10.9)	不慮の 事故	210 3.5 (9.3)	心疾患	119 2.0 (5.3)	脳血管 疾患	35 0.6 (1.6)
30～34	自　殺	1,114 18.3 (39.5)	悪性 新生物 〈腫瘍〉	481 7.9 (17.1)	心疾患	211 3.5 (7.5)	不慮の 事故	208 3.4 (7.4)	脳血管 疾患	103 1.7 (3.7)
35～39	自　殺	1,349 19.5 (30.6)	悪性 新生物 〈腫瘍〉	976 14.1 (22.1)	心疾患	383 5.5 (8.7)	不慮の 事故	265 3.8 (6.0)	脳血管 疾患	229 3.3 (5.2)
40～44	悪性 新生物 〈腫瘍〉	1,957 25.4 (26.9)	自　殺	1,582 20.5 (21.8)	心疾患	744 9.6 (10.2)	脳血管 疾患	593 7.7 (8.2)	肝疾患	394 5.1 (5.4)
45～49	悪性 新生物 〈腫瘍〉	4,372 47.1 (31.6)	自　殺	1,988 21.4 (14.4)	心疾患	1,670 18.0 (12.1)	脳血管 疾患	1,184 12.8 (8.6)	肝疾患	817 8.8 (5.9)
50～54	悪性 新生物 〈腫瘍〉	7,630 82.4 (35.0)	心疾患	2,826 30.5 (13.0)	自　殺	2,155 23.3 (9.9)	脳血管 疾患	1,831 19.8 (8.4)	肝疾患	1,225 13.2 (5.6)
55～59	悪性 新生物 〈腫瘍〉	11,184 140.9 (39.1)	心疾患	3,765 47.4 (13.2)	脳血管 疾患	2,064 26.0 (7.2)	自　殺	1,806 22.8 (6.3)	肝疾患	1,457 18.4 (5.1)
60～64	悪性 新生物 〈腫瘍〉	17,797 242.2 (42.4)	心疾患	5,494 74.8 (13.1)	脳血管 疾患	2,834 38.6 (6.8)	肝疾患	1,642 22.3 (3.9)	自　殺	1,482 20.2 (3.5)

（　）内の数値は，それぞれの年齢別死亡数を100としたときの割合（％）である．総数には0～14歳，65～99歳，100歳以上を含む．

資料：厚生労働省「人口動態統計」

状態が良くなり成長が早まっていることや性に関する情報が氾濫（はんらん）していることなどから，性意識や性行動が早期化している．それに伴い，若者における性感染症の増加が問題とされている．反面，成熟に対する嫌悪から身体的成熟を拒否し，摂食障害をきたす場合もある．また，太ることを恐れる若年女性では不適切なダイエットによる栄養状態の低下が起こり，将来の母体への影響が危惧（きぐ）されている．

　そのほかに，青年期では，好奇心や友人の勧めから短時間で多量に飲酒する

ことによる急性アルコール中毒，覚せい剤・大麻といった薬物依存，近年は減少傾向にあるが胎児への直接的な影響が最も懸念される若い女性の喫煙についても問題視されている．

青年期の死因順位（表2-5）によると，15〜29歳では自殺が第1位，15〜24歳では第2位は不慮の事故，第3位は悪性新生物，25〜29歳では第2位は悪性新生物，第3位は不慮の事故の順となっている．

15〜19歳では不慮の事故死が全死亡率の15.5%を占めている．これらは，若者特有の危険を顧みない衝動的な行動や冒険心，誤ったエネルギーの発散の結果として起こることが多い．

青年期の自殺は事故と同じように多く，受験や学業上の問題や学校生活での問題，就業していれば職業適性の問題，対人関係上の問題が多い．また，多感な青年は自殺を美化しやすく，マスコミをにぎわすアイドルやタレントの自殺に続く「後追い自殺」や「誘発自殺」の場合もある．これらは対自，対人，対社会における自己の存在認識についての問題から起こる場合が多い．

2 壮年期にある人の健康問題

壮年期の健康問題の特色は，成人期の発達課題に取り組むことや生活習慣が身体の諸機能に大きな影響を及ぼすことである．成人には職業に就き，結婚により新たな家庭を築き，子どもを養育し，子どもの自立を支援するなどの課題がある．これらを達成するためには，家庭や職場での人間関係の構築や役割を遂行していかなければならないが，その過程でさまざまなストレスと直面し，これと関連する健康問題が生じやすい．ストレスへの対処がうまくいかないと，うつ病，アルコール依存症，神経症などが起きる．また，発症にストレスが関与しているとされる気管支喘息，胃潰瘍，狭心症などの心身症*も多発し，過重な労働条件がもたらす過労死も問題となっている．

さらに，壮年期では個人のライフスタイルが形成され，習慣的な飲酒，喫煙，食べ過ぎや運動不足などの積み重ねが誘因となる生活習慣病が問題となる．壮年期の死因順位（表2-5）で，悪性新生物は40〜59歳までの死因順位の第1位であり，心疾患は50〜59歳で第2位，35〜49歳で第3位となっている．脳血管疾患は55〜59歳で第3位，40〜54歳で第4位となっている．加齢による異常な細胞分裂は悪性新生物につながり，長年の生活習慣の蓄積が進行に関与する動脈硬化は心疾患，脳血管疾患につながっている．しかも，壮年期にある人々は，健康状態に問題を感じていても，子どもの養育や仕事の遂行を優先せざるを得ず，セルフケア不足から疾病を悪化させていることが多く，壮年期の健康問題を考える上で重要となる．

自殺は，死因順位で30〜39歳において第1位，40〜49歳で第2位，50〜54歳で第3位，55〜59歳では第4位となっている．令和3(2021)年の人口動態統計による性・年齢階級別自殺死亡率の推移を図2-17に示す．全年齢層の

用語解説*

心身症

発症や経過に心理社会的因子が関与するが，身体症状を主とした病態．

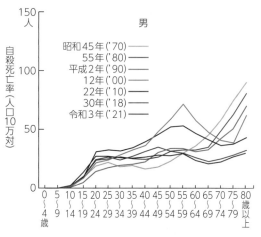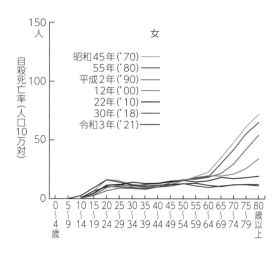

資料：厚生労働省. 令和3年（2021）人口動態統計.

図2-17　性・年齢階級別自殺死亡率（人口10万対）の推移

自殺の原因・動機のうち，割合の1位は健康問題(46.9%)，2位は経済・生活問題（16.1%），3位は家庭の問題（15.2%）となっている．厚生労働省は，警察庁の統計をもとに2022年の年間自殺者数を21,881人と発表し，2021年の21,007人と比べ，コロナ禍を背景に874人増加している．

　日本における壮年期の自殺者数は減少しているものの，自殺の背景には家庭内や仕事のストレスが原因となるうつ病，身体的病気による苦悩，人間関係の破綻<ruby>破綻<rt>は たん</rt></ruby>，解雇や失業などが引き金になる貧困や経済問題などが依然として存在する．

　壮年期にある人は自立した存在で，子どもの養育，両親の老後の自立を支援する立場にある．そのため，不規則な生活，食生活の乱れ，喫煙，多量の飲酒などの生活習慣は，本人のみでなく家族メンバーの健康障害や生活習慣病を起こす原因ともなっていることを考慮する必要がある．

3　向老期にある人の健康問題

　向老期は身体機能が低下し，有訴者率（➡p.45 図2-15参照），外来受療率（➡p.45 図2-16参照），死亡率（➡p.46 表2-5 参照）は増加してくる．中でも，循環器疾患の受療率が増加する．特に動脈硬化は全身の機能低下を引き起こす原因となる．60～64歳の死因順位は，第1位悪性新生物，第2位心疾患，第3位脳血管疾患，第4位肝疾患，第5位自殺となっている．これらの死因順位は壮年期の後期と類似した部分もあり，加齢現象に加えて，それまでの生活習慣の積み重ねが大きく影響している結果といえる．

　向老期の発達課題としては，老化に伴う心身の変化と，社会的役割からの引退を準備し，健康の喪失や役割の喪失に適応することが挙げられる．退職は単に収入の減少だけではなく，仕事，社会的地位などを失うことになりがちであ

plus α
2020年の自殺者

新型コロナウイルス感染症の長引く影響から2020年は前年を上回り，女性・若者の自殺者が増加した．

る．また，子どもたちが巣立ったことにより夫婦の関係を見直す必要も生じる．加齢に伴う身体機能の低下，心理的・社会的な喪失体験は，時に自尊感情や自己価値の低下などを伴い，発達課題の危機としてうつ病を引き起こす原因ともなる．

長寿社会の日本では，近年は65歳以上の高齢者に若々しく活動的な人が多く，高齢者の定義が現状に合わない状況にある．そのため，日本老年医学会では75歳以上を「**高齢者**」，65～74歳を「**准高齢者**」と位置づけ，65歳以上の准高齢者には自主的な社会参加を促し，支えられる側ではなく，社会の支え手となる位置づけを提案している[11]．

このような状況の中，向老期では生産的な健康長寿社会を目指し，その後の長い老年期を豊かなものとするため，社会活動や社会貢献につながるように身体機能の低下を予防し，新たな目標や自己価値を見いだす生き方を再構築することがより一層重要とされる．

4 成人の健康問題と意思決定

人は，朝起きてから寝るまで，何を食べるか，何をするか，誰とどこで生活するかなどの日常生活に関わる事柄から，健康の維持，疾病の予防，疾病の回復，さらに死にゆく過程の選択など，その時々に必要な決定を行っている．西村・八木は「幸福感」と「自己決定」の関係について，所得，学歴，自己決定，健康，人間関係の5項目を用いた実証的研究から，所得や学歴よりも自己決定が幸福感に強い影響を与えることを明らかにしている[12]．このように，個人の自己実現や幸福な生活には，自身による自己決定が重要な要素といえる．

成人の健康問題において自己決定を必要とする課題は，予防行動，治療法や療養行動，療養の場，妊娠・出産，人生の最終段階における医療の選択など多岐にわたる．尊厳死や安楽死，臓器移植といった人間の死に関わる領域，さらに，生命科学や医療技術の発展による出生前診断，不妊治療，遺伝子治療，再生医療といった領域においては，自己決定の問題が先鋭化した形で現れるようになってきている．これらの決定においても医療者や周囲の人々の判断に任せるのではなく，自らの判断で決定を下すことができる権利，つまり患者の**自己決定権**が尊重されることが重要である．

医療における患者の自己決定権の尊重は，基本的な医療倫理の四原則の一つである．これらの四原則は，①自律的な患者の意思決定を尊重せよとする「自律尊重原則」，②患者に危害を及ぼすのを避けよとする「無危害原則」，③患者に利益をもたらせよとする「善行原則」，④利益と負担を公平に配分せよとする「正義原則」であり，自己決定権の尊重は，①の自律尊重原則に当たる．この医療倫理の四原則は，ニュルンベルク綱領（1947年）に始まり，世界医師会が採択しているヘルシンキ宣言（1964年），患者の権利に関するリスボン

宣言（1981年）を踏まえ，日本看護協会では看護者の倫理綱領（2003年）に，自律尊重原則として自己決定権の尊重を挙げている[13]．

　自己決定とは，自分の生活や生き方について，自己の意思や願いに基づき主体的に決定することとされている．一方，知的障害者や精神障害者，認知症のある者など必要な情報を選択したり解釈したりして自己決定することが難しいと考えられる人の意向や感情・価値観などにも考慮し，本人および周囲の社会的環境を含めて最善の利益になるかどうかも尊重されるべきとの認識から，自己決定は意思決定の尊重として用いられることが多くなっている．

　人々が主体的に課題に取り組むためには，**外発的動機づけ**よりも**内発的動機づけ**のほうが高いパフォーマンスや学習効果が得られるとされている．外発的動機づけは自分の外にあるもの，金銭や食べ物，名誉など外から与えられる外的報酬によって動機づけられる状態をいい，内発的動機づけは，内面に湧き起こった興味・関心や意欲に動機づけられることをいう．さらに，デシ（Deci, E.L.）らによる自己決定理論では，人間の基本的な三つの欲求として，自分の能力とその証明に対する欲求である「有能さ」，周囲との関係に対する欲求である「関係性」，自己の行動を自分自身で決めることに対する欲求である「自律性」を挙げ，特にこの中で自律性の欲求が重要だとしている．これら三つの欲求が満たされていくことで，人は内発的動機づけや心理的適応を促進させるとしている[14]．

　成人が生活者である歳月は長く，直面する健康問題は多岐にわたり，さまざまな意思決定が必要とされる．人生の目的や価値観に基づき，幸福感に結びつく意思決定を可能にするには，取り組むべき課題に対して興味・関心や意欲がもて，自己の行動を自分自身で決めることが保障される必要がある．そのためには個人の成功経験や肯定的評価による有能感が強化されること，併せて，個人的な信念に最も合った選択肢を選べる患者−医療者の**協働意思決定**（シェアード・ディシジョン・メイキング）が重要となる．

4　成人と死

　死は誰にとっても避けられないものであり，生涯のどの時期においても起こる可能性がある．死は，生物体としての消滅を意味するが，同時に，社会や家族とのつながりの中で生きてきた存在の喪失でもある．人の死は当人のみならず，周りの人々にとっても大きな意味をもつ．残された人にとっては，それまでの生活を修正し，新たな生活を築くことが求められる．生物として避けることのできない死を成人はどのように理解し，どのように受け入れていくのか．さらに，他者の死への対処がどのようになされているかを理解しておく必要がある．

　内閣府の平成24年度「高齢者の健康に関する意識調査」によると，55歳以

plus α

看護職の倫理綱領

「看護者の倫理綱領」は，看護を取り巻く環境や社会情勢の変化から見直しがされ，2021年3月に「看護職の倫理綱領」として公表された．

➡ 外発的動機づけ，内発的動機づけについては，6章2節5項p.134参照

上の日本人の9割以上が，延命のみを目的とした医療は行わず自然にまかせてほしいとの願いをもっている[16]．日本では，富山県射水市民病院事件後の2007（平成19）年に，厚生労働省から「終末期医療の決定プロセスに関するガイドライン」[17]が出版された．2018（平成30）年に4度目の改訂が行われ「人生の最終段階における医療・ケアの決定プロセスに関するガイドライン」に名称が変更された．ここでは，高齢多死社会の進行に伴い，地域包括ケアシステムの構築に対応したものにする必要性から，**アドバンス・ケア・プランニング**（advance care planning：**ACP**）の概念が導入された．ACPはイギリス，アメリカ合衆国，オーストラリア連邦を中心に始まったもので，将来起こりうる病状の変化に備えて，患者と家族と共に，医療従事者が患者の医療上の希望，生命維持治療に対する意向，医療に関する代理意思決定者の選定などを行うこととされている．ACPを実施することにより患者の医療に関する満足度が向上し，家族の心理的負担や抑うつ，不安が改善することが明らかとなっている．

「人生の最終段階における医療・ケアの決定プロセスに関するガイドライン」では，本人の意思は心身の状態の変化等に応じて変化しうるものであり，医療・ケアの方針を繰り返し話し合うこと，本人が自らの意思を伝えられない状態になる前に，本人の意思を推定する者，家族等の信頼できる者を前もって定めておくことの重要性を挙げている[18]．

1 発達段階における死の理解

人間の死については，自分の死と他者の死の双方が含まれており，死に対する認識はさまざまである．

1 小児期

小児の**死の概念の発達**をみると，3～5歳の子どもは，身内の死に遭遇しても事実を受け入れられず，死者は帰ってくるものと信じている．また，死と睡眠を混同してとらえることもある．5～9歳までの子どもは死を完全には理解できないが，徐々に生が中断されることを学び理解するようになっていく．10歳までに大部分の子どもは，死は誰にも訪れるものであると認め，死は避けられないものと理解するようになる．しかし，不可逆的であることを理解するのは困難であるとされている[1]．

2 青年期

祖父母などの死を経験することが多くなり，加齢と死との関係を考えるようになる．同世代での死は，不慮の事故，自殺が死因順位として高く，衝動や冒険心による交通事故など突然であることが多い．有名人の後追い自殺からは，死を多少美化してとらえている傾向もうかがえる．しかし，全体的に青年期は受験，職業の選択，就職，新たな人間関係の形成などライフイベントが多く，未来への期待が大きい時期であり，死を直視する機会は少ないといえる．

plus α
射水市民病院事件
2000年以降，末期状態の患者7人に対して，家族の希望により，医師が人工呼吸器を取り外し死亡させた．

plus α
人生会議
アドバンス・ケア・プランニング（ACP）の愛称．

3 壮年期

親の死，友人・知人の死などを多く経験し，自分の死についても意識することを迫られる．また，身体的機能の低下を自覚し，残された時間は有限であることを考えるようになり，死を恐れる気持ちは老年期よりも壮年期に強いといわれている．生きてきた時間よりも残された時間のほうが短いことを考え始めるからであり，来世や宗教を考える機会が増加するともいわれている．

4 成人後期から老年期

死に関して考える機会がさらに増す．配偶者やきょうだい，友人が死亡するなど，死に直面することが多くなるためである．残された時間を考慮し，死について考えたり話したりすることは，自分の死を準備する機会にもなる．また，高齢者では有病率が高く，徐々に体力が低下し介護を必要とする場面が多くなる．したがって，高齢者は死よりも苦しみや他者への依存を恐れることが多く，死に至る過程の不安が大きくなる．死に至る過程の不安は公的年金などの経済的給付制度，在宅や施設でのサポート体制にも関連し，現在の日本の高齢者問題に反映されている．

2 死の受容過程

成人は，身体的にも精神的にも活力に満ち，結婚し，子どもを養育し，老いた両親の自立を支援するなどの社会的役割を通して，自分の存在価値を確認している．この時期に死に直面することは，すべてを放棄せざるを得ない脅威となる．また，人生の途中における挫折感は，個人を打ちのめす衝撃として体験される．

死に直面した人々がたどる心理過程については，多くの心理学者や医学関係

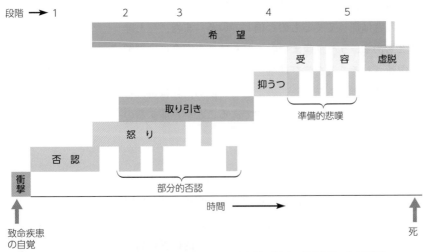

E・キューブラー＝ロス．死ぬ瞬間：死とその過程について．完全新訳改訂版，鈴木晶訳．読売新聞社，1998，p.374.

図2-18　死の受容過程の諸段階

者により論じられている．中でもキューブラー＝ロス（Kübler＝Ross, E.）は，多くの臨死患者との面接を通して患者のたどる心理過程を明らかにした（図2-18）[20]．致命的な疾患の自覚による「衝撃」の後に「否認」の段階があり，次に「怒り」「取り引き」「抑うつ」を経て「受容」に至るというものである．これらの段階は，時には重なり合ったり，繰り返したりしながら進み，必ずしもすべての過程を通るものでもなく，また，必ずしも受容に至るとは限らないとされている．そして，希望は一貫してもち続けられる．人が感情的に苦しむのは病的なことではなく，正常であるがゆえの反応であることが強調されている．

末期の状態になると，さまざまな症状が出現し，身体機能の低下が生じる．身体機能の低下は将来への期待を失わせ，家庭・社会での役割の変化，外見の変化，人間関係の変化を伴い，喪失体験となる．これらの喪失体験は，悲嘆を生じさせる．悲嘆とは，喪失に直面したときに生じる身体的，心理的，行動的反応である．悲嘆反応としては，怒り・集中力の低下・現実逃避・流涙・自尊感情の低下などがみられるが，悲嘆反応は正常な心理過程である．時に悲嘆反応が遅延したり，頭痛・不眠などの身体反応が現れたり，抑うつ・自殺企図などが現れる病的悲嘆がみられる場合もある．

アウシュビッツのユダヤ人収容所で捕虜生活を送ったフランクル（Frankl, V.E.）は，人間はどのような極限状態にあっても，精神は自由であり，生きる意味を追求できるとしている．同様に，死に直面し危機的状態にある成人は，人生の締めくくり方を考えざるを得ない状況に置かれても，自己の人生において残された時間が有限であることを自覚し，尊厳を保ち，人生を見つめ，自己の存在や生きる意味を見いだすことができる．

3 死別の受容過程

壮年期になると親の死，友人・知人の死などを多く経験する．特に家族の一員を失うことは，かけがえのない愛の対象を失うことであり，また，これまで積み重ねてきた夫婦，親子，きょうだい等として果たしてきた役割，機能が失われることになり，**喪失**を体験する．

喪失に直面したとき生まれる反応が**悲嘆**であり，悲しむという作業を通して，愛するものを失った後の，それまでとは異なった環境で始まる新しい生活への準備を行い適応する過程である．この心理過程は1年から1年半くらい続くといわれている．その間に家族はさまざまな感情を体験し，この心理過程を通して家族の一員の死を整理し，家族を亡くした現実に立ち向かっていけるようになる．

悲嘆の過程は必ずしも死別後に始まるものではない．家族の病名を知らされたときから喪失を予測，想定して，実際の喪失を体験したかのように悲嘆反応が起こる場合もある．このような場合を**予期的悲嘆**という．予期的悲嘆には，

実際に喪失が起こったときの衝撃を和らげる効果があるといわれている.

　また，家族には，問題に直面しても全員でその危機を乗り切ろうとする，集団としての調整機能が備わっている．したがって，大切な家族の一員を失う体験も，家族は活用可能な情緒的・手段的サポートを得ながら，互いに協力して危機を乗り越えていくことができる.

5 個人の成長発達のアセスメントガイド

個人の成長発達をアセスメントする際のポイントを，表2-6 に示す.

表2-6　成長発達のアセスメントポイント

成長発達段階の区分	・青年期，壮年期，向老期のどの区分に該当するか
成人各期の特徴との対比	・該当する成人各期の身体機能，心理・社会的機能，発達課題と対比し，本人の強みや弱みの部分はどこか
家族・社会の役割と発達	・家族や社会の中で果たしている役割は何か ・役割をどのように認識しているか ・役割遂行と保健行動とはバランスが保たれているか
成長発達と生活習慣	・どのような生活習慣か ・心の健康をどのように保っているか ・適正な成長発達を促す生活行動となっているか
成人を取り巻く環境要因	・成長発達を阻害する自然，物理的・人的環境要因はあるか ・どのように環境要因を調整しようとしているか
成人の健康問題	・適正な生活習慣が保たれているか：栄養・食生活，身体活動・運動，睡眠・休養・心の健康，喫煙，飲酒，歯の健康 ・健康を脅かす役割遂行や家庭・職場環境になっていないか ・発達的な，または状況的な危機状態の有無

■ 引用・参考文献

1) 岡堂哲雄. 心理学：ヒューマンサイエンス. 金子書房, 1985, p.126.
2) 村田孝次. 生涯発達心理学の課題. 培風館, 1989, p.37-43.
3) 服部祥子. 生涯人間発達論：人間への深い理解と愛情を育むために. 第2版, 医学書院, 2010, p.114.
4) 柴田博編. 老人保健活動の展開. 医学書院, 1992, p.20.
5) 木村邦彦. "老化". 成長. 雄山閣, 1979, p.271, （人類学講座，8).
6) 阿部昭治. 年齢と健康. 大修館書店, 1973, p.262.
7) サントロック, J.W. 成人発達とエイジング. 今泉信人, 南博文編訳. 北大路書房, 1992, p.162.
8) レビンソン, D.J. ライフサイクルの心理学〈上〉. 南博訳. 講談社, 1992, p.111.
9) 大島正光. Aging：生理的機能の年齢変化. 厚生の指標. 1977, 24 (15), p.15-24.
10) 厚生労働省監修. 厚生労働白書平成25年版：若者の意識を探る. 2013, p.56-88.
11) 日本老年学会・日本老年医学会. 高齢者に関する定義検討ワーキンググループ報告書. http://geront.jp/news/pdf/topic_170420_01_01.pdf, （参照2023-11-07).

12) 西村和雄ほか. 幸福感と自己決定：日本における実証研究. RIETI Discussion Paper Series 18-J-026.
13) 日本看護協会. 看護職の倫理綱領. https://www.nurse.or.jp/home/publication/pdf/rinri/code_of_ethics.pdf, （参照2023-11-07).
14) エドワード・L・デシほか. 人を伸ばす力：内発と自律のすすめ. 櫻井茂男監訳. 新曜社, 1996.
15) 櫻井茂男. 自ら学ぶ意欲の心理学. 有斐閣, 2009.
16) 内閣府. 高齢者の健康に関する意識調査報告書. https://www8.cao.go.jp/kourei/ishiki/h24/sougou/gaiyo/index.html, （参照2023-11-07).
17) 厚生労働省. 人生の最終段階における医療・ケアの決定プロセスに関するガイドライン. https://www.mhlw.go.jp/file/04-Houdouhappyou-10802000-Iseikyoku-Shidouka/0000197701.pdf, （参照2023-12-22).
18) 厚生労働省. 人生の最終段階における医療に関する意識調査報告書. https://www.mhlw.go.jp/toukei/list/dl/saisyuiryo_a_h29.pdf, （参照2023-11-07).
19) 中山和弘ほか編. 患者中心の意思決定支援：納得して決めるためのケア. 中央法規, 2012.
20) キューブラー＝ロス, E. 死ぬ瞬間：死とその過程につい

て．完全新訳改訂版，鈴木晶訳．読売新聞社，1998,
　　p.374.
21）厚生労働省監修．厚生労働白書平成15年版：活力ある高
　　齢者像と世代間の新たな関係の構築．2003.

22）前原武子編．発達支援のための生涯発達心理学．ナカニシ
　　ヤ出版，2008.
23）鈴木和子，渡辺裕子．家族看護学：理論と実践．日本看護
　　協会出版会，2000.

 重要用語

成長発達	向老期の特徴	成人期の健康問題
発達課題	成人の役割	意思決定
青年期の特徴	家族	死の概念の発達
壮年期の特徴	仕事	死の受容過程

◆ 学習参考文献

❶ 岡本祐子．アイデンティティ生涯発達論の展開．ミネルヴァ書房，2007.
　　中年期のからだと心を襲う危機とそれらにどのように対処したらよいのかについて述べられている．

❷ エリクソン，E.H. アイデンティティとライフサイクル．西平直ほか訳．誠信書房，2011.
　　エリクソンの第1論文「自我と社会の関係」，第2論文「健康なパーソナリティ」，第3論文「アイデンティティの問題」
　　の新訳本である．

❸ ハヴィガースト，R.J. ハヴィガーストの発達課題と教育．児玉憲典ほか訳．川島書店，1997.
　　ハヴィガーストの学説による人間の一生における発達課題が簡潔に述べられている．

❹ レビンソン，D.J. ライフサイクルの心理学．〈上・下〉．南博訳．講談社学術文庫，1992.
　　レビンソン著『人生の四季』（1980）の文庫版．アメリカの中年男性の生活史から，中年の生活構造を解明している．

❺ 山岸明子．こころの旅－発達心理学入門．新曜社，2011.
　　心理学が明らかにしてきた発達の道すじを，小説や映画に描かれた人間の姿を事例にして学ぶことができる．

発達障害

日本では，2005（平成17）年4月に発達障害者支援法が施行され，**発達障害への理解の促進**が進められてきた．発達障害者支援法は，これまで制度の谷間に置かれ，必要な支援が届きにくい状態にあった発達障害を定義し，必要な支援を届かせることを目的とした法律である．

法律制定の影響もあってか，新聞の特集記事やテレビなどでも発達障害が取り上げられることが多くなり，社会的な関心とともに認知度は高まってきている．しかし，いまだ十分に知られているとは言えず，2016（平成28）年に20〜69歳の成人842人を対象に行われた調査によると，「発達障害」という名前を聞いたことがある者は91.5%で，「注意欠陥多動性障害」については50.8%，「広汎性発達障害」については30.5%であった[1]．

発達障害は個別の疾患を表すのではなく，複数の障害をまとめた大きな概念である．発達障害者支援法における発達障害の定義では，「自閉症，アスペルガー症候群その他の広汎性発達障害，学習障害，注意欠陥多動性障害，その他これに類する脳機能の障害であってその症状が通常低年齢において発現するもの」とされている．図には，代表的な発達障害の特徴とその重なりが記されている[2]．

特に知っておかなければならないことは，発達障害は幼いころに発現する脳機能障害であり，病気とは異なり「治る」ものではないということである．発達障害のさまざまな特性は完全になくなることはなく，適応の方法を学んでいくことで特性はみえにくくなっていく．発達障害の歴史は浅く，難治性の統合失調症やうつ病，パーソナリティ障害の背後には発達障害があるかもしれないことが，最近になってようやくわかってきたところである．

日本において何らかの発達障害がある可能性の高い児童生徒（知的発達に遅れはないものの学習または行動面で著しい困難を示すとされた児童生徒）は6.5%いるといわれており[3]，成長しても発達障害の特性が完全になくなることはないため，臨床現場において出会う確率は少なくないといえる．しかしながら，上記の2016年の調査では，保健医療専門職35人のうちで，発達障害への何らかの「対応を知っている者」は42.9%にとどまり，医療従事者においても，対応を知っている者は少ないことがわかる．患者教育が非常に困難な事例の背景には発達障害の可能性もあるため，われわれは発達障害についてもっと学習を深めていく必要があるだろう．

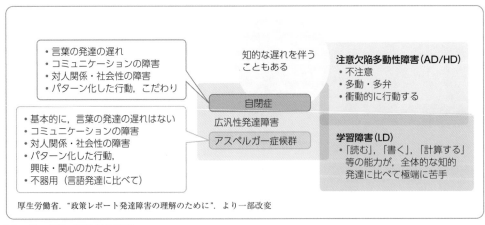

厚生労働省．"政策レポート 発達障害の理解のために"．より一部改変

図　それぞれの障害の特性

引用・参考文献

1) 荒木田美香子ほか．発達障害に対する成人の認知および情報源に関する現状．日本公衆衛生雑誌．2019，66（8），p.417-425.
2) 厚生労働省．"政策レポート 発達障害の理解のために"．https://www.mhlw.go.jp/seisaku/17.html，（参照 2023-11-02）．
3) 文部科学省．通常の学級に在籍する発達障害の可能性のある特別な教育的支援を必要とする児童生徒に関する調査結果について．平成24年12月5日．https://www.mext.go.jp/a_menu/shotou/tokubetu/material/1328729.htm，（参照 2023-11-02）．

3 身体機能の特徴と看護

学習目標

- 成人は，身体機能が安定しているという前提で行動していることを知る．
- 医学的知識を応用した，部位別，臓器別，系統別，生活行動別の視点で身体機能を理解する．
- 成人の身体機能の変化を，加齢による影響，疾患・外傷による影響，生活習慣・生活行動による影響の三つの側面からとらえることを理解する．
- 症状別看護，疾患別・治療別看護，健康レベル・経過別看護，機能障害別看護の考え方を理解する．
- 一人の個人である成人において，「身体」や「身体機能」の見方は必ずしも看護職と一致しないことを踏まえ，看護を提供する目的をもって，その個人の身体機能をアセスメントする方法を理解する．

1 身体機能の安定性と変化

1 生活の前提としての身体機能の安定性

　前章で述べられているように，成人期は人生（life course）の中で最も長い期間であり，小児期や老年期と同じように，成長・発達という視点で見れば，加齢という時間の経過に伴う**身体機能**（body function）の変化がみられる．しかし，この変化は，小児期や老年期に比較すると安定している（➡p.37 図2-8 参照）．例えば子どもは，それまで飛び越えられなかった水たまりをある日楽々と飛び越えるようになったり，少し前にはできなかった計算が今日はできるようになったりというような変化をする．また，高齢者は，数日寝込んだだけで立ち上がる力が衰えたり，新しい電化製品の操作をなかなか習得できなかったりする．本人も周囲も，小児期は身体機能が向上することを前提に過ごしているし，老年期は身体機能が低下していくことに注意を払って生活している．

　一方，成人は通常，身体機能の変化にあまり注意を向けずに過ごしている．ある人は平衡感覚や筋力が備わっていることを前提に高層ビルの建築現場での仕事を続けているし，ある人は十分な肺活量を維持しているからこそ管楽器演奏を楽しむことができる．このように，成人にとって，身体機能が安定していることはすべての行動の基盤であり，生活を営んでいく上で当然の前提であ

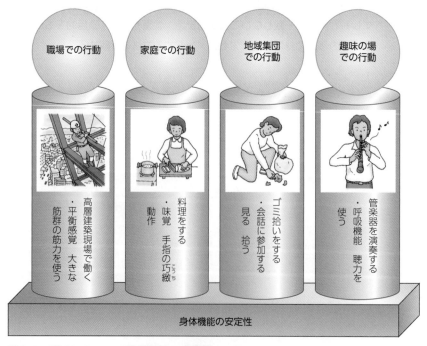

図3-1　成人にとっての身体機能の安定性

り，必要不可欠なものになっている（図3-1）.

　また，この見方は本人だけの個人的なものではなく，社会的なものでもある．家庭では，父親であったり母親であったりする人が，毎日安定した状態で過ごしているからこそ生活が成り立っているし，職場では，現場監督であったり営業社員であったりする人が，毎日休まず出勤するからこそ仕事が成立している．反対に，成人本人の身体機能が不安定になると，周囲に影響を及ぼす．そのため一人の成人の身体機能の低下は，本人にも周囲にも**病気**（illness）ととらえられる．そして，できるだけ早く回復してほしいと自他ともに願い，医学的な診断がつかなくても具合が悪い（illness）状態になれば，家事や育児，職場での仕事などの役割を免除され，休養をとるのが当然とされる．特に，医学的に**疾病**（disease）と診断されれば，診断書の提出等によって休業や休職が可能となり，職場での身分保障や給与も保証される社会のしくみがある．

　したがって成人には，具合が悪い状態，つまり病人になれば回復のために努力することや，それ以上悪くならないように行動することなどが社会的にも期待される．医療社会学者のパーソンズ（Parsons, T.）は，このように病人にも**社会的役割**が求められることに着眼し，これを**病人役割**（**sick role**）と呼んだ．

3

身体機能の特徴と看護

2 ヒトという生物として成熟した個体

　現代社会では一般に，病気（illness）を疑った場合，疾病（disease）であるかどうかの医師の診断を求める．この疾病に関する医学的知識の多くは，成人の身体を**生物として成熟した個体**とみなす見方（**生物医学モデル**と呼ばれる）に基づいて明らかにされている（図3-2）．言い換えれば，医学的知識として

plus α

病人役割

①病気に対する責任の免除，②通常の役割遂行からの一時的免除，③病気を受け入れ，回復に努力する責務，④専門家の援助を求め，それに協力する責務.

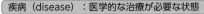

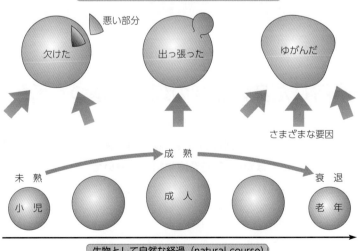

図3-2　**身体機能の変化**

示されるヒトという生物の身体に関する知識の大半は，成人の身体について述べられていると言ってもよいであろう．看護学教育ではこれらの医学的知識のうち，身体機能の正常な状態を「解剖生理学」「形態機能学」「人体の構造と機能」といった科目や科目群で示しており，異常な状態を「病理学」「臨床医学」「疾病の成り立ちと回復の促進」といった科目あるいは科目群で示している．

　加えて，日本においては，大半の成人が義務教育の普及した社会で育っており，「理科」や「生物」といった教科によって，医学的知識をある程度共有している．さらに，2000（平成12）年から，**健康日本21**（21世紀における国民健康づくり運動）政策が開始され，2003（平成15）年には**健康増進法**が施行された．2013（平成25）年からは，**健康日本21（第二次）**政策が開始された．これらの政策や法律のもとで，**スマート・ライフ・プロジェクト**などさまざまな活動が進められ，人間の身体について医学的知識に基づいて理解する傾向がより強められている．また，2024年度からは，**健康日本21（第三次）**の推進が計画されている．

　現代の日本においては，医学的知識に基づいて，成人を生物として成熟した身体機能をもつ個体として理解することは，看護学だけでなく社会の共通認識となっており，医学的知識の理解がより一層，重要になっている．

コラム　健康日本21（第三次）

「全ての国民が健やかで心豊かに生活できる持続可能な社会の実現」というビジョン実現のため，以下の四つを基本的方向としている．
①健康寿命の延伸・健康格差の縮小
②個人の行動と健康状態の改善
③社会環境の質の向上
④ライフコースアプローチを踏まえた健康づくり

2　医学的知識を応用した身体機能の理解に基づく看護

　成人看護学においては，前述したような生物医学モデルを応用して成人の身体を理解し，看護アプローチを考える．これらには**部位別看護**，**臓器別看護**，**系統別看護**と呼ばれるものがある．また，このほかに，基礎看護学領域において**生活行動別**に身体をとらえ直したものもみられる．それぞれの特徴を**表3-1**に示す．

表3-1 医学的知識を応用した身体機能理解と看護への応用上の特徴

分類視点	視点の特徴	看護実践への応用上の特徴
部位別	外観からわかる部位で区別する見方 (頭部, 頸部, 胸部, 腹部, 背部, 腰部, 陰部, 四肢, 体表など)	・身体の部位の形態と機能の正常や異常に着眼できる. (頭部外傷, 胸部不快感, 腹部膨満感, 四肢冷感, 体表奇形など) ・身体の部位に侵襲を伴う治療, 特に, 手術療法を理解しやすい. (開頭術, 開胸術, 開腹術, 四肢切断術など)
臓器別	身体内部の臓器や器官で区別する見方 (脳, 神経, 血管, 心臓, 肺, 骨, 筋肉, 胃, 腸, 腎臓, 肝臓, 膵臓, 脾臓, 体液, 皮膚, 耳, 鼻, 口, 眼など)	・臓器や器官の形態と機能の正常や異常に着眼できる. (肺炎, 肝臓疾患, 皮膚腫瘍, 脊髄損傷など) ・臓器や器官に行われる検査や治療を理解しやすい. (胃内視鏡, 皮膚保護剤貼用, 腎臓移植など)
系統別	いくつかの臓器や器官がつながっていることで果たされる機能を整理し, その機能系統あるいは, 器官系統別に区別する見方 (呼吸器系, 消化器系, 運動器系または骨格系, 泌尿器系, 生殖器系, 感覚器系, 内分泌系, 免疫系, 代謝系など)	・形態よりも生理的なメカニズムに焦点を当てているため, 身体機能の正常や異常に着眼できる. (呼吸不全, 免疫機能不全, 嚥下障害, 運動麻痺, 言語障害など) ・全身の機能に影響を及ぼす治療や医学的処置を理解しやすい. 特に内科的な治療を理解しやすい. (薬物療法, 放射線療法, 全身麻酔, 嚥下造影など) ・特定の機能に焦点を当てた治療や医学的リハビリテーションを理解しやすい. (運動療法, 言語訓練, 筋力増強訓練など)
生活行動別	人間の生活行動に結びつけて身体の形態と機能を区別しようとする見方 (食事・栄養：食べる, 排泄：トイレに行く, 清潔：洗う, 運動・活動：歩く・動く, コミュニケーション：他者と関わる, 認知・思考・学習：考える・学ぶ, 出産・育児：子どもを産み育てるなど)	・生活行動の自立の程度や困難さに, 身体機能を関連づけて着眼できる. (食行動困難, 排泄行動困難, コミュニケーション障害, 学習障害など) ・医学的診断によらず, 生活行動に直接ケアを行う根拠にできる. (食事介助, 車椅子移動, 排尿援助, 非言語的コミュニケーションなど)

1 部位別に身体を理解する方法の看護への応用 (部位別看護)

　人間の身体は, 外観から頭, 首, 胸, 腹, 背, 腰, 四肢のように区分され, その**部位** (region) の**形態** (morph) と**機能** (function) を整理することができる. これらは, 局所解剖学 (regional anatomy) という分野で詳述されている. 例えば, 頭部は頭蓋骨という硬い骨で覆われ, それによってしっかりと守られ, 中には軟らかい脳という組織がある. この脳は神経細胞の集まりでできていて, 人体のあらゆる部位からの感覚刺激を受け止め, 判断し, 人体のあらゆる部位を動かすコントロールセンター (中枢) として働くという見方である. 人間の身体を, 部位が組み合わされた個体として理解するのである (図3-3a).

　この見方で人間の身体機能を理解しておくと, 頭部外傷, 四肢麻痺, 胸部痛, 腹部膨満感など, 人体の部位に着眼して, 正常や異常を考えることができる. また, 開胸術, 開腹術, 下肢切断術のように, 人体の部位にどのような侵襲を伴う治療であるかに着眼できるため, 外傷や手術療法などの外科的な治療に伴う看護を考える上では特に重要である.

- 「頭を打ったけれど，大丈夫だろうか」という不安には，「頭の中には脳という大事な部分があって，脳が傷ついたとしたら，神経のコントロールがうまくいかないので，麻痺や言語障害があるかもしれません．脳が傷ついたかどうか判断してもらうために，脳に関連する機能を診断し治療する神経内科や脳外科の受診をお勧めします」などと対応できる．

- 「足を切らなければいけないことになったけれど，片足がない生活に向けてどんな準備をしたらいいだろう」という疑問には，「足が2本あることによって体幹の重みは支えられており，バランスを保って立つことができます．また，体重を2本の足に交互に移動させることによって歩行が成立しています．ですから，歩行ができなくなるので，車椅子や松葉杖などの準備が必要だと思います．また，片足がなくなったとしたら，立っているときに体重をうまく支えられないかもしれません．そうすれば体幹にアンバランスが生じ，それを補うために働いている筋肉が疲労して，筋肉痛が生じることがあります．そういうときはマッサージをして筋肉痛を緩和したらよいでしょう」などと対応できる．

2 臓器別に身体を理解する方法の看護への応用（臓器別看護）

　人間の身体は，脳，肺，心臓，腎臓，肝臓，胃，腸，筋肉，骨，皮膚などのように，**臓器** (internal organ) や**器官** (organ) に分けて，形態と機能を理解することもできる．

　臓器別に理解するということは，例えば，肺という臓器は肺胞という小さな袋状のものが多数集まっている臓器で，肋骨，胸骨などの骨によって構成される胸郭の空間（胸腔）の中にあり，密閉された陰圧の空間が周囲の筋肉によっ

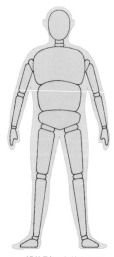

a. 部位別に身体をみる

外観からわかる部位で
区別する見方

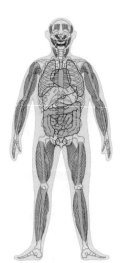

b. 臓器別に身体をみる

身体内部の臓器や器官
で区別する見方

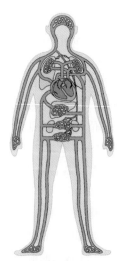

c. 系統別に身体をみる
（循環器系の例）

臓器や器官のつながり
で果たされている機能
系統あるいは器官系統
別に区別する見方

図3-3　部位別，臓器別，系統別の身体の見方

て圧迫されることによって，膨らんだりしぼんだりする運動を繰り返し，ガス交換（呼吸）を行っているという見方である．人間の身体を，臓器や器官の組み合わされた個体として理解するのである（図3-3b）．

　この見方で人間の身体を理解しておくと，肺炎，肝臓疾患，皮膚腫瘍，脊髄損傷というように，臓器や器官に着眼して正常や異常を考えることができる．また，大腸ファイバースコープ，心臓カテーテル検査，腎臓移植，胃全摘出術，皮膚保護剤貼用などのように，臓器や器官に対して行われる検査や治療に着眼できる．この見方は部位別と同様，外科的治療に伴う看護を考える上で重要であるが，内科的治療の多くも個々の臓器の機能の異常を補ったり，回復への働きかけを行ったりするため，あらゆる臨床の場で，医師と連携していく上で重要な見方といえる．

🗨 臨床場面で考えてみよう　臓器別看護の見方を生かす

- 「心臓が悪いと言われたけれど，何に注意したらいいのだろう」という疑問に，「心臓は血液を循環させるポンプとして機能（働き）しているので，食事や運動などによって他の臓器が血液を必要とすると，より多く働く必要があります．ですから，心臓にあまり負担をかけないように，激しい運動などをしないようにするほうがよいですね．心臓の機能について医師の判断を聞いて，それに合わせて生活する方法を一緒に考えましょう」と対応できる．
- 「泳いでいて右耳に水が入ってから，よく聞こえないような気がするんだけれども，受診したほうがいいだろうか」という疑問には，「耳の中は鼓膜の外側の外耳と内側の中耳，さらに奥の内耳に分かれていて，外耳に水が入っても中耳，内耳には水は入らないようになっています．ですから，右耳を下に向けていれば水が出てくるはずですが，心配なら耳鼻科に行くとよいと思います」などと対応できる．

3 系統別に身体を理解する方法の看護への応用 （系統別看護）

　部位別看護，臓器別看護の見方は，いずれも人間の身体を部分に分け，それを合わせてとらえようとする見方である．しかし，身体には，部分に分けてしまうと説明しきれない働き（機能）がある．そこで，消化器系，循環器系，運動器系，呼吸器系などというように，いくつかの臓器や器官がつながっていることで果たしている機能（function）を整理して，そのつながりを○○系（system）と命名して整理したものがある．これらは，系統解剖学（systematic anatomy）という分野で詳述されており，現在の解剖生理学，解剖学関連のテキストの多くがこの方式で体系づけられている．そのため，医師のみならず理学療法士，薬剤師など多くの職種と連携していくための共通の基盤として，重要な見方であるといえよう．

　この見方は，例えば，循環器系は心臓というポンプの働きによって血液が血管という道を通り，他の臓器をはじめ身体の中を循環することによって，熱や物質が隅々まで行き渡るしくみである，というものである（図3-3c）．

　この見方で人間の身体を理解しておくと，呼吸不全，免疫機能不全，嚥下障

害，運動麻痺，言語障害，視覚障害といった身体機能に着眼して正常や異常を考えることができる．また，薬物療法や放射線療法，全身麻酔など，全身の機能に影響を及ぼす内科的治療や医学的処置に着眼したり，運動療法，言語訓練，筋力増強訓練などのような，特定の機能に焦点を当てた治療や医学的リハビリテーションに着眼したりすることができる．このように，**系統別看護**は身体の機能に焦点を当てるため，形態よりも生理的なメカニズム（mechanism）の理解に重きが置かれ，生きて，動いている生物，動物としての全身状態を理解する上で有効である．これが発展して，機能障害別看護という見方が登場しているが，これについては後で述べる．

> 💭 **臨床場面で考えてみよう** 系統別看護の見方を生かす

- 「皆と同じ物を食べたのに，一人だけ消化がよくなかったのか，おなかの調子を崩したみたいだ」という疑問には，「消化のしくみは，口で十分に咀嚼し，唾液と食物を混ぜることから始まります．続いて，胃で攪拌されながら胃液と混ぜ合わされ，食物成分が分解されます．さらに膵液と胆汁が十二指腸のところで分泌され，混ぜ合わされて分解が進み，長い小腸で栄養分が吸収され，大腸では水分が吸収されて肛門から残渣物が排泄されます．だから，食べた物が同じでも，ゆっくりかんで食べなかったとか，胃液や膵液や胆汁などの消化液が分泌不足になっていたりすると，調子が崩れるのです．また，消化液の分泌には自律神経の働きが関わっているので，ストレスなどが大きいと分泌がうまくいかないこともあります．心配なときは，消化器内科を受診してはどうでしょう」などと対応できる．

4 生活行動と関連させ身体機能を理解する見方とその重要性

　看護学者が編集した人間の身体についてのテキストには，**生活行動別**に人間の身体機能を整理する見方が示されている[2-4]．これらには，食べる，トイレに行く，歩く，他者と関わる（コミュニケーションをとる）などの生活行動と関連させ，臓器等の形態，機能が記述されている．いずれも，看護という働きかけは生物としてのヒトに焦点を当てるのではなく，生活している人間に焦点を当てるという立場で人間の身体を理解しようとする試みといえる．

　この見方は，「うまく食事ができない」「風呂場で体をうまく洗えない」「だんだん歩けるようになった」といった，生活行動の自立の程度や困難さと身体機能を関連づけて理解することができる．したがって，医学的診断によらず，生活行動を直接ケアするときの根拠となる．

臨床場面で考えてみよう　生活行動と関連させて身体機能を理解する見方を生かす

- トイレの前で立ち往生している人がいる．見ると，片腕がだらりとしていて，反対の手で，手前に引くドアを開けようとしているように見える．明らかにトイレを使いたいのはわかるが，うまくトイレのドアが開けられないらしい．このドアを開けるには取っ手をつかむ機能と，それを引っ張る腕力が必要である．だらりとした腕は動かせないようであり，動くほうの腕もよく見るととても細い．腕が細いのは筋力が低下しているサインであろう．しかも，このトイレのドアはとても重い．これでは，ドアを開けるのは難しいだろう．そこで，近づいて「ドアを開けるのを手伝いましょうか」と尋ねると，「お願いします」と言われ，ドアを開ける．

- 携帯用酸素ボンベを持っている人が，エレベーター前で「売店には……どうやって……行けば……いいですか」と，とぎれとぎれに話しかけてきた．肩を揺らしながらハアハアと息をしており，やや顔色がよくない．連続した文章を話すためには十分な呼気が必要であるが，この人は，おそらく呼吸機能が低下しており，呼吸回数を増やして息苦しさを軽減しながら会話しているのだろう．多く話さねばならないような会話をすると，さらに息苦しさを増してしまうだろう．また，売店まではエレベーターを降りてから，かなり歩かねばならない．歩行距離が長くなれば酸素消費量はさらに必要になり，呼吸苦が増強するかもしれない．そこで，「売店は1階でエレベーターを降りてから，しばらく歩いて行ったところにあります．よろしければ，車椅子でお送りしましょうか」などと対応できる．

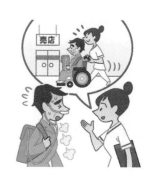

　以上のように，それぞれの見方には特徴があるが，いずれにしても身体を構成する部分は切り離されて存在しているのではなく，互いに密接に結びついて生命を維持し，生活を営む機能を果たしていることを十分に理解しておく必要がある．

3　身体機能の変化を分析する視点

　前節で見てきたように，成人の身体機能には安定性があるが，やがて誰にでも訪れる生物としての死の連続性，すなわち，**寿命**（life span）の中で考えると，身体機能の低下は，特に壮年期，向老期に入ると避けられないものとなる．そこで，身体機能の変化を分析する視点を整理しておこう．

　一人の成人の身体機能の変化を分析するときには，①加齢による影響，②疾患や外傷による影響，③生活習慣・生活行動による影響の側面からとらえる必要がある（**図3-4**）．

1　加齢による影響

1　身体機能低下の自覚

　成人期にある人は，青年期には身体機能は向上すると感じており，壮年期になって身体機能の低下を感じ始め，向老期になるといよいよ身体機能の低下を自覚して行動する，というように変化する．そのため，身体機能の低下を自覚してそれに合わせたセルフケア行動をとれるようになることは，成人期の発達

課題ともなる．また，青年期の成人の多い集団は，身体機能の低下をほとんど意識しないが，壮年期や向老期の成人が多い集団は，身体機能低下を支え合う方法を見つけざるをえない．日本は長寿社会を迎え，まさに，身体機能の低下を支え合う方法を検討している社会である．したがって，**加齢**（aging）に抗するための研究が盛んになってきている．これらは，**アンチエイジング（抗加齢）**研究とも呼ばれ，しわやしみ・そばかす，物忘れ，

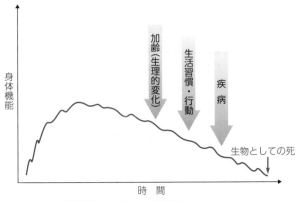

図3-4　**身体機能の変調とその要因**

骨のもろさなど身体的な加齢現象とそれに抗するための研究だけではなく，社会的役割の喪失，保守的な心理状態など，加齢による社会的・心理的な変化に抗するための研究も行われている．ここでは，加齢に関連する研究の中から，身体機能の低下を生理的な加齢現象とみなす考え方を紹介する．

2 加齢と老化

　身体機能の低下を加齢による影響（生理的変化）とみることは，**老化**という見方とほぼ同義である．医学的な特徴は，細胞の数が減少し，細胞の機能が低下することによって，細胞で構成されているあらゆる臓器や器官の機能が低下することである．細胞の数がなぜ減っていくのか，あるいは，それによってなぜ身体機能が低下するのかなど，老化の原因を探る研究がある．これには大きく二つの仮説があり，一つは，成熟のプロセスのように老化のプロセスも初めから遺伝子に組み込まれており，そのプログラムによって生じるとする説（プログラム説）である．もう一つは，何らかの原因で細胞の再生のメカニズムが傷害されて，そのエラーが蓄積していくことによって老化が生じるとする説（エラー蓄積説）であり，この説には，細胞突然変異説（誤り説）や，活性酸素説など多種多様な見解がある（**表3-2**）．

　いずれにしても，加齢に伴う生理的な身体機能の低下は，①個人差があるものの，②誰にも避けられないものであり，③いずれ死に至る時間的な変化である，という点で共通している．そして，アンチエイジング研究は，少しでもその変化を解明し，可能な限り身体機能低下の速度や影響の範囲を，最小にとどめようとする方向で検討されている．

3 加齢による具体的な変化の特徴

　加齢によって起こってくる具体的な特徴を挙げよう．

|1| 体表の機能

　まず，体表の機能では皮膚の張りがなくなり，しわができ，色素沈着がみられるようになり，白髪が出始める．皮脂の分泌量は男性ではあまり変わらないが，女性は閉経後に次第に減少していく．皮膚の変化は，日光の当たる部分が

plus α
社会的側面からのアンチエイジング

例えば，定年退職などによって社会的な成人役割を失うと考えるのではなく，高齢者になっても何らかの成人役割を継続することも，加齢に抗することといえる．

plus α
老化と加齢

老化は senescence と英語で記載することもできるが，これは，生涯を通して生じる加齢の全過程の最終期を意味している．一方，加齢（aging）とは，生物体が年をとる過程の中で自然に起こる変化の総体を意味している．成人看護学においては，年を経ることによって生じる身体機能の変調を老化とみるよりも，加齢とみるほうが受け止めやすいといえよう．

表3-2　老化学説

プログラム説＝遺伝的因子（genetic factor）
①動物種固有の最大寿命（maximum life span：MLS）がある
②ヒトの培養線維芽細胞に寿命（細胞の老化：約50世代）がある"Hayflickの限界"
③遺伝的早老症（progeroid syndrome）の存在 　　Martin, G.M.（1977）：「老化に関する病理学および細胞基準」に従って，遺伝性疾患を分析 　　して162種の遺伝的早期老化症候群を選び出した
④老化を制御していると考えられる種々の研究事実がある 　　テロメアの短縮，アポトーシスの存在など

エラー蓄積説＝遺伝外因子（epigenetic factor）	
①磨耗説	放射線／紫外線障害，化学物質などによるDNA損傷
②活性酸素説	フリーラジカルが原因
③架橋結合説	グルコース誘導体であるアマドリ産物（Amadori product）による架橋形成
④誤り説	DNA複製，転写，翻訳時に生じる
⑤老廃物蓄積説	リポフスチン，アミロイドなどの蓄積
⑥自己免疫説	胸腺の萎縮，免疫機構の破綻

日本老年医学会編．老年医学テキスト．改訂第3版．メジカルビュー社，2008．p.11.

当たらない部分に比べてより大きいことが知られている．

2 運動機能

　運動機能は20代をピークとして徐々に低下する．特に，筋肉の線維と数が次第に減り，筋力が衰える．脊椎が圧縮し，膝・股・肘・手関節は徐々に屈曲して，身長の短縮と姿勢の変化が起こる（図3-5）．骨組織は生成と吸収が常に行われているが，30代初期に吸収が生成を上回るようになり，徐々にもろくなる．特に女性は，閉経後に顕著に現れる．

3 消化機能

　消化機能も胃酸の分泌が減るなど，10代の成長期を過ぎると徐々に低下するが，大きな影響はみられない．

4 循環機能

　循環機能は，動脈硬化が起こり高血圧傾向となることがよく知られているが，加齢による影響かどうかには異論もある．運動などのストレスに対する心血管系の反応は加齢に伴っていくぶん鈍くなるものの，心臓に病理学的な変化がなければ機能は十分に維持されるという見解もある．使わないこと（廃用）による影響のほうが大きいとし，適切な運動による機能の維持の重要性が指摘されている．

5 呼吸機能

　呼吸機能は，骨の変化に伴う胸郭の短縮や呼吸筋の筋力低下により，吸気量および呼気量が減少し，残気量が増す．動脈血酸素分圧（PaO_2）も徐々に減少し，呼吸の効率が少しずつ悪くなるといわれるが，呼吸機能の維持についても，運動による効果が重視されている．

6 感覚機能

　感覚機能のうち，視力は50歳前後で急激に低下するが，聴力は成人期の間には大きな変化はみられない．味覚に関しては，味蕾の数は40

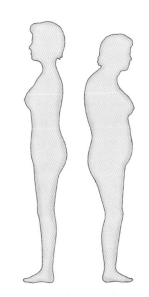

図3-5　加齢による身長と姿勢の変化

歳以降に徐々に減少するが，加齢に伴う変化は明らかにされていない．

また，脳細胞が減少し脳の重量が軽くなってくるものの，70歳くらいまでは大きな変化はみられないし，脳の重量と脳の機能に明確な関係はないという指摘もある．ただし，神経線維は減少してくるため，周囲への反応の速度は緩やかに落ちてくる．さらに，長期記憶は壮年後期以降に，短期記憶は60歳以降に低下するとされる．

| 7 | 生殖機能

生殖機能は25歳ごろをピークとして40歳以降に急激に低下するが，男性の場合は，精子数が減少するものの相当高齢であっても生殖機能が保たれる．一方，女性は50歳前後に閉経を迎え腟分泌液も減少するが，それが性生活の終焉を意味するわけではない．更年期を通して性的活動を持続することは，加齢に伴う萎縮性の腟変化を遅らせたり防いだりすることに有用とされている．

| 8 | 腎機能

腎機能も徐々に低下するものの，成人期に大きな変化はない．しかし，次第に膀胱筋は弱くなり，尿の排出力が低下，膀胱容量が減少し，男性では膀胱出口の前立腺の肥大により閉塞傾向が，女性では骨盤筋組織の弛緩により失禁が起こりやすくなってくる．

4 加齢という見方のメリット・デメリット

身体機能の低下を加齢による影響であると分析できることは，成人に身体機能の低下を受け止めやすくしたり，身体機能の低下に合わせた**予防的保健行動***(preventive health behavior)をとりやすくしたりする．例えば，「このごろ，だんだん細かい文字が読めなくなってきたけれど，年をとってきたのだからしかたがないなあ」「このごろは大食いができなくなってきた．消化機能も年をとると落ちるというから，そのせいかもしれないなあ」「若いころのようにすぐには疲れがとれないから，三連休の最後の一日は休養の日にしよう」「年をとると骨がもろくなるというから，転んだりしないように注意しよう」「頭を使わないと脳の細胞の数も減るというから，読書をしたり日記をつけたりしておこう」というような考え方や行動ができる．

しかし反対に，身体機能の低下を加齢による影響であると受け止めることによって，疾病の発見が遅れる場合もある．それを反映して，40歳以上の成人には，市町村や医療保険者などによって，疾病の早期発見に向けた**保健事業**が実施されている（表3-3，➡p.77図3-8 参照）．市町村保健師らは，これらの事業などを通して**健康相談**を行っている．

不老長寿は人類共通の願望であり，死に至るその時まで，できる限り十分な身体機能を維持していたいと多くの人が願っている．元気な高齢者が増えている現在，それはあたかも何の努力もなく成し遂げられているように見えることさえある．一方で，高齢者介護の問題がしばしば取り上げられ，身体機能の低下が周囲に与える負担がクローズアップされている．成人期にある人は，年齢

表3-3　疾病の早期発見を目的とした保健事業（2008年4月〜）

根拠法	実施者	事業内容	対象年齢
健康増進法	市町村	①がん検診 ②歯周疾患検診 ③骨粗鬆症検診 ④肝炎ウイルス検診 ⑤健康手帳の交付 ⑥健康教育 ⑦健康相談 ⑧機能訓練 ⑨訪問指導 ⑩医療保険未加入の生活保護 　受給者の健康診査 ⑪40歳未満の健康相談 ⑫後期高齢者保健指導	子宮癌は20歳〜，乳癌，大腸癌，胃癌，肺癌は40歳〜， 前立腺癌は50歳〜 40〜70歳：10年ごとの節目 40〜70歳の女性：5年ごとの節目 40歳に節目検診 40〜64歳：特定健康診査と⑥〜⑨の実施時に交付 40歳〜 40歳〜 40歳〜 40歳〜 40歳未満 75歳以上
高齢者の医療の確保に関する法律	医療保険者	特定健康診査，特定保健指導	40〜74歳の被保険者・被扶養者
	後期高齢者医療広域連合	後期高齢者健康診査	75歳以上 （一定以上の障害のある65〜74歳の申請者）

を重ねても，できるだけ身体機能の低下を防ぐように努力しなければならないという課題がはっきりしてきている．看護職は，加齢による影響が身体機能にどのように現れるかには，大きな個人差があることを十分に認識しておかねばならないし，加齢による身体機能の低下が，周囲との支え合いのネットワーク（**social support network**）を再構築していく心理・社会的に重要な転機であり，マイナスの側面だけではないことを心にとめておく必要がある．

2 疾患・外傷による影響

1 臨床医学の看護への活用

　成人期にある人は身体機能が安定しているため，身体機能が低下すると，「病気（illness）ではないか」と考える．そして，受診という行動（**病気対処行動**：illness behavior）を選択し，その人にとって病気だと感じられる身体機能の変化が，医師によって**疾患**（disease）と診断されれば治療の対象となる．今では，心療内科という診療科が登場し，心身症などのストレス関連疾患は内科系疾患として認められるようになり，治療法も見いだされているが，かつてそうではない時代があった．医学研究によって，ある特徴的な具合の悪い状態（**症状** symptom や **徴候** sign）について，それがどのような身体機能の変化で，どういう疾患と関連するか，どんな治療をするとよいかが検討され，診断名や治療法は常に少しずつ変わっている．したがって，医師の診断によって何が疾患であるかを区別することが，現代社会の特徴になっている[5]．

　また，成人期に多い死因として不慮の事故や自殺が挙げられているように，成人期には，死に至らないまでも突然の事故等によって**外傷**（injury）を負う機会が多く，それによって身体機能が低下することもある．外傷の場合もまた，原因によって，全身性・局所性に身体機能への影響を考え治療する必要が

plus α

疾病と疾患

ほぼ同義であるが，疾病は外傷も含んでいる言葉で，疾患は，特定の身体機能障害を表していることが多い．

➡ 成人期に多い死因については，2章3節2項p.46参照．

あるものとそうでないものを，医学的に判断し対応する必要がある．

　したがって，身体機能の変化が疾患や外傷などによる病的な変化として生じているかどうかを査定する上では，医師の判断を共有することが不可欠である．そのためには，診断と治療の知識体系としての**臨床医学**を活用することが重要である．しかし，患者の医学的診断と治療の責任は医師が担っており，看護職としては患者が適切に医師の診察を受けられるように支援することのほうがより重要である．看護職には，大まかに，各臨床医学がどのような身体機能について診断し，治療することを専門としているかを理解していることが期待される（表3-4）．

2 臨床医学の知識に基づく支援

　現在の臨床医学は，身体機能の系統別に編成されているものが多く，医師はキャリアアップするほどに，細分化された疾患の診断と治療に優れた専門医となっていく．多くの医師が，それぞれの医学会で承認された認定医の資格をもち，より専門的な領域をもっている．しかし，そうした専門領域を診療科名として標榜している場合，「具合が悪い」状態の患者は，どこで受診したらよいか自ら判断できない．医学においても，総合診療医学，家庭医学，救急医学など，身体機能別ではなく総合的に対応する領域もあり，初期診療（プライマリケア）での対応を充実させる動きもある．看護職には，市町村保健師であれば地域や企業の健康診断等で，病院看護師であれば外来の受診案内や病棟でのナースコールへの対応などで，患者が適切な診療を受けられるように助言することが求められる．つまり，看護職には身体機能別の専門性を打ち出すよりも，総合的で身近な相談者として対応することが求められるのである．

　臨床医学は日進月歩，変化の中にある．したがって最新の臨床医学の知識は看護学書ではなく，臨床医学者の執筆したテキストや論文から学ぶことが重要である．しかし，大まかにいえば，臨床医学の知識はどのような病因や外傷であれ，本来，安定している身体機能が低下した状態を**異常**として診断し，安定した状態である**正常**とみなされる**基準範囲**，**基準値**，標準的な状態まで回復させる働きかけであるとみることができる（➡p.59 図3-2 参照）．この知識は，現在の看護学教育においては，国家試験出題基準の「疾病の成り立ちと回復の促進」として整理されている．

表3-4 診療科（臨床医学）と関連する身体機能および受診の目安

病院や診療所に掲げられている診療科の名称は，必ずしも一つの臨床医学分野に直結しているとは限らない．また，どんな学問分野も専門分化と統合による再編成が繰り返されるが，臨床医学の分野も同様に歴史の中で変化している．実際に受診のアドバイスをする上では，各医師の専門性を直接知っておく必要がある．基本的にどの医師も専門外の場合であっても，あらゆる身体機能異常について検討し，必要に応じ専門分野の医師に紹介できる．したがって，この表はあくまでも目安であって，すでに特定の診療科を受診しているときは，受診している診療科の担当医と相談するように助言することが原則的に重要である．

	多く標榜される診療科名 （最も関連する臨床医学分野）	最も関連する 身体機能	診断・治療を行う主な疾患等，受診の目安
	総合診療科 （総合診療医学・プライマリケア医学・家庭医学）	あらゆる身体機能の変調	外来診療が中心となるような身近な体調不良に応じる．専門的な治療への窓口ともなる．近年大学病院に設けられる傾向にある．どの診療科かわからないときに受診するとよい．
内科系	内科 （内科学一般）	全身性の身体機能の変調	全身的に発熱，倦怠感などの症状がある疾患．胸部や腹部の内臓疾患．精密に診断をするときには，下記の専門内科に受診する窓口となる．
	消化器内科，胃腸科 （消化器内科学）	消化機能，排便機能の変調	胃潰瘍，胃癌，大腸癌，肝炎，膵炎，潰瘍性大腸炎，痔など，消化器系統に生じる疾患の場合に受診する．
	循環器内科 （循環器内科学）	心機能，循環機能の変調	高血圧，狭心症，心筋梗塞，不整脈，心不全，動脈瘤，血管炎など，循環器系統に生じる疾患の場合に受診する．
	呼吸器内科，呼吸器科 （呼吸器内科学）	呼吸機能の変調	肺炎，肺気腫，肺癌，気管支炎，喘息など呼吸器系統に生じる疾患の場合に受診する．
	内分泌・代謝内科 （内分泌代謝病学）	内分泌・代謝機能の変調	糖尿病，脂質異常症(高脂血症)，末端肥大症，褐色細胞腫，クッシング症候群，アジソン病など，内分泌系，代謝系の機能障害によって生じる疾患の場合に受診する．
	血液内科，腫瘍内科 （血液・腫瘍内科学）	造血機能の変調	白血病，悪性リンパ腫ほか血液疾患で受診する．その他のがんであっても，抗がん薬を用いる化学療法を行う場合に受診することができる．
	腎臓内科 （腎臓内科学）	腎機能の変調	腎炎，腎不全，電解質異常など，腎機能に関連する疾患の場合に受診する．
	脳神経内科 （神経内科学）	脳脊髄神経機能，末梢神経機能の変調	脳梗塞，片麻痺，パーキンソン病，自律神経失調症，ハンチントン病など，神経系統の変調に関連する疾患の場合に受診する．重症筋無力症，進行性筋ジストロフィーなど筋疾患も含まれる．
	リウマチ科，アレルギー科，膠原病内科 （膠原病・アレルギー内科学）	免疫機能の変調	全身性エリテマトーデス，関節リウマチなどの自己免疫疾患や，全身性のアレルギー疾患の場合に受診する．
	心療内科 （心療内科学）	心因性，ストレス性の身体機能の変調	摂食障害，パニック障害，心身症など，ストレス関連疾患とされるもので，特定の臓器系統疾患ではないとされた身体機能の変調全般で受診する．
	皮膚科 （皮膚科学）	皮膚機能の変調	接触皮膚炎，悪性黒色腫等の皮膚癌，紅皮症，天疱瘡等の皮膚疾患の診断と治療，さらには，熱傷などの皮膚外傷でも受診する．植皮術など手術が必要な場合は，形成外科での治療となる．
	老年科・老年内科 （老年医学）	高齢者の加齢に伴う身体機能の変調	高血圧，心疾患，脳梗塞など動脈硬化が基礎となる疾患，骨粗鬆症，物忘れなど高齢者に多い疾患で総合的に診療が必要な場合．成人が受診を要することは少ないが，研究成果は向老期の健康問題を検討する上で有益である．
	小児科 （小児科学）	小児期の身体機能の変調	小児疾患の際に受診するが，受診していた患者が成人後も継続して受診する場合もある．

	診療科（学問分野）	機能の変調	説明
外科系	外科（外科学一般） 消化器外科, 肛門科 （消化器外科学） 呼吸器外科（呼吸器外科学） 内分泌外科（内分泌外科学） 乳腺外科（乳腺外科学） 心臓血管外科(心臓血管外科学)	手術療法が必要となる胸部・腹部臓器の身体機能の変調	胃癌, 大腸癌, 肺癌, 甲状腺癌, 乳癌などのがんや, 潰瘍性大腸炎, 鼠径ヘルニア, 甲状線腫, 冠状動脈狭窄, 心臓弁膜症, 乖離性大動脈瘤など, 胸部・腹部の臓器に手術療法が必要となる場合に, 多くは紹介されて受診する. 臨床医学領域としては細分化されているが, これらは一般病院では「外科」と標榜されたりしている.
	脳神経外科, 脳外科 （脳神経外科学）	脳神経機能の変調	くも膜下出血, 頭蓋内腫瘍, 頭部外傷など, 脳神経系の障害に対して手術療法を行う場合に受診する.
	整形外科 （整形外科学）	骨・筋肉に関する機能の変調	骨折, 変形性関節症, 腰痛症, 関節炎, 脊髄損傷など, 骨・筋肉に生じる疾患や外傷全般で受診する.
	泌尿器科 （泌尿器科学）	排尿機能, 男性生殖機能の変調	膀胱炎, 神経因性膀胱, 膀胱腫瘍, 前立腺肥大症, 勃起障害, 尿道外傷など, 泌尿器, 男性生殖器系に生じる疾患や外傷全般で受診する.
	産科, 婦人科, 産婦人科 （産婦人科学）	女性生殖機能の変調	妊娠高血圧症候群, 不妊, 子宮筋腫, 子宮癌, 性感染症など, 女性下部生殖器に関連する疾患で受診する.
	耳鼻咽喉科, 頭頸部外科 （耳鼻咽喉科学）	聴覚, 平衡感覚, 嚥下, 発声, 嗅覚等, 耳・鼻・咽頭・喉頭の機能の変調	突発性難聴, メニエール病, 鼻炎, 副鼻腔炎, 声帯ポリープ, 喉頭癌などの耳, 鼻, 咽頭, 喉頭の疾患や外傷全般で受診する.
	形成外科, 美容外科 （形成外科学）	皮膚機能, 形態的な変化に伴う身体機能の変調	皮膚腫瘍, 広範囲熱傷などで植皮術が必要な場合や, 外傷や乳癌, 頭頸部癌術後の形態的な変化に対して形成術を必要とする場合に受診する. 美容外科は, 美容的な問題に医学的対応を求める場合に受診する.
	小児外科 （小児外科学）	小児期の身体機能の変調	先天奇形を中心とした小児期の手術を要する疾患で受診する. 成長後も機能障害が残る状況などでは, 成人後も受診する場合がある.
	眼科 （眼科学）	視機能の変調	緑内障, 眼底出血などのほか, 眼球およびその周辺の外傷, 視機能異常がある場合に受診する.
	口腔外科 （口腔外科学）	咀嚼, 嚥下, 構音などの口腔の機能の変調	歯科医学の中心で, 歯周病のほか, 口腔, 上顎・下顎関連の疾患の治療において, 手術療法を行う場合に受診する.
その他	精神科, 神経科, メンタルヘルス科 （精神神経科学）	精神神経機能の変調	統合失調症, うつ病などの精神疾患のほか, 心身症などのストレス関連疾患を診療する心療内科と併せているところもある.
	放射線科 （放射線医学）	免疫機能の変調	がんなど放射線療法を要するあらゆる疾患で受診する. CTスキャン, MRIなど放射線関連の診断技術を用いるときに, 受診が必要な場合もある.
	麻酔科, ペインクリニック （麻酔科学）	認知・知覚機能の変調	全身麻酔, 腰椎麻酔などの麻酔技術を用いて手術を受ける場合に受診が必要になる. 神経ブロックなどの除痛技術を習得している医師がいる場合, 慢性疼痛治療の場合にも受診する.
	リハビリテーション科, 理学診療科 （リハビリテーション医学）	運動機能の変調	脳神経系や骨・筋肉系の疾患, 外傷後に身体機能障害が残存あるいは持続し, 物理療法や運動機能回復訓練, 作業療法などを必要とする場合に受診する. リハビリテーション医は, 整形外科医や神経内科医であることが多く, 実際の治療は, 理学療法士, 作業療法士が行う.
	救急医学, 集中治療医学, 家庭医学, 地域医療学, 感染症内科学, 東洋医学, 伝統医学, 手術医学, 臨床検査医学, 輸血医学	臨床医学には, 左記のような分野もある.	

（UMIN学会情報：専門分野別一覧, 厚生労働省統計表データベースシステム, 医療施設に従事する医師数・歯科医師数診療科別統計, 国内医学部教育要綱, 医学・看護学の臨床医学テキスト類を参考に, 林正健二医師の助言を受けて作成後, 改訂時に見直し更新）

3 生活習慣・生活行動による影響

1 看護学における「病気」のとらえ方

医学は,「病気を認知(定義)し,原因を追究・同定し,対処方法を提示する理論体系」[6] であり,「病気」に焦点を当てている.

一方,看護学は,学問としての創始期から,病人(人間)の**生活**に焦点を当ててきた.ナイチンゲール(Nightingale, F.)は,病原菌が発見される前に,新鮮な空気,光,暖かさ,清潔さ,静かさ,適切な食事の提供,つまり生活過程を整えることによって人間の健康が回復していくことを発見し,そこに働きかけた.薄井はこれを発展させ,人間の生活が24時間の生活周期(**ライフサイクル**)の連続であることに着眼し,ライフサイクルモデルとしてモデル化した[7].その上で,看護学的に病気を,ライフサイクルにおいて,①環境との関わりの中で,外部からの刺激で毒されて起こる病気,②細胞の衰えや,使わない,あるいは使い過ぎなどで生物体を維持する条件に欠け内部から崩壊して起こる病気,③両者の悪循環によって起こる病気,の三つに分類している.そして病気が,どのような生活の結果であるか大まかにわかれば,生活を整える方向性を定めることができるとしている.

またヘンダーソン(Henderson, V.)は,人間が生きていく上での14の基本的ニーズを挙げている.これもまた,人間が暮らしていく(生活する)上で不可欠な要素である.さらにオレム(Orem, D.E.)は,人間ならば誰しも,セルフケアをしている八つの普遍的な要件があるとしており,これも,人間の暮らし,生活に焦点を当てたものとみることもできる.つまり看護学においては,個人の「生活」そのものが身体機能に影響しているという見方が基盤になっているのである.

2 社会医学における「疾病」のとらえ方

「生活」と「疾病」を関連づけるという点では,医学の中にも,看護学とよく似た見方がある.それは,臨床医学に対して,**社会医学**(衛生学,公衆衛生学,保健学)と呼ばれる.臨床医学では,例えば感染症は,病原微生物の繁殖に由来し,免疫機能の変化をもたらし,抗生物質で治療すれば回復することを示している.実際,多くの感染症患者が抗生物質の使用後に症状が改善し治癒していくことは,日常的な看護の経験の中で実感できる.臨床医学の多くは,このように何らかの特定の病気の原因(病因)があって,その原因を取り除けば異常が改善され,身体機能が回復するという前提に立っている(**特定病因説**).

これに対して社会医学の立場は,特定の病因というよりも,生活環境の多様な要素がさまざまな疾病の発生に関係していることを実証している.例えば,感染症による死亡率の低下は,栄養状態の改善,上下水道の普及,住宅環境・労働環境などの改善,識字率の向上などによってもたらされたとする.

plus α
疾病(disease)と病気(illness)

疾病は医学的診断により判定される一方,病気は人間の具合の悪さを表している.

plus α
ヘンダーソンの14の基本的ニーズ

呼吸,飲食,排泄,活動と姿勢,睡眠と休息,衣,保温,清潔,危険回避,コミュニケーション,信仰,仕事,レクリエーション,学習.

plus α
オレムの八つの普遍的な要件

空気,水,食事摂取,排泄維持,活動と休息のバランス,孤独と社会的相互作用のバランス,危険予防,暮らしている集団の中で普通でいようとすること(➡ p.246参照).

言い換えれば，臨床医学は，身体機能の変化の原因は身体の内部にある異常を取り除いたり修正することによって回復できるという見方であるのに対し，社会医学は，身体機能の変化の原因は身体の外側の生活環境にあり，したがって，生活や環境に働きかけて原因となるものを減らしたり防いだりすることによって，身体機能の変化を最小にすることができるという見方である．

3 衛生行政と看護職の役割

社会医学，とりわけ**公衆衛生学**（public health）の立場から，19世紀産業革命後のイギリスで生活環境改善のための政策が展開された．日本でも，明治の開国に伴って伝染病が入ってくるようになったこととあいまって，明治5（1872）年，文部省に医務課が設置され，本格的な**衛生行政**が始まった．この取り組みは伝染病対策を中心としていたが，その後，公害対策，結核対策，乳児死亡改善に向けた母子保健対策，災害対策など，多くの行政による取り組みが効果を上げていった．現在は厚生労働省が**一般衛生行政**と**労働衛生行政**を，環境省が**環境保全行政**を，文部科学省が**学校保健行政**をそれぞれ担っており，

コラム　　生活習慣病対策

メタボ健診

メタボリックシンドローム（内臓脂肪症候群）の該当者や予備状態の人を見つけて，保健指導を行う健診制度．2006年の健康保険法の改正によって，医療保険者（国保・被用者保険）の加入者を対象に2008年4月から実施するよう義務付けられた．受診率や保健指導実施率，目標到達度が基準を下回った場合，企業や自治体の連帯責任となる．生活習慣病の発症と重症化の予防として期待されている．しかし，メタボ健診ということで，かえって特定健診の受診控えになるデメリットも見いだされ，この呼称は使われなくなってきている．

メタボリックシンドローム

メタボリック（metabolic）は代謝性，シンドローム（syndrome）は症候群．内臓脂肪蓄積，脂質代謝異常，耐糖能異常，高血圧の四つが重複する状態をいう．この状態は，動脈硬化が促進され，心血管疾患や脳血管疾患を生じるリスクが高い．過栄養（過食）と活動低下（運動不足）など不適切な生活習慣，遺伝的素因などにより起こる．生活習慣の改善で予防できる可能性もある（表3-5）．

表3-5　メタボリックシンドロームの診断基準

必須条件	内臓脂肪蓄積	ウエスト周囲径：男性85cm以上，女性90cm以上
3項目のうち2項目以上	脂質代謝異常	高トリグリセライド血症：150mg/dL以上 かつ／または 低HDLコレステロール血症：40mg/dL未満
	高血圧	収縮期血圧：130mmHg以上 かつ／または 拡張期血圧：85mmHg以上
	高血糖	空腹時血糖値：110mg/dL以上

生活環境の改善に向けた多くの政策が実施されている.

この中で，成人の身体機能の変化に特に関係があるのは，昭和30年代から注目されてきた**成人病**対策と，現在の**生活習慣病** (life-style related disease) 対策，また，**職業性疾病**対策，**メンタルヘルス**対策（**ストレス関連疾患**対策）といえるだろう.

➡ 生活習慣病については，7章1節p.152参照.

➡ 職業性疾病・メンタルヘルスにについては，8章2節p.169参照.

成人病ないし生活習慣病対策は，成人期の喫煙・飲酒・運動・食習慣などの工夫と改善によって疾病を予防できると明らかにされたことに基づいている.また，職業性疾病対策やメンタルヘルス対策は成人の職業生活に関わるもので，仕事をするときの作業環境や作業手順等の工夫と改善，あるいは過労の防止と積極的休養や職場の対人関係におけるストレスの調整が，疾病予防に重要だという研究に基づいている.このほかにも，シックハウス症候群や騒音被害など，居住生活環境に由来する疾病や食中毒，性感染症など，**生活行動**に関連する身体機能の変化が明らかにされ，さまざまな対策が講じられている（**図3-6**）.

特に，2008（平成20）年4月からは，40〜74歳までの公的医療保険加入者全員を対象として，**特定健康診査**（**メタボ健診**といわれた時期もある）・**特定保健指導**が生活習慣病予防策として開始された.これにより，データが蓄積され分析されることが個人だけでなく職場や地域全体の取り組みとなり，健康寿命の延伸につながることが期待され，推進されている（**図3-7**）

看護職はこれらの衛生行政制度のもとで，主に企業などで働く成人を対象に産業保健師が，地域住民である成人を対象に行政職の保健師が健康教育，健康診断，健康相談を行っている（**図3-8**）.また，当然のことながら，こうした生活習慣や生活行動に起因して発症した疾患や外傷によって医師の診断・治療が必要になるときには，病院看護師が受診と治療上の支援，療養生活の援助と

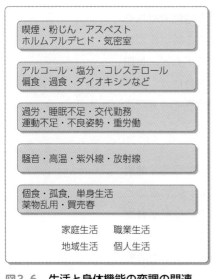
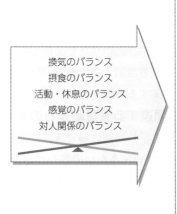

図3-6　生活と身体機能の変調の関連

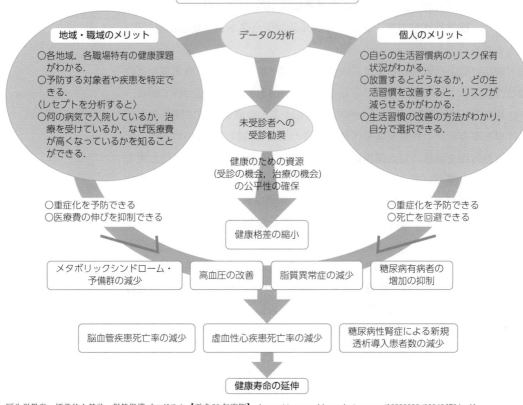

特定健診・特定保健指導と健康日本21 (第二次)
—特定健診・特定保健指導のメリットを活かし，健康日本21 (第二次) を着実に推進—

特定健診・特定保健指導の実施率の向上

地域・職域のメリット
○各地域，各職場特有の健康課題がわかる．
○予防する対象者や疾患を特定できる．
〈レセプトを分析すると〉
○何の病気で入院しているか，治療を受けているか，なぜ医療費が高くなっているかを知ることができる．

データの分析

個人のメリット
○自らの生活習慣病のリスク保有状況がわかる．
○放置するとどうなるか，どの生活習慣を改善すると，リスクが減らせるかがわかる．
○生活習慣の改善の方法がわかり，自分で選択できる．

未受診者への受診勧奨

健康のための資源
(受診の機会，治療の機会)
の公平性の確保

○重症化を予防できる
○医療費の伸びを抑制できる

○重症化を予防できる
○死亡を回避できる

健康格差の縮小

メタボリックシンドローム・予備群の減少

高血圧の改善

脂質異常症の減少

糖尿病有病者の増加の抑制

脳血管疾患死亡率の減少

虚血性心疾患死亡率の減少

糖尿病性腎症による新規透析導入患者数の減少

健康寿命の延伸

厚生労働省. 標準的な健診・保健指導プログラム【平成 30 年度版】. https://www.mhlw.go.jp/content/10900000/000496784.pdf.
(参照 2023-11-02).

図3-7　標準的な健診・保健指導プログラム

セルフケア教育などの対応を行っている．

　このほか，特に脊髄損傷や片麻痺などの運動機能の低下や，在宅酸素療法を必要とする呼吸機能の低下，透析療法，ストーマケアを必要とする排泄機能の変化，胃切除術，糖尿病，肝硬変などの消化機能や代謝機能の低下など，長期にわたる生活習慣・生活様式・生活行動の変更を必要とされる場合には，リハビリテーション施設看護師，外来看護師，訪問看護師などが身体機能の変調に合わせた生活の再構築や調整に関する看護を行っている．

4　生活習慣・生活行動に関連する看護職からの支援

　日本の成人の大半は，小児期に学校保健の場で養護教諭によって保健・健康に関する教育を受けている．手洗い・うがいの励行が感染症を予防することや，食中毒を防ぐため食品の消費期限や保存方法を守ること，不良姿勢が脊椎の変形を来すことなど，生活習慣・生活行動が個人の身体機能に影響を及ぼすことについては常識的に知っている．例えば，細かい作業の連続による眼の疲れ，同一姿勢の持続による肩こり・腰痛，声帯の使い過ぎによる嗄声，食べ過

特定健康診査 メタボリックシンドローム（内臓脂肪症候群）に着目した健診．年1回受診

基本的な健診項目

- 質問票（服薬歴，喫煙歴等）
- 身体計測（身長，体重，BMI，腹囲）
- 血圧測定
- 理学的検査（身体診察）
- 検尿（尿糖，尿タンパク）
- 血液検査〔脂質：中性脂肪，HDLコレステロール，LDLコレステロール，中性脂肪が400mg/dL以上または食後採血の場合，LDLコレステロールに代えてNon-HDLコレステロールの測定でも可．血糖：空腹時血糖またHbA1c，やむを得ない場合は随時血糖．肝機能：AST（GOT），ALT（GPT），γ-GTP〕

詳細な健診項目

*一定の基準の下，医師が必要と認めた場合に実施
- 心電図
- 眼底検査
- 貧血検査（赤血球，血色素量，ヘマトクリット値）
- 血清クレアチニン検査

3

身体機能の特徴と看護

特定保健指導対象者の選定

ステップ1 内臓脂肪蓄積に着目してリスクを判定

(1) 腹囲 男性≧85cm，女性≧90cm
(2) 腹囲 男性<85cm，女性<90cm かつ BMI≧25

ステップ2

①血圧：a. 収縮期血圧130mmHg以上 または
　　　　b. 拡張期血圧85mmHg以上
②脂質：a. 中性脂肪150mg/dL以上 または
　　　　b. HDLコレステロール40mg/dL未満
③血糖：a. 空腹時血糖（やむを得ない場合は随時血糖）100mg/dL以上 または
　　　　b. HbA1c（NGSP）の場合5.6%以上
④質問票：喫煙歴あり（①〜③のリスクが1個以上の場合のみカウント）
⑤質問票：①，②または③の治療に係る薬剤を服用している

ステップ3 ステップ1，2から保健指導対象者をグループ分け

腹囲	追加リスク ①血圧 ②脂質 ③血糖		④喫煙歴	支援方法 40〜64歳	65〜74歳
(1) 男性≧85cm 女性≧90cm	2個以上該当			積極的支援	
	1個該当	あり			
		なし			動機づけ支援
(2) 上記以外で BMI≧25	3個該当			積極的支援	
	2個該当	あり			
		なし			動機づけ支援
	1個該当				

ステップ4

*服薬治療中の者は特定保健指導の対象としない．医療機関での治療が優先．
*前期高齢者（65〜74歳）については，積極的支援の対象となった場合でも動機づけ支援とする．

特定保健指導

特定健康診査の結果から，生活習慣病の発症リスクが高く，生活習慣の改善による生活習慣病の予防効果が多く期待できる者に対して，生活習慣を見直すサポートをする．

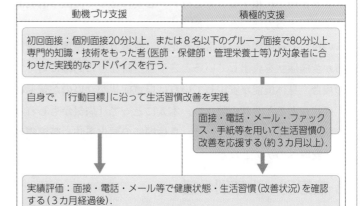

動機づけ支援	積極的支援

初回面接：個別面接20分以上，または8名以下のグループ面接で80分以上．専門的知識・技術をもった者（医師・保健師・管理栄養士等）が対象者に合わせた実践的なアドバイスを行う．

自身で，「行動目標」に沿って生活習慣改善を実践

面接・電話・メール・ファックス・手紙等を用いて生活習慣の改善を応援する（約3カ月以上）．

実績評価：面接・電話・メール等で健康状態・生活習慣（改善状況）を確認する（3カ月経過後）．

図3-8　特定健康診査，特定保健指導の流れ

ぎによる胃もたれなどの身体症状については自分なりに分析し，対応している（**セルフケア行動**）．

しかし，壮年期以降に発症する生活習慣病，職業生活に由来する職業性疾病やメンタルヘルスについての知識は，十分に普及しているとはいえない．さらに，外来看護師による療養指導や訪問看護師による在宅看護は，生活習慣や生活行動の変更が明確に必要な人への看護にとどまっており，行政で働く保健師による健康相談を住民の誰もが受けられることはあまり知られていない．つまり，看護職が生活習慣や生活行動と身体機能の変調との関連について支援できる職種であることが，十分には知られていない状況である．これらに関する**患者教育**，**健康教育**，**セルフケア教育**は，看護職側から働きかけていくことが重要といえよう．

4 身体機能の変化に着目した看護

ここでは，成人の身体機能の変化に合わせた看護方法として，これまでの看護学の中で用いられてきた，①症状別看護，②疾患別・治療別看護，③健康レベル・経過別看護，④機能障害別看護という考え方を紹介する．

➡ 成人看護学の学修内容の構成の多様性については，序章p.16参照．

1 症状別看護（対症看護）

症状別看護は，**対症看護**とも呼ばれる．症状（symptom）のうち，患者自身が気づき，自覚症状として表現しやすいものや放置すると重篤な状態になりやすい症状を中心に，その症状がどのような身体機能の異常によって起こってくるか，どんな疾患が考えられるかが，病態と合わせて医学的に整理されている．症状別看護は，その症状の病態に関する知識体系を手がかりに，患者に起きている身体機能の変調を推論することによって，医師の診断・治療が必要か，しばらく様子をみても悪化しないかなどを判断し，身体機能悪化を予防するケアや苦痛を緩和するケアを行い，必要に応じて，医学的判断が受けられるように支援する方法である（**図3-9**）．

この視点で身体機能の異常を査定し，看護方法を整理して習得しておくと，患者が苦痛症状を表出しているときや急変時などに的確に対応できる．特に成人の場合，身体機能が安定していれば自覚症状がないのが普通の状態であるため，症状があるとそれが際立つ．本人にとって「病気かもしれない」と疑わせる症状に迅速に対応することは，**身体機能の悪化予防**や**苦痛緩和**だけでなく，**心理的安寧**へのケアとなる．

2 疾患別・治療別看護

疾患別・治療別看護は，医師が診断する**疾患名**と医師が妥当と判断し実施する**治療法**（薬物療法・手術療法・放射線療法など）について，医師が準拠して

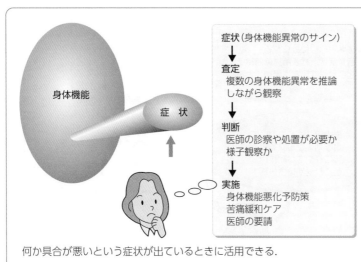

●整理しておくとよい症状
呼吸困難, 息切れ, 咳嗽
発熱, 倦怠感, めまい
悪心・嘔吐, 食欲不振
便秘, 下痢, 腹部膨満感
痛み(頭痛, 腹痛, 胸痛, 急性痛,
慢性痛, 表在痛, 深部痛)
かゆみ, しびれ, 知覚麻痺, 運動麻痺
動悸, 血圧低下
浮腫(全身性, 局所性)
不眠, 意識障害, けいれん

症状(身体機能異常のサイン)

査定
複数の身体機能異常を推論
しながら観察

判断
医師の診察や処置が必要か
様子観察か

実施
身体機能悪化予防策
苦痛緩和ケア
医師の要請

何か具合が悪いという症状が出ているときに活用できる.

図3-9　症状別看護の考え方

いる臨床医学の知識を直接応用する. 各臨床医学(消化器内科学, 心臓血管外科学, 整形外科学, 脳神経内科学等, ➡p.71 表3-4 参照)が, 疾患の進行や治療法によって身体機能に生じる変化を明らかにしており, それに基づいて患者の状態を観察し, 異常を早期に発見し, 医師と連携して健康状態の改善を図る方法である(図3-10, 表3-6).

　例えば, 胃癌の場合には, 疾患由来の身体機能変化として, がんの浸潤と転移によっては腹膜にまでがん性の炎症が起こりイレウス状態になることが考えられ, 病期(stage)が進行していると診断されているなら, 胃の機能にのみ着眼するのではなく, 排便障害はないかなどを観察する必要があることがわかる. また, 早期胃癌で自覚症状がなく発見されても, がんという疾病の病理学的特徴から, いずれ進行することがわかっており, 胃切除術という手術療法が勧められる. 胃全摘出術を受けた場合は, 正常な胃に備わっている貯蔵機能が失われるため, 手術創が治癒し全身状態が回復しても, 小胃症状*が生じることがわかっている. そこで, 手術の準備期から, 小さくなる胃に合わせた食生活の変更に対応できるような患者教育を看護として行っていく必要がある.

　さらに, 疾患別・治療別に, 患者が経験しやすい生活変化が看護研究によって明らかにされている. 例えば, 胃癌で手術を受ける患者には壮年期の患者が多く, 職場や家庭での役割が大きいが, それにもかかわらず入院し, 一時的にせよ今まで自分自身で判断し行動していた生活が, 一変して医師や看護師の管理下に置かれることになるため, ストレスや不安が大きいといわれている.

　このように, 疾患別・治療別に看護方法を整理しておくと, 特に診断名が特定され, 治療方針が決まっている外来, 入院患者の看護(**臨床看護**)を計画的に実施することができる. 実際, この類別による**標準看護計画**や**クリニカルパス**(クリティカルパス, 入院計画)を常備している病院が多く, 疾患に由来す

plus α
がんと癌

本書では, ひらがなの「がん」は, 「がん対策基本法」「がんセンター」など決まった名称のほか, 悪性腫瘍全般(上皮性腫瘍, 肉腫, 白血病・悪性リンパ腫などを含む)を表す際に使用し, 漢字の「癌」は, そのうち上皮性細胞から発生した悪性腫瘍(胃癌, 乳癌, 大腸癌など)を限定して表す際に使っている. また, ひらがなで表記した場合, その言葉のもつ意味の重要さを考えて使用することも大切である. 例えば「がん看護」という場合は, 患者自身の文化的背景や価値観を十分に理解して, がんの看護を行う必要があるといった意味が込められている.

用語解説*
小胃症状

胃切除後に生じる食後の膨満感や腹痛, 嘔吐など. 胃の容積が減少するために起こる.

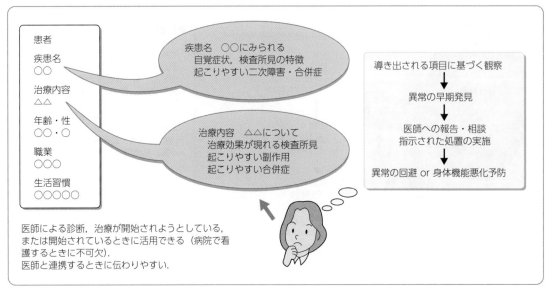

図3-10　疾患別・治療別看護の考え方

表3-6　疾患別・治療別看護

<table>
<tr><th colspan="2">疾患別看護</th><th>治療別看護</th></tr>
<tr><td rowspan="12">系統別疾患</td><td>脳神経系疾患患者の看護</td><td>薬物療法を受ける患者の看護</td></tr>
<tr><td>消化器疾患患者の看護</td><td>放射線療法を受ける患者の看護</td></tr>
<tr><td>呼吸器疾患患者の看護</td><td>手術療法を受ける患者の看護</td></tr>
<tr><td>循環器疾患患者の看護</td><td>食事療法を受ける患者の看護</td></tr>
<tr><td>血液・造血器疾患患者の看護</td><td>運動療法を受ける患者の看護</td></tr>
<tr><td>内分泌・代謝疾患患者の看護</td><td>輸血を受ける患者の看護</td></tr>
<tr><td>免疫疾患患者の看護</td><td>酸素療法を受ける患者の看護</td></tr>
<tr><td>腎・泌尿器疾患患者の看護</td><td>リハビリテーションを受ける患者の看護</td></tr>
<tr><td>生殖器疾患患者の看護</td><td>化学療法を受ける患者の看護</td></tr>
<tr><td>運動器疾患患者の看護</td><td>透析治療を受ける患者の看護</td></tr>
<tr><td>皮膚疾患患者の看護</td><td></td></tr>
<tr><td>感覚器疾患患者の看護</td><td></td></tr>
<tr><td rowspan="7">特徴的疾患</td><td>がん患者の看護（がん看護）</td><td></td></tr>
<tr><td>糖尿病患者の看護（糖尿病看護）</td><td></td></tr>
<tr><td>難病患者の看護</td><td></td></tr>
<tr><td>脳卒中患者の看護</td><td></td></tr>
<tr><td>心筋梗塞患者の看護</td><td></td></tr>
<tr><td>脊髄損傷患者の看護</td><td></td></tr>
<tr><td>膠原病患者の看護</td><td></td></tr>
</table>

る合併症や，治療に伴う副作用や合併症などの身体機能の変調を早期に発見し，対応する取り組みが行われている．また，たいていの診療科の医師が疾患別・治療別に身体機能の異常に注視しているため，医師との連携も取りやすい．逆にこの方法は，まだ診断名も治療方針も明らかにされていない患者に対応するときには使いにくいという点もある．また，生物的に成熟した個体としての成人の身体的な特徴にばかり着眼してしまい，**生活者としての成人**の特性に関心が向かなくなるリスクもある．

3 健康レベル・経過別看護

　看護を必要とする状況では，医学的に疾患が診断されていない場合も多くある．そのような場合に，身体機能の安定している状態を健康レベルが高い，身体機能の低下した状態を健康レベルが低いととらえ，身体機能がどのように変化していくかという経過をある程度，推論・予測することができる．すなわち，人間の健康状態を**身体機能の安定性**と**時間的な経過**の2軸で身体機能の変化に合わせて看護を検討する方法を，**健康レベル・経過別看護**という（図3-11，表3-7）．

　人間の健康は，単に身体的側面のみならず心理的，社会的，また霊的（スピリチュアル・実存的）な側面も含めたものである．身体機能の低下という身体的側面の健康状態の変化は他の側面に影響し，他の側面の健康状態の悪化は身体機能を低下させる要因となる．この健康レベル・経過別看護は，健康という包括的な概念を，医学的指標に照らして身体機能の安定性で整理しようとした考え方といえる．そして，あらゆる疾病に共通する経過を，模式的に**急性期**，**回復期**（リハビリテーション期とするものもある），**慢性期**，**終末期**（ターミナル期とするものもある）の4期でとらえようとしている．

　現在，この視点に沿った看護学書や看護研究論文が複数公開されており，こ

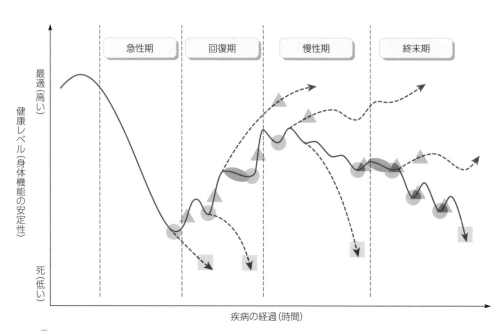

○はすべて急性期とみて関わることもできる　　▲はすべて回復期とみて関わることもできる

●はすべて慢性期とみて関わることもできる　　■はすべて終末期とみて関わることもできる

医学的診断がついていなくても，身体機能の変化に焦点を当てて看護の方向性を考えるときに活用できる．
本人の主観，健康観によっても健康レベルを考えることができる．

図3-11　健康レベルでとらえる疾病の経過

表3-7 健康レベル・経過別看護

健康レベル・経過	患者の特徴	看護の焦点
急性期	・身体機能の急激な低下により生命の危機に陥りやすい. ・生命維持のための恒常性のバランスが失われやすく,苦痛症状も強く現れる. ・急性疾患や外傷,手術など強いストレスによって引き起こされ,心理的にも社会的にも危機に陥りやすい.	身体機能の悪化の早期発見と回復の促進,心理・社会的危機の回避,日常生活行動の支援,社会的支持が必要となる.
回復期	・身体機能の回復傾向は明らかであるが,なんらかの機能障害が残るリスクがある. ・機能回復への不安や機能障害の受容困難に陥りやすい. ・運動機能・脳機能・呼吸機能・循環機能障害などでは医学的リハビリテーションが必要になる. ・機能障害の程度によって生活の再構築も必要となる.	身体機能回復の促進と機能障害拡大の予防,残存機能の活用,生活行動の自立支援,障害受容の支援,社会的支持の獲得支援が必要となる.
慢性期	・身体機能の増悪と寛解を繰り返し,長期間にわたり疾病の医学的管理が必要となる. ・「病」の慢性性(chronicity)と見通しの不確かさを抱えている. ・生活の調整を必要とするが,それが心理的ストレスとなり,治療の中断などによる急激な身体機能悪化のリスクがある. ・徐々に進行する慢性疾患や,再発の恐れのある疾患の場合に重要となる.	症状やサインに着眼した身体機能悪化予防と回復の促進,症状を自己コントロールするための教育的支援,疾病受容の支援,社会的支持の維持支援が必要となる.
終末期	・身体機能の悪化から死が避けられないことが明らかとなっており,苦痛症状が次第に増え,生活行動の自立も困難になっていくことが見通せる. ・あらゆる疾病の進行した状態であり,死期が迫っていることを認知できる場合,死の受容の苦痛が大きくなる. ・健康状態によっては,身体機能悪化予防の治療(cure)が苦痛の緩和方法(care)と対立することがあり,患者本人のQOLを最優先する選択が重要となる.	身体機能を可能な限り良好な状態に維持すること.苦痛の緩和,生活行動の維持,死の受容過程への心理的支援,本人の死がもたらす社会的影響を考慮した社会関係の調整が必要になる.

の視点を活用すれば,患者の身体機能の変化に合わせた看護方法を検討することができる.ただ,実際の患者の看護においては,急性期の状態で終末期の状態とみなしてよいか判断が動いたり,慢性期の状態とみていたが急性期の状態ととらえることが必要になったり,医学的には疾病の状態が終末期であっても,本人の身体機能の安定性への主観からは回復期の状態とみなして関わるほうが,より患者のQOL(quality of life)を支えることにつながるといったことが起こる.例えば,慢性腎臓病が進行した腎不全は,医学的な病期では末期であり,そのまま終末期となる場合がある.しかし,透析を開始すると尿毒症症状が消え,腎機能は回復しないが身体機能全体は回復し,回復期の看護を提供することが必要といった場合である.この点が使いにくいところではあるが,医学的にも急性期治療,慢性期治療,回復期治療,終末期治療といった議論があり,全人的に人間の健康をとらえようとし,治療と看護の両面から患者を支えようとする視点を共有しやすいといえる.

近年,病院の機能分化により,急性期病床のみならず多くの病院における入院中の看護は急性期看護が中心になっており,回復期や慢性期の看護は外来看護,回復期リハビリテーション病棟や長期療養施設で行われる.さらに,終末期看護は入院病棟でも行われるが,介護福祉施設や在宅ケアでの看取りケアにシフトしつつある.したがって,どのような場であっても,患者や療養者と関

わる際には，急性期，回復期，慢性期，終末期の経過を推論し，複数施設の看護職や多職種と連携する視点がより重要になっているといえよう．

4 機能障害別看護

症状別看護，疾患別・治療別看護，健康レベル・経過別看護のいずれも，臨床医学研究によって蓄積された，身体機能に関する知識体系を応用するものである．しかし，**機能障害別看護**は，臨床医学によってどのような疾病であるかが特定されない状態でも看護学的に患者の身体機能を判断し，対応できるようにする見方である．この考え方は，そもそも成人の身体機能は安定しており，それが正常であるとし，正常な状態であるはずの身体機能と，目の前にいる患者に観察される身体機能を比較し，異常かどうかを看護師独自で判断できるという前提に立っている．そして，その異常が医学的な診断や治療が必要な状態だと考えれば，医師に報告・相談し，障害されている身体機能を補うケアを行い，身体機能の悪化を予防するケアを行う（図3-12）．

この方法を用いて看護を行えるようになるためには，正常な身体機能に関する知識とそれをアセスメントできる確かな技術，すなわち**フィジカルアセスメント**あるいは**ヘルスアセスメント**といった技術が必要となる．この技術を十分に訓練すると活用範囲が広く，医師不在の状況でも積極的に身体機能に応じた看護を行うことが可能になる．訪問看護，学校保健，福祉施設など，医師不在の状況で健康状態をアセスメントする際に有用である．しかし，医師による医学的診断と治療が必要な状況であっても，それに気づけないというリスクがあることを十分に認識しておく必要がある．

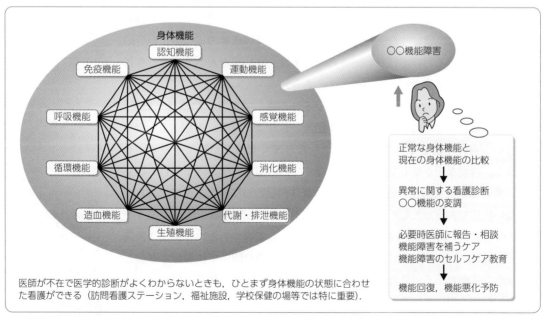

医師が不在で医学的診断がよくわからないときも，ひとまず身体機能の状態に合わせた看護ができる（訪問看護ステーション，福祉施設，学校保健の場等では特に重要）．

図3-12　機能障害別看護の考え方

症状別看護や疾患別・治療別看護が，病院看護を中心とした看護学教育の歴史の中で長く応用されてきたのに比べ，機能障害別看護の考え方は歴史が浅い．したがって，実際の臨床看護において機能障害別看護だけでなく，症状別看護，疾患別・治療別看護によって示されている知識と技術を意図的に収集し，活用することが不可欠である．

5 個人の身体機能を理解する方法

　これまで述べてきたように，成人は身体機能の安定性を基盤として生活しており，何らかの身体機能の変調があるときに看護を必要とする．そのとき，その成人の身体機能を把握するには，生物として成熟した個体であるという観点から，部位別，臓器別，系統別，生活行動別にとらえられることを示した．また，そこで把握された身体機能の変調は，加齢による影響，疾患や外傷による影響，生活習慣や生活行動による影響という視点から分析できると述べた．さらに，その身体機能に合わせた看護を実践していくには，症状別看護，疾患別・治療別看護，健康レベル・経過別看護，機能障害別看護の視点で整理された看護問題と看護方法に関する知識が活用できることを概説した．

　しかし，ここで最も重要なことを指摘しておきたい．

　身体機能を理解する上では，**生物医学モデル**を応用することが重要である．特にこのモデルは，個人の社会的地位や国籍，居住地，言語など社会文化的な違いを越えて，同じ生物として人間を理解できる地球規模の普遍的な視点であり，**基本的人権**を守るという観点からも非常に有益である．しかも，現在の日本ではこの見方が普及しつつある．しかし，看護学や医学，薬学，スポーツ科学，栄養学などの保健医療や健康関連分野で，人間の身体機能について学習した成人でない限り，常に生物医学モデルに基づいた身体機能の視点で，自分の身体をとらえているわけではない．さらに言えば，身体機能という見方で身体をとらえることに価値を置かないことさえある．

　例えば，子宮や乳房は「はら（胎）」や「ちぶさ」であり，陰茎は「男根」であって，女や男であることの**シンボル臓器**ともなっている．また，力士なら太っている身体が重要であるし，ランナーなら速く走る足が特に重要であろう．また，特別な何かをしている人ではなくても，美しいまつげやかわいいえくぼ，長い指が大切だということもある．身体機能としてみた場合に，何ら支障のない状態であったとしても，人によって，**身体のもつ意味や価値**は違っている．さらに，「身体が続く限り働く」「身を粉にして働く」というような言動と，「身体によくないからたばこをやめる」「身体の声を聞いて休息をとる」というような言動がある．これを比較してみると，前者よりも後者のほうが身体のケアに価値を置いていることがわかる．

　このように，人が身体をどのようにとらえるかについての研究は，**ボディー**

イメージ（**身体像**）という概念で論じられている.

　歴史の中では，ある人の身体が王として永遠に保てるように扱われているときに，ある人の身体は奴隷として乱暴に扱われていたり，人体実験が行われていたりした．また，農耕生産が主な社会では，それに適した運動機能をもつ身体が望まれるし，知的生産が主な社会では，飛び抜けた認知機能をもつ身体が重視されるだろう．現在の日本では，在宅酸素療法や透析療法などのライフテクノロジーの発達が，機能の低下した身体にも生活しやすい状況をつくりだしている一方で，とりわけ成人には，生活習慣病を予防し，生産的に活動できる身体を保つことが求められている．このような指摘は，社会学や生命倫理学などで研究されており，身体がどのように扱われるか，どのような身体が望ましいとされるかには，人間集団である社会のありようが反映される[8].

　すべての成人にとって，自分の身体はたった一つしかない肉体であり，周囲の人にとっても，見て，触れて確かめることのできる固有のかけがえのない存在である．けれども，一人ひとりの成人において身体のとらえ方，扱い方には多様性があり，首尾一貫していることもあれば，時々によって揺れたりもする．また，周囲の人々と互いに影響し合っている．目の前の成人，その人，個人にとって，自分の身体機能がどのように感じられているか，また，受け止められているかは，他者である看護職とは一致していないということである.

　したがって，一人ひとりの成人の身体機能を理解していく上で，その人が自分の身体にどのような価値を置いて，どのように扱おうとしているのかに注意を払うことを忘れてはならない．それが，「その人」を唯一かけがえのない個人として尊重することだからである.

　以上を踏まえ，一人の個人である成人に看護を提供する目的をもって，その個人の身体機能をアセスメントする方法を，ヘルスアセスメントの視点を参考に整理した試案を **表3-8** に示す.

表3-8　成人の身体機能のアセスメント視点

項　目	情報収集方法と例
生命徴候（vital signs）	呼吸，循環，体温，意識レベル
本人の問題意識，自覚，違和感の変化	**開いた質問**：「どんな感じがしますか」「いつもと違っているのはどんなことですか」「どこか具合が悪いですか」「どんなふうに気になりますか」「お加減はいかがですか」 **閉じた質問**：「いつ感じますか」「何をするときに困りますか」「何が問題ですか」「何かできなくなったことがありますか」「さっきと比べてよくなっているようですか」「調子がよくなったと感じますか」「できるようになりましたか」 **自覚症状の確認**：痛み，かゆみ，しびれ，呼吸困難，息切れ，発熱，倦怠感など
部位別の正常と異常	**頭の先から足の爪の先までの外観の観察**：あらゆる部位の静止した状態と動かしてもらった状態 **視診**：大きさ，色（発赤，チアノーゼ，黄疸など），形（発疹，陥没，隆起，腫脹，浮腫，びらんなど），部位の位置（左右対称性），可動性（動作，反射，麻痺など），分泌物（出血，滲出液など） **触診**：硬さ，拍動，温度，知覚（圧痛，知覚鈍麻など） **打診**：打診音，打診時の痛み，強度 **聴診**：腸蠕動音，呼吸音

臓器別の正常と異常	臓器の正常性を示す検査結果（X線，CT，MRI，血液検査ほか） 医師による診察結果
機能障害の有無	機能障害の程度を示す検査結果（呼吸機能検査，脳波，心電図，筋電図，神経知覚テストほか） 医師による診察結果
生活行動・生活習慣上の支障の有無	現在から過去or今後のライフサイクル（24時間，1週間，数カ月，数年）とその中での支障の有無 本人の生活スケジュール（本日，1週間，数カ月，数年）とその中での支障の有無 本人の生活習慣（食習慣，排泄習慣，運動習慣，睡眠習慣，清潔習慣など）とその中での支障の有無
同年齢に多い身体機能の変調の有無	加齢による生理的変化の程度（身長，体重，血圧，骨密度，視力，聴力ほかの疫学調査結果との比較）
疾患・外傷に特有の症状の悪化と回復	診断名によくみられる自覚症状，他覚所見，検査結果，医師による診察結果
治療に特有の合併症の出現の有無	治療法に伴って起こりうる合併症の自覚症状，他覚所見，検査結果，医師による診察結果
健康レベル・経過の特徴の把握	急性の悪化か，回復に向かっているか，増悪と寛解を繰り返しているか，次第に弱っているかなど

■ 引用・参考文献

1) 的場智子．"病者と患者"．医療社会学を学ぶ人のために．進藤雄三ほか編．世界思想社，1999，p.22-39．

2) 薄井坦子．看護のための人間論：ナースが視る人体．講談社，1987．

3) 菱沼典子．看護形態機能学：生活行動からみるからだ．日本看護協会出版会，1997．

4) 小板橋喜久代編著．カラーアトラス からだの構造と機能：日常生活行動を支える身体システム．学研メディカル秀潤社，2001．

5) 黒田浩一郎編．医療社会学のフロンティア：現代医療と社会．世界思想社，2001．

6) 佐藤純一．"医学"．医療社会学を学ぶ人のために．進藤雄三ほか編．世界思想社，1999，p.2-21．

7) 薄井坦子．看護のための疾病論：ナースが視る病気．講談社，1994．

8) 市野川容孝．身体／生命．岩波書店，2000，（思考のフロンティア）．

9) 柄本三代子．健康の語られ方．青弓社，2002．

10) メアリー・A・マテソンほか．身体的変化とケア．石塚百合子ほか訳．医学書院，1993，（看護診断に基づく老人看護学，2）．

11) 日本老年医学会編．改訂版 老年医学テキスト．メジカルビュー社，2002．

12) 福井次矢編．EBM診療ガイドライン解説集．からだの科学増刊，2003．

13) 北村聖ほか編．急性期・慢性期のフォローアップ検査ガイド．医学書院，2003．

14) 山崎喜比古ほか編．生き方としての健康科学．有信堂高文社，1999．

15) 金子仁子ほか編．成人地域看護活動．第2版，医学書院，2000，（地域看護学講座，7）．

16) 河野康徳ほか．生活環境論．第2版，木村哲彦監修．医歯薬出版，1992．

17) Geoffrey Rose．予防医学のストラテジー：生活習慣病対策と健康増進．曽田研二ほか監訳．水嶋春朔ほか訳．医学書院，1998．

18) 園田恭一ほか編．保健社会学Ⅱ 健康教育・保健行動．有信堂高文社，1993．

19) 日本健康心理学会編．健康教育概論．実務教育出版，2003，（健康心理学基礎シリーズ，4）．

20) 上畑鉄之丞．過労死・過労自殺の労災認定と予防．からだの科学．2003，（230），p.46-50．

21) 足達淑子編．ライフスタイル療法：生活習慣改善のための行動療法．第2版，医歯薬出版，2003．

22) 和田攻編．産業保健マニュアル．第4版，南山堂，2001．

23) 大野良之ほか．生活習慣病予防マニュアル．第3版，南山堂，2002．

24) 食品流通情報センター．勤労者の暮らしと生活意識のデータ集2001．情報センターBOOKs，2000．

25) ゴーマン，W．ボディイメージ：心の目でみるからだと脳．村山久美子訳．誠信書房，1981．

26) ソルター，M．ボディイメージと看護．前川厚子訳．医学書院，1992．

27) 山田宗睦ほか．手は何のためにあるか．風人社，1990，（何のための知識シリーズ，3）．

28) 山田宗睦ほか．足は何のためにあるか．風人社，1992，（何のための知識シリーズ，5）．

29) 山田宗睦ほか．眼は何のためにあるか．風人社，1990，（何のための知識シリーズ，2）．

30) 山田宗睦ほか．耳は何のためにあるか．風人社，1989，（何のための知識シリーズ，1）．

31) 山崎喜比古．健康と医療の社会学．東京大学出版会，2001．

重要用語

身体機能	老化	疾患別・治療別看護
生物医学モデル	予防的保健行動	健康レベル・経過別看護
部位別看護	保健事業	機能障害別看護
臓器別看護	病気対処行動	シンボル臓器
系統別看護	衛生行政	ボディーイメージ（身体像）
生活行動	メタボリックシンドローム	
加齢	症状別看護（対症看護）	

◆ 学習参考文献

❶ 高木永子監修. 看護過程に沿った対症看護：病態生理と看護のポイント. 第5版, Gakken, 2018.
　症状に注目し，その症状に関連する身体機能等の基礎知識を解説した上で看護のポイントをまとめてあり，わかりやすい.

❷ 石川ふみよほか監修. 疾患別看護過程の展開. 第6版, Gakken, 2020.
　系統別に主要な疾患を取り上げ，その疾患の患者を受け持ったときに知っておくとよい基礎的な医学的知識をまとめた上で，標準的な看護計画を整理してある.

❸ 井上智子ほか編. 病期・病態・重症度からみた疾患別看護過程＋病態関連図. 第4版, 医学書院, 2020.
　本章で述べた疾患別看護をさらに発展させ，「疾患」を出発点として看護問題・看護診断を考えるプロセスと看護計画を整理している.

4 成人の生活を理解する視点と方法

学習目標

- 成人の日常生活の共通性を理解する.
- 成人の生活スタイルの多様性を理解する.
- 成人の生活とQOLを理解する.

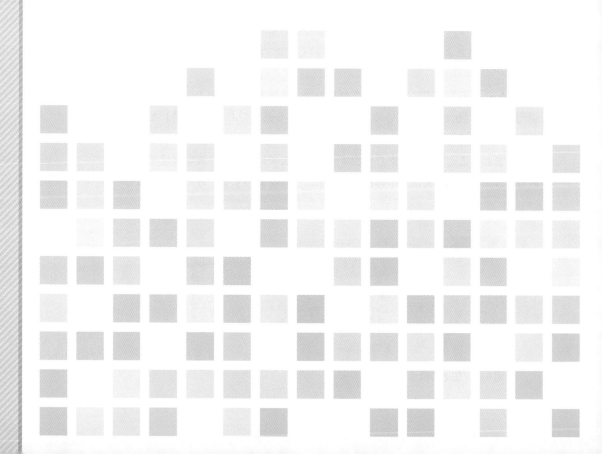

1 生活とは何か

　看護は，対象者の健康問題に関する生活援助を基本に成り立っている．看護の対象となるのは「ひと」であるとともに「生活者」であり，看護者は生活援助を行っていく上で，彼らの日常の生活について理解を深めておくことが極めて重要である．では，「生活」とは一体，何であろうか．「生活」という言葉は一般的用語でもあり，普段何気なく使っている言葉ではあるが，ここで，あらためて確認しておきたい．

　広辞苑では，生活とは「生存して活動すること．生きながらえること」とされ，看護学大辞典では，「生命の維持存続とそれを高めていく営み」「暮らしや生計」と定義されている[1]．これらから，生活とは「人が生存して活動し，生命を高めていく営み」ということができる．

　次に質的構造から生活をとらえると，二つの大きな概念を包含しているといえる[2]．質的向上はQOLに相当する．図4-1に生活の構造を示す．

　「a. 生きていく営み」は生命を維持していくための側面である．具体的には「労働」と「休息」で代表される生活の基本部分（**生物的側面**）である．生きていくためにはまず，労働により「衣・食・住」を確保しなければならない．また睡眠などの休息も，労働を支えるためには必須の項目である．この段階では，食事の目的は味や栄養よりも生きていくために空腹を満たすことに置かれ，同様に衣服は，流行や好みよりも肌を覆い暑さ寒さを防げればよいとされる．休息については，ともかく体を休めることがまず求められる．くたくたに疲れたときは，どんな場所でも眠れることがある．このように，人の生活の基本は質の高さよりも，まずは「生きていく」ために必要なことが優先される．

　次に，これらを基礎にして展開されるのは，生活を質的に向上させるための側面である．「b. 暮らしていく営み」に相当する部分であり，「労働」と「休息」の要素はそのまま存在するが，これらに質の高さが加わり，さらに他の要素が含まれることで幅の広がりが出てくる．ここでは人はより高い満足を得られるようになり，例えば食事の目的には単に生命を維持するだけのものではな

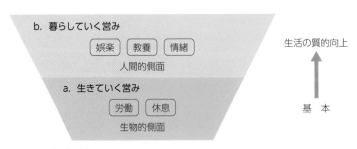

図4-1　生活の構造

く，おいしさ，栄養，見た目，雰囲気などが加味される．同様に労働では「衣・食・住」の確保のために行われるものから，「やりがい」「自分に合った仕事」などが考慮されるようになる．休息においても，よりよい睡眠のための寝具・寝室の工夫や，気分をゆったりさせるリラクセーション方法などが求められる．これらは生活の基本部分に「娯楽」「教養」「情緒」などで代表される知的・精神面が加味された，生活の**人間的側面**といえる[3]．

2 成人の生活の理解

1 多様性による生活への影響

　人は環境との相互作用において生活している．環境とは広辞苑によると，「周囲の事物．特に，人間または生物を取りまき，それと相互作用を及ぼし合うものとして見た外界」とされる．すなわち**生活環境**とは，人の生活における周囲の事物といえる．生活環境はその測定方法により，物理的環境，化学的環境，生物的環境といった自然環境と，人や社会といった社会環境に分けられ，これらが複合して生活環境を形作っている[4]．**表4-1**に生活環境の概要を示す．

1 物理的環境

　物理的環境とは気温，湿度，音，光，風などの自然現象を基本とし，空調や照明，騒音などの人的操作が可能なものも含む．

　天候が生活に影響した例として，2019（令和元）年12月〜2020（令和2）年2月にみられた高温がある．降雪量が極端に少なかったためスキー場などが開設できず，冬のレジャー関連の産業に収益減をもたらした．また，春になると雪がとけて稲作などに利用されるが，降雪量が少ない場合は水不足になる恐れもある．

　また，これほど極端な例ではなくもっと日常にみられる現象として，例えば湿度の生活への影響がある．梅雨の季節や浴室など湿度の高い環境ではカビが発生しやすく，逆に空気が乾燥すると部屋が埃（ほこり）っぽくなったり静電気が生じやすくなる．インフルエンザウイルスも湿度の低い環境では活発になり，冬場，人々の間で感染の広がりがみられることになる．

plus α
記録的な高温と少雪

2019年12月〜2020年2月は東・西日本を中心に記録的な高温，日本海側では極端な少雪だった．東・西日本の平均気温の平年差はそれぞれ＋2.2℃，＋2.0℃，1947年冬の統計開始以降最も高い記録を更新．北日本・東日本の日本海側の降雪量は平年比がそれぞれ44％，7％となり，1962年冬の統計開始以降最も少ない記録を更新した．日本付近への寒気の流入が弱く，地球温暖化の影響が重なったことが原因だと考えられている．ヨーロッパ，ロシア，北米南部などでも広い範囲で高温となった．

表4-1　さまざまな生活環境

環境区分		主な内容
自然環境	物理的環境	気温，湿度，降雨・雪，気圧，音，光，時間，放射線など
	化学的環境	空気，水，臭い（匂い），いろいろな化学物質など
	生物的環境	微生物，昆虫，動物，植物など
社会環境	文化・社会的環境	家屋，地域，習慣，政治，伝統，制度，宗教など
	人間的環境	家族，友人，近隣者，親族，学校や職場の人間など

光・明るさ・音と生活，特に睡眠との関係を考えてみると，明るかったり，騒音のあるところでは人は良好な睡眠を得にくい．これは入院環境を考える上でも考慮しなければならない事柄である．例えば病状が不安定なときには，夜間も観察や処置のために明かりをつけていたり，さまざまな音が聞こえたりすることが多い．このような環境では，夜間に十分な睡眠をとることができなくなり，時間的感覚も乱れ，「せん妄*」を呈することもある．

2 化学的環境

化学的環境とは，空気や水，さまざまな化学物質などの性質や反応に関連する部分である．

空気中にはいろいろな物質が存在しているが，人にとって有害な物質が含まれていることもある．近年，日本では深刻な大気汚染の発生はみられなくなってきているが，2013（平成25）年ごろより，中国で発生した深刻な大気汚染の原因物質の一つであるPM2.5*が大陸から日本に飛来し，人々の健康への影響が心配されている．有害物質の中には直接，人が感じとれないものもあるが，このような大気汚染によるものは，空気の汚れで周囲が霞んで見えたり，臭いにより人が感じとれるものである．

こういった「臭い」のほか，排泄物・腐敗物の臭いなどは人を不快にし，暮らしやすさへの影響は大きい．逆に，澄んだ空気や香料・花などの香り（匂い）は人を安心させたり，気持ちを落ち着けたりする効果がある．水についても同様に汚染の問題が議論されており，安全でおいしい水が求められている．2011（平成23）年3月11日に発生した東日本大震災では，福島第一原子力発電所からの放射能漏れが大気のみならず海水や地下水の汚染にまでつながっており，その影響は人々の生活全体に及んでいる．

3 生物的環境

生物的環境とは，人を除いた生き物すべてが織り成す環境である．

この分類では，微生物という肉眼では認識されないものから，動植物などの肉眼で容易に認識されるものまでを含んでいる．これらの生活への影響は多岐にわたり，例えば細菌やウイルスはコレラ，肝炎などさまざまな病気の原因となり，また，BSE*（bovine spongiform encephalopathy：牛海綿状脳症）の「牛」が病気の原因になったり，鳥インフルエンザにみられる「鳥」が感症の媒介になったりするなど，人の健康に害を与えるものがある．一方，アルコールやチーズなどの生成に欠かせない発酵菌の働きは食生活を豊かにしたり，ペットとして飼われる動物や観賞用の植物など，人の生活に潤いを与えたりするものもある．

4 文化・社会的環境

文化・社会的環境とは政治，法律，経済，習慣，伝統，価値観，言語，家屋など多岐にわたり，これらは複雑に絡み合っている．わかりやすい例として，ここでは最も身近なものである「住環境」を取り上げて説明する．住む場所，

家によって生活は大きく異なる.

　例えば，東北地方で稲作をしている人は春から秋にかけては農作業で忙しいが，稲の収穫後の冬は時間的余裕ができる．この間を利用して家から離れ，山間の温泉地に夫婦や友達同士で数週間も湯治をする習慣もみられる．また，居宅は広い敷地に部屋の多い大きな家が多く，生活空間はゆったりとしている．しかし，買い物には車を使わねばならないなどの不便さがあり，生活のしきたりは伝統を重んじ，個人の自由が制限されることもある．これに対して都市に住む会社勤務の人では，自然相手の仕事ではないため季節によって仕事量が大きく異なることは一般にはあまりなく，温泉に行くにも休暇を利用してせいぜい数日程度となる．また，都市部は土地が高いため住まいもアパートやマンションなどで生活空間は狭くなる．しかし，買い物などは便利であり，他人からの生活への干渉が少なく，個人の自由がきく環境である．

　人の生活はこういった環境の違いによっても全く異なる展開を示し，大きく影響を受けていることがわかる．

5 人間的環境

　人間的環境とは，周囲の人との関係の有り様や相互の影響のことである．

　人も環境の一つである．人同士の間で生じる関係や交流，感情のやりとりなどは，その人の考え方・行動・感情などと相互に影響し，また相手への態度や気持ちの表し方を形作らせていく．「この人にはこういう態度をとる」，あるいは「この人といるとこういう気持ちを抱く」ということがある．その端的な例が，生まれた子どもと親との関係である．子どもにとってその親，養育者との日常のやりとりは，成長していく子の性格や考え方，生活習慣などを決めていく大きな要因となる．

　以上のような環境もそれぞれで作用し合っており，その様相は複雑である．人はこれらさまざまな環境と相互に作用しながら生活しており，その人が「どのような環境下」にあり，それに対して「どのように反応している」のかは，対象理解の上で重要である．

2 生活の場

　ここで，あなたが仮に階段で転倒して下肢を骨折し，手術のために入院しなければならなくなった場面を想像してみよう．そのとき，まず何を考えるか？「手術後は痛いだろうか？」といった治療についての不安は当然，抱くものとして，その次に浮かんでくる事柄は，例えばこんなものになるだろうか.「明日から期末試験だけど，受験できなくなったら留年になっちゃうのかな」「コンビニのアルバイトを休まなくてはならない．人手がないので迷惑をかけてしまうな」「来週から両親が海外旅行に出かける予定だけど，私のけがで行けなくなってしまうだろうか？　留守の間，犬の散歩をする人がいない．誰に頼も

う」などなど，思いつくことは人によってさまざまであろうが，これらはすべて，入院によって影響が生じるその人の「生活」，あるいは「**生活の場**」を反映している（図4-2）．個人の生活が展開される生活の場は一つではなく，複数の場があることがわかる．

　生活の場の構造について整理しながら見てみる（図4-3）．まず，多くの成人にとっては，時間的拘束の大きい職業生活（25～59歳の男性の約90％，同じく女性の約80％が就労している）[5]が成人の役割として重要であり，質的・量的に生活全体のかなりの比重を占めている（ここでいう「職業」とは，その行為によって収入を得られるものを意味する）．一方で，学業に従事する「学生」という立場もある．学生といっても，最近は主婦や退職後の人が改めて大学で勉強する場合もみられ，年齢や立場の幅は広がっている．

　これらの職業生活と学業生活を合わせて「公的生活」とするならば，もう一つに生活の私的な部分である「私的生活」という場が挙げられる．私的生活は，暮らしている地域との関連の中で展開される地域生活と，一人の人としての独立した要素の強い生活の場である個人生活に分かれる．この個人生活のうち，家族との関係の中で展開されるのが家庭生活といえる．なお，専業主婦の場合などの家事や介護労働は便宜上，家庭生活の場における活動ととらえる．

　また，これらの生活の場がバランスよく構成されていることが重要となる．すなわち，仕事（ワーク）と生活（ライフ）の調和である．これを**ワーク・ラ**

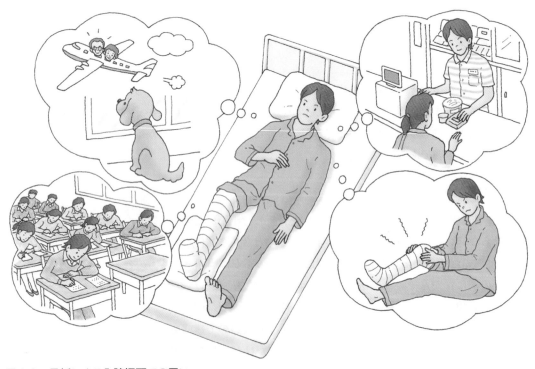

図4-2　骨折による入院場面での思い

イフ・バランス（work-life balance：WLB）という．この考え方を政策に生かした取り組みは，2007（平成19）年に政府，地方公共団体，産業界，労働界の合意により「ワーク・ライフ・バランス憲章」として示された．WLBの日本での取り組みのきっかけは少子化対策であったが，それ以降，子育てや家事などの家庭生活に限らず，趣味や地域活動などの個人生活，学習を含めた生活全般を含んできている．

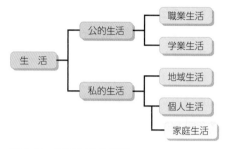

図4-3 **生活の場の構造**

　以上のように，「生活者としての成人の理解」のためには，一つの生活の場ではなく，これら複数の生活の場におけるそれぞれの役割を，総合的にとらえることが重要である．以下，それぞれの生活の場について説明を加える．

1 職業生活

　職業生活とは仕事に関わる生活時間，行動のことである．

　働くことの目的は大きく二つに分けられる．一つは「生きていくために必要な物質を購入するためのお金を得る」ためと，もう一つは「生きがいや社会的貢献を行う」ことといえる．この二つの面にどのように重きを置くかは，個人の考え方や能力，価値観，年齢，経済事情や時代背景などの環境によって異なる．

|1| 職業の多様性

　職業欄によくみられるのが「会社員」「公務員」「自営」などの表現であるが，これは所属状態を表しているにすぎず，これだけではその人がどういう仕事をどのように行っているのかは全くわからない．一般に「会社員」といえば，日中，事務所内で机に向かって書類を扱っている姿を想像しやすいが，実際には営業職で深夜の接待や休日出勤などの不規則な生活の中での仕事かもしれないし，工場などの現場で体力を使いながら夜勤も行っているかもしれない．これらはいずれも「会社員」であることに違いはないが，仕事の中身を理解するには「会社員」という分類だけでは幅が広すぎて適当ではない．

　果たして，職業の種類というのは一体どれほどあるのだろうか．「日本標準職業分類」（平成21年版）によると，大分類が12，中分類が74で，さらにこの下に小分類として具体的な職種分類があり，全体では数百にも上る．これらの職業が一つひとつ，仕事の内容や働き方まで異なるわけではないが，いかに種類が多いかがわかる．中学生向けの書物ではあるが『新13歳のハローワーク』には，一般によく知られていない職業についてもわかりやすい説明がなされており，参考になる[6]．

|2| 職務内容の多様性

　前述したように，職業の違いによって仕事に関連した生活がさまざまであることを理解するのも重要であるが，同じ職業でも仕事の中身や働き方は一様で

plus α

職業分類の大項目

①管理的職業
②専門的・技術的職業
③事務
④販売
⑤サービス職業
⑥保安職業
⑦農林漁業
⑧生産工程
⑨輸送・機械運転
⑩建設・採掘
⑪運搬・清掃・包装等
⑫分類不能

はないことが多い．職業名だけではその人の職業生活を把握するのは不十分であり，さらに詳細な情報が必要となる．また，フリーランスや芸術家のように組織に属さない働き方もある．

　ここでは，職務内容や職場での立場，つまり仕事の中身の違いと生活との関連について，二人の中学校教員（AさんとBさん）の場合を比較しながら説明する（表4-2）．

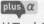

plus α
リモートワーク
remote work．職場から離れた場所で働くこと．2020年の新型コロナウイルス感染症の拡大に伴い，通勤等による人流を抑えるために，利用が増えた．

　Aさんは職場での時間的拘束が長く，不規則な生活になりやすい．職場では責任のある立場にあり，仕事内容も複雑で煩雑なものが多く，ゆっくりと休憩や休暇を取ることが難しい．通勤は片道1時間かかる．ストレスや疲労の重なる職業生活である．

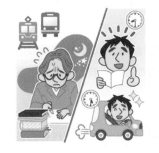

　Bさんは決まった時間の勤務で，1日を規則的に過ごしている．職場での立場も，若手ということで責任や仕事内容に過度な負担はなく，休日もゆっくりと休むことができている．Aさんに比べて疲労やストレスの少ない職業生活を送っているといえる．

　このように同じ中学校教員という職業でも，職場や，そこでの立場により働き方は一様ではない．職業名だけでその人の職業生活を想像してしまうと，大きなずれが生じる可能性があることがわかる．

表4-2　ともに中学校教員であるAさんとBさんの仕事の中身と生活の比較

	Aさん	Bさん
プロフィール	男性，40歳．既婚，子どもが1人いる．住宅街にある生徒数700人の公立中学校に勤務している．	男性，30歳．既婚，子どもはいない．地方の海辺の町にある生徒数270人の公立中学校に勤務している．
業務内容	担当教科は国語，1年生のクラス担任，クラブ活動（テニス）の顧問と生活委員会を担当している．職場では中堅であり，責任ある立場に立つことが多い．昨年，主任になった．	担当教科は英語，生徒数減少でクラス数も減り，今年は担任をもっておらず，クラブの顧問もしていない．美化委員会を担当している．職場では若手の立場で，責任の重い仕事をすることは少ない．
休憩	昼食は生徒と一緒に給食を食べるなど，仕事中に決まった形で「休憩」という時間はとりにくい．	クラス担任をしていないので比較的時間の余裕があり，昼食は妻が作った弁当をゆっくり職員室で食べる．
通勤	バスと電車で約1時間．	学校までは自宅から車で10分．
生活状況	朝は生徒が登校する前の8時に出勤し，夜はクラブ指導などで毎日20時ごろまで学校にいる．帰宅はだいたい21時で，それから夕食，入浴で就寝は23時ごろである．土日や長期休暇も，クラブ指導や生活指導で出勤することが多い．	朝は8時30分ごろまでに出勤し，帰りは17時30分には自宅に戻れることが多い．クラブの指導もしていないので，土日や長期休暇も自由がきく．
その他	一部の生徒の不登校，喫煙，万引き，暴力事件などの対応でも忙しい．生徒の多くが大学進学を希望しており，高校受験をめぐる指導でも時間を費やしている．	土地柄から生徒の非行などの問題も少なく，落ち着いている．生徒の多くは地元の商業高校か水産高校へ進学し，進路指導に苦労することは少ない．

ある人の職業生活を理解するためには，まず，詳しい職業名からおおよその仕事内容を把握し，次にその人の実際の業務に関わる情報を得て，より詳しい生活を把握していく．具体的には「1日の過ごし方」「1週間の過ごし方」「仕事の具体的内容」「職位（職場での立場）」「勤務時間・形態」「休暇・休憩時間」「通勤時間・方法」「賃金」「採用条件（常勤・パートなど）」「必要な能力」「ストレスのかかり方」などの情報が必要である．

　看護者はこのような仕事に関わる人の背景を知ることによって，その人の健康問題や療養上の問題を支援することが可能になる．

│3│仕事と健康

　仕事と健康の関連を考える際には，二つの見方がある．一つは，仕事そのものが健康に影響を与える場合である．例えば，放射線取り扱いの際の被曝事故や，プレス機械操作中に上肢を切断してしまうなど，危険な作業や作業環境に関連して生じた健康問題，また，不規則でストレスの多い職業生活を続けたことが脳梗塞などの生活習慣病の発症に関連してしまう例などである．もう一つは，疾病の治療を受けながら仕事を続けている場合であり，多くの場合，治療と仕事のバランスをどのようにとっていくかが難しい問題となる．以下，事例を通して，仕事と健康の問題を考えてみる．

　スーパーマーケットに勤務する女性，心筋梗塞で3週間の入院治療後，退院してからの生活状況についての例である．

事例

　Cさん，女性，48歳．3年前に離婚し，大学生，高校生の子どもの3人家族．10年前にスーパーマーケットでパート社員として働き始め，働きぶりが認められ5年前に正社員に登用．昨年から店長代理についていた．小売業のため勤務時間，休日は一定ではなく残業も多い．家事との両立は簡単ではないが，子どもたちの協力は得られている．ここ2，3年は売り上げが伸び悩んでおり，多忙であった．喫煙はしないが，飲酒は毎日缶ビール1本を飲んでいた．

　今回の入院で自宅療養を含めて1カ月間仕事を休んだが，これらは年次有給休暇を当てることができた．心筋梗塞の原因には不規則な生活や仕事のストレスも関係しているため，医師からは「できれば仕事を減らすように」と言われている．会社は今回の発病を考慮して役職をはずし，負担の少ない部署への配置転換も提案してきている．Cさんにとっては，店長代理にやりがいを感じてきており，また，これから子どもたちの教育資金が必要な時期で，提案を受け入れると給与も減り，せっかくここまで努力してやってきたことが報われないと，申し出を受け入れるか否か悩んでいる．しかし，今後，受診のたびに仕事を休まなくてはならないことや残業が多いこと，休日も一定していないこと，また，いつ心筋梗塞の再発作が起こるかもしれないという不安を抱えながら，店長代理の仕事は続けられないだろうとも考えている．

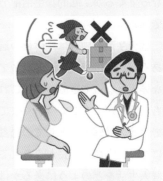

　心筋梗塞などの生活習慣病の治療には，規則的な生活，脂質・塩分・カロリー制限などの食事療法，定期的通院・服薬，運動療法などの治療が必要となる．これらの治療を仕事に支障なく確実に続けていくのは容易なことではな

い．また，Cさんの場合のように，雇用側が病気に理解を示し，配置転換を提案してくれる場合ばかりではない．「会社に病気のことがわかると暗に退職を迫られる」と病気を隠して仕事をしている人もいるし，最悪の場合，解雇されたり，周囲の人に迷惑がかかると自ら退職せざるをえなかったりする場合もある．

このように，職業や働き方は健康問題が起こったときに取りうる療養行動に影響する重要な事柄であり，仕事と健康との折り合いをどのようにつけていくのかは，難しい問題である．看護者が適切な支援を行うためには「治療が絶対的に優先されるべきである」という考え方に陥らないように，常に患者の職業的背景を踏まえて一緒に考えていく姿勢を忘れてはならない．そのためには看護者は成人の生活に目を向け，職務内容の多様性（➡ p.95参照）で述べた職業に関する情報に加えて，看護対象者の健康問題の考え方や仕事への影響について，詳しく情報を得ておくことが求められる．

2 学業生活

学業生活とは，さまざまな学校において学習に関わる生活時間，また，学習に関わる行動である．

かつては成人期の対象者が学生であることは，20代前半などごく一部の年齢層に限られることが多かったが，最近では生涯学習*という言葉があるように，年齢や経験もさまざまな人が学生になっていることが少なくない．授業を受ける方法も，夜間や休日利用，通信制など多様性がみられ，仕事をもつ人や家庭の主婦であっても学習が可能になっている．対象者の生活背景として，学生としてのその人の活動についても必要時，情報を得ておく．

3 個人生活

前述したAさんやCさんのような多忙な職業生活を送っている人にとっては，個人生活や家庭生活といった私的生活の比重は生活全体から見ると小さくなってくるが，私的な生活部分は生活全体にその人らしさや潤いを与えるものである．

個人生活の内容は，休日の過ごし方，趣味や娯楽，友人などとの交際などであるが，最近ではボランティア活動などの社会活動，ペットの飼育なども大きな要素となってきている．これらは家族をもつ人にとっては家庭生活の一部ともいえるが，ここではあくまで家庭生活と個人生活を分けてとらえ，個人生活ではその「個人」としての過ごし方に焦点を当てる．日本のように生活が豊かになり，寿命の延長がみられるなどの時間的・経済的余裕が生じるに従って，個人生活をどのように送るかは重要性を増してくる．

個人生活は，生活時間分類からとらえると**自由時間**に該当する．成人の自由時間は勤労者全体としては週休2日制，家庭内では家事の省力化による家事時間の減少などの理由から，増加傾向を示してきている．しかし，2021（令和3）年の調査では2016（平成28）年に比べてわずかに減少したものの，近年

用語解説*

生涯学習

自己の充実，啓発や生活の向上のために生涯を通じて主体的に学習すること．1990（平成2）年，生涯学習の振興のための施策の推進体制等の整備に関する法律（生涯学習振興法）が制定された．

では大きな変化はみられていない[7]．さらに壮年期半ばの女性にとっては，子育て後の生活をどのように送るか，母親としてではなく一人の人間として生きがいをどこに求めるのか，を考える必要が生じてくる．そのような女性のメンタルヘルスの問題として，40代後半〜50代にみられる空の巣症候群と呼ばれるものがある．それまで子育て，家事，夫の世話などで生活時間を忙しく過ごし，それらが生きがいでもあった人が，子どもの自立に伴って生きがいを失い，夫とのコミュニケーションも十分でないため，うつ状態に陥ってしまうことである．

これは，定年退職後の過ごし方を考えなくてはならない状況でも同じである．また，独身者にとっても，家族や組織の一員としてではなく「個人としての生活」をどのように送るかが，成人期における課題の一つとなる．

4 家庭生活

家庭とは「家族が共同生活を営んでいるところ」とされるが，「人」だけを指して「家族」と同義語に用いられていることもある[8]．また「家庭生活」とも同一に扱われることもあるが，ここでは**家庭生活**を「家庭という場における動的な活動」として，場としての「家庭」とは分けてとらえる．

一般的には，家庭生活は夫婦と親子の組み合わせを基本とした家族によって成立している．しかし，従来の家族形態の変貌が指摘されるなか，夫婦で別姓であったり（図4-4a），婚姻や血縁を根拠としない「家族」の多様性も議論されている[9]．ここでは，最も多くみられる男女の婚姻や血縁関係によって構成される家族形態を前提にして解説する．

|1| 家庭生活の機能

家族は社会の基本的な単位であり，それらによって営まれる家庭生活の意味は大きい．家庭生活の主な機能を表4-3に示す[10, 11]．家庭生活は，生活の中でのふれあいや心理的交流を通して夫婦や親子の情緒を育み，心理的安定をもたらし，特に夫婦間ではこれに加えて性的安定ももたらす．子どもは家庭の中で愛情を受けて育ち，しつけなどの教育もなされ，家族員の衣食住および，かぜなどの健康障害の際には，手当てとしてのヘルスケアの提供が行われる．これらの行為は，生活物資の消費と家事などの労働の生産につながっている．

ａ 家事・介護・育児の夫婦分担，家庭外委託

このような家庭の機能も，社会の変化とともに少しずつ変貌してきている．女性の社会進出に伴い，「夫婦で家事・育児を分担すべき」という考え方は，支持されてきた傾向にある（図4-4b）．さらに，これまで家庭内で主に女性が担ってきた「家事・介護・育児」を家庭で担うことが難しくなってきており，これらの役割を家庭外の機能に求めるようになる．一例を挙げれば，家事は代行業者へ依頼し，食事づくりは宅配食や持ち帰りの惣菜に変わる，介護は介護業者などへ委ねる，育児は保育施設などで行われる，といったように家庭の機能が変わりつつある．しかし一方で，これらの家庭機能の家庭外委託は，

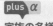

plus α

家族の多様性

婚姻届を出さずに夫婦として生活するケースや，同性愛のカップル，友人同士で共に生活しているケースなどがある．

	まったく賛成	どちらかといえば賛成	どちらかといえば反対	まったく反対	

a. 夫，妻とも同姓である必要なく，別姓であってもよい

まったく賛成	どちらかといえば賛成	どちらかといえば反対	まったく反対	(年)
12.9	33.1	37.5	16.5	(2003年)
10.5	32.2	40.5	16.8	(2008年)
10.1	31.4	41.2	17.3	(2013年)
14.1	36.4	37.1	12.4	(2018年)
19.2	41.8	29.9	9.1	(2022年)

b. 夫も家事や育児を平等に分担すべきだ

27.1	55.7	15.5	1.7
24.9	57.6	16.1	1.5
23.3	57.2	17.6	1.9
28.6	55.1	14.7	1.6
27.4	59.3	12.4	0.9

c. 年老いた親の介護は家族が担うべきだ

11.6	54.6	27.8	6.1
9.1	54.3	30.3	6.4
6.2	50.5	35.8	7.5
4.7	40.5	43.2	11.5
3.1	35.7	45.3	15.8

d. 高齢者への経済的援助は，公的機関より家族が行うべきだ

4.0	26.0	49.1	20.8
3.2	24.0	51.4	21.5
2.7	25.5	53.5	18.4
2.4	20.9	54.0	22.7
2.0	18.6	54.4	25.0

e. 自分たちを多少犠牲にしても子どものことを優先すべきだ

18.4	59.7	18.9	3.0
19.2	62.1	16.0	2.7
21.5	65.4	11.6	1.4
19.4	67.0	11.4	2.2
15.1	66.3	15.4	3.1

(%) 100 75 50 25 0 25 50 75 100

資料：国立社会保障・人口問題研究所「2022年社会保障・人口問題基本調査第7回全国家庭動向調査」より作成

図4-4　家族に関する規範意識

表4-3　家庭生活の機能

機能区分	内　容
情緒機能	愛情交換により家族員に潤いと精神的安定をもたらす
生殖・性行動機能	次の世代を生み，夫婦の性愛を維持安定させる
社会化機能	子どもへのしつけ，価値や知識・技術の伝承を行う
ヘルスケア機能	必要な衣食住と基本的なヘルスケアを提供する
経済機能	家事労働を含む労働力の生産と生活物資の消費を行う

利用方法を誤ると思わぬ問題も生じてくる．例えば食事のすべてが外食や持ち帰りの惣菜だと，子どもに料理という生活作業を経験する機会を与えられず，外食ばかりの場合は栄養バランスが悪くなる可能性もある．

　また，成人期にある人が病気や障害によってセルフケアが困難になり自宅で過ごすことになったとき，まず問題となるのは，「誰が患者の世話をするのか」「家族による介護はどこまで可能か」である．「子ども世代が老親の世話をする」という考え方は減ってきており，子ども世代に介護や財政的支援を求めることは難しくなってきている（図4-4c, d）．また，核家族が多くなったり，妻や嫁の仕事とされてきた介護などが，家庭内でできにくくなってきたりしている．外来看護計画や退院時計画などで看護者がこれら家庭機能の変化の視点

plus α

介護保険制度

高齢化が進行する中，核家族化の進展などにより家族の介護機能が弱まってきていることに対応した制度．市町村に申請し認定を受けると，さまざまなサービスを利用できる．

を失うと，看護の対象者が生活の場での療養を行うための現実的で有効な支援が難しくなる．

5 地域生活

地域生活を取り巻く環境はどのようなものであろうか．

地域，すなわち住んでいる場所での生活は，特に都市部においては働きに出ていない人と子どもの領域という面がある．働きに出ている成人にとっては居住地域での生活は**休息の場**の意味合いが強く，そこでの人間関係や環境についての関心は低い傾向にある．また，それまで維持してきた地域の自治会の活動や住民同士の助け合いの機能が，高齢化により低下したり，都市化により新たな住まいを求めて転居してきて地域を知らず近隣とのつながりのない住民も増えている．

しかし，高齢者を狙ったいわゆる「オレオレ詐欺」や，児童虐待など家庭内で起こる犯罪，空き家や環境汚染などの生活環境の問題，災害時の対応など，隣近所の住民が協力あるいは介入することで予防や改善ができる事柄が地域にはある．このように地域生活に関心をもち，住民同士で**助け合い**，**人と人とのつながり**から**信頼感**を生み出していくことは地域の資源，資本となる．これらを**ソーシャルキャピタル**（social capital：**社会関係資本**）といい，近年，この概念と健康との関係が重要視されている[3]．

➡ ソーシャルキャピタルは，5章2節p.115参照．

3 成人各期における生活の特徴

ここまで，生活の特徴について対象となる人の年代を限定せずに概観してきたが，以下では年代ごとに見ていく．なお，この中では青年期を20～30歳，壮年期を30～60歳前後，向老期を60～65歳前後とし，また学業生活については触れない内容とする．

1 職業生活の特徴

|1| 青年期

a 職業選択

青年期における発達課題の一つに職業選択がある．職業の選択は「これから自分がどのような仕事を行っていくのか」という意味のほかに，就いた職業によって生活が変わっていくことを意味する．それは起床時間，帰宅時間，休日のサイクルはもとより，服装・髪型に至るまでの日常生活のスタイルが決まってくるという意味もある．

例えば，看護職の特徴は交代制勤務があることや，爪を長く伸ばせないなど装いに制約が加わることなどである．それゆえ職業選択には慎重さも必要であるが，自分が就きたい職業にすべての者が就けるわけではなく，また「自分が何になりたいのか」さえわからない若者も少なくない．

b 職業人としての適応

いったん社会人となった場合でも，この時期の人が職場において果たす役割

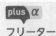

plus α
フリーター

フリーターとは，15～34歳（主婦と学生を除く）でパート，アルバイト（派遣等を含む）および働く意思のある無職のものを指す．あえて正規社員にはならずに多様な生き方を選んでいる者がみられる一方，正規雇用を希望していても就職先が見つからない者も含まれている．

や責任はそれほど大きくなく，やりがいや有能感を感じることは特に青年期初期では著明ではない．さらに，この時期は職業に必要な技能を訓練する期間ともなり，これらを通して社会人としての行動や職場での対人的行動，社会のしくみなどを学習していく．

また，職業人として行動するということは，学生のころのアルバイトなどとは違って社会の厳しさを感じることもあり，挫折感や無力感，職場への不満などを容易に抱きやすい傾向にもある．そのため，家族に対する責任が少ない未婚者の多い新卒の場合には，せっかく就職しても間もなく離職してしまう者も少なくない．高卒では15～25％くらいの者が，大卒では，10～15％前後の者が就職後1年以内で離職している（図4-5）．職場における課題をどのように乗り越えて自分のキャリアを積んでいくのかに，個人も組織も取り組まなくてはならない．また，女性においては結婚，出産でその時期，職業生活から離れる者も多い．

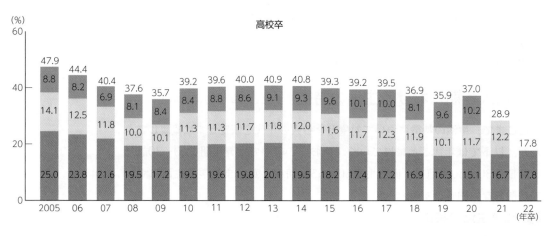

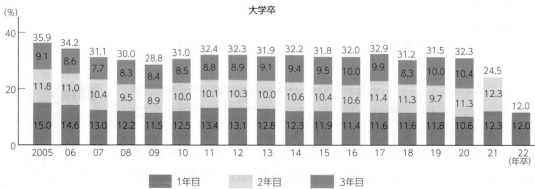

（備考）1．厚生労働省「若者雇用関連データ」により作成．
　　　　2．各年の3月末に卒業して正社員になった人のうち1年目，2年目，3年目に離職した人の割合．

厚生労働省．若者雇用関連データ．新規学卒就職者の離職状況．
https://www.mhlw.go.jp/stf/seisakunitsuite/bunya/0000137940.html，（参照 2023-11-14）．

図4-5 新卒者の離職状況

|2| 壮年期

a 職業人としての成長

　壮年期では，職場において徐々に責任の範囲や決定範囲が広がり，やりがいを感じることも多くなる．職業生活を通してより高度な技能を身につけ，職場での対人関係や自分に与えられた権限にうまく対応できるようになることが重要課題になる．しかし，これらのことが関連して，責任の重圧や部下の指導，人間関係で悩まされることも起こってくる．また，特殊な技能をもつ人や，何かで高い評価を得ている一部の人を除いて，一般的に壮年期後半の人への雇用情勢は厳しく，若年者に比べて有利な条件で新しい仕事を見つけることは簡単ではない．したがって職場に不満があっても，「我慢して今の職場で働かなくてはならない」という厳しい状況に置かれ，ストレスが増す傾向がある．**従業員のメンタルヘルス**が職場における健康管理の大きな問題になってきている[12]．

> **コラム　改善傾向にある中高年の自殺**
>
> 1997（平成9）年ごろから30〜50代の自殺者数が急増し，総数が33,000人台に達した．主な理由は経済問題で，バブル崩壊の影響とみられる．その後，同様な人数で推移してきたが，2012（平成24）年以降は減少してきており，経済状況の好転と自殺対策の効果と考えられる．
>
> （厚生労働省社会・援護局総務課自殺対策推進室　警察庁生活安全局生活安全企画課　令和元年中における自殺の状況 https://www.npa.go.jp/safetylife/seianki/jisatsu/R02/R01_jisatuno_joukyou.pdf, 参照2022-12-13）

b 昇進

　仕事で昇進していくパターンは，個人によって異なる．若いうちから責任ある地位に就く者もいれば，部下でいる期間が長かったり，中程度の地位で職業生活を終える人もいる．職場での地位が高くなっていくに従い，給与や待遇は良くなり権限も広がるので昇進を望む者もいれば，中には昇進を嫌い「今の立場で安定していたい」と考える人もいる．昇進には一般的に競争を伴い，ある地位を得るためにはその競争に勝たなくてはならず，責任ある立場に立つとストレスも増える．特に女性には昇進を望まない傾向がみられ，昇進に対する考え方が男性一般と異なる面もある[13]．

c 働く意味と壮年期の役割

　働くことの意味が青年期とは若干異なるのも，壮年期の特徴である．この時期には多くの者が家庭をもち，特に男性においては「家族の生活を支えていくため」に収入を得るという役割が課せられることが多く，働くことが大きな比重をもってくるためである．青年期には，仮に「仕事が嫌になったら辞めればいい」という考えが許されたとしても，結婚し家のローンの支払いや子どもの

養育に費用がかかるようになっている壮年期では，自分の思いだけで仕事を辞めたり変えたりすることが難しくなる．それだけ，働く厳しさが増すことになる．

　女性についてみてみると，25歳以上59歳以下の女性の就労率は約80％前後[5]であり，共稼ぎの家庭は少なくない．結婚・出産でいったん仕事を離れた女性が仕事を再開する時期であり，働く母親が増えてきたため，小学校のPTA活動では「役員のなり手がいない」などという話も聞く．仕事と家事の両立をどのように進めていくかということも，大きな課題となる．

　個人の職場での位置づけは年齢を増すに従って個人差が顕著になり，壮年期の後半においては千差万別となる．例えば昇進をして組織の管理的立場に到達している人もいれば，昇進せずに地道な職業生活を送っている人もいる．

|3| 向老期

　向老期以後にも高い社会的地位や収入を維持することが可能な立場の人がいる一方，経済状況の悪化で早期退職を迫られたり，定年退職後の再就職のめどが立たず，今後の生活基盤をどのように確保したらいいのか悩んでいる人もいる．

2 個人生活の特徴

|1| 青年期

　学生か社会人か，また未婚か既婚かで個人生活の様相は変わる．例えば未婚の勤労者の場合を考えてみると，家庭をもっていない場合は家族に対する責任も少なく，労働により得た収入はかなりの部分を自由に使える状況であり，個人生活においては最も自由な時期の一つといえる．自分の好みの持ち物を増やしたり，趣味や旅行，ボランティアなどの社会活動に時間やお金をかけられ，交際も幅広く行える時期である．一方，結婚して子どもをもち，養育に費用がかかる状況では，これらのことは難しくなる．

　学生の場合，時間は自由に使えるかもしれないが，経済的には余裕がないのが一般的であり，物を買うなどのお金のかかる行動はとりにくいことがある．

|2| 壮年期

　結婚して，子どもなどの家族をもった例を考えてみる．特に子どもが学齢前や学生である場合には，親にとっては自分自身の個人生活の比重は少なくなる．子どもの教育や住宅取得などの生活基盤にかける出費が優先され，自分に関するものは優先度を低くせざるを得ない．また，家族とともに過ごす時間が求められ，個人の時間はもちにくい．

　しかし，子どもの成長とともに，徐々に時間やお金を自分のために費やすことが可能になってくる．例えば，50代になって若いころの趣味のロックバンドを同じ年代の仲間と楽しんだり，子どもの大学卒業を機に自分が大学に入って学習意欲を満たすなどである．しかし，自分の個人生活を充実させられる人ばかりではなく，母親が子育て後の生きがいを見いだせずに悩んだり，男女を

問わず仕事にしか関心をもてずに生活している人もいる．また，このころになると生活習慣病などの発症がみられるようになり，健康問題への対応も求められる．

|3| 向老期

向老期になると，さらに自分の時間や経済的なゆとりをもてるようになるが，すべての人がそのような環境にあるわけではなく，生活するのにぎりぎりの収入で，個人生活を楽しむ余裕のない人もいる．また，加齢に伴う障害や健康状態により，個人生活の具体的な展開はさまざまとなる．

❸ 家庭生活の特徴

|1| 青年期

ⓐ 未婚者

未婚者の場合の「家庭生活」は，同居している親や兄弟などとの生活を意味することになる．物心両面での親からの独立は青年期の発達課題の一つであるが，日本においてはそのことは必ずしも一般的ではない．未婚者の親同居率は男性65.9％，女性72.1％であり，社会人となっても親と同居していることは珍しくない（表4-4）．しかし，親世代と同居はしていても，子どもの年齢が増すごとに一緒に行動することは少なくなっていく．このような場合は家族員同士の交流は少なく，「形として共に暮らしている」という意味合いが強くなる．

表4-4　就業の状況別にみた未婚者の親同居率

就業の状況	男性	女性
総　数（18～34歳）	65.9%	72.1%
正規職員	59.6	66.1
パート・アルバイト	83.1	77.9
派遣・嘱託	72.6	74.8
自営・家族従業等	80.0	71.9
無職・家事	88.8	89.6
学生	62.5	74.5
（集計客体数）	(2,033)	(2,053)

資料：国立社会保障・人口問題研究所「第16回出生動向基本調査」2021年

ⓑ 既婚者

家庭生活を構成する人員としては，世帯の約60％が核家族であり[14]，夫婦のみ，あるいは夫婦と子どもの形態が多い．地方都市では二世代，三世代同居がよくみられ，また，敷地が広いこともあり，同じ敷地内に親世代，子世代の2軒の住宅で住んでいる場合もある．この時期は夫婦としても親としても未熟であり，周囲からの支援を受けながら家庭生活を営んでいることも多い．また，二人で新しい生活を始めるということは，毎日の食事，ティータイムの飲み物，部屋の片づけや飾りつけ，テレビ番組，家事の分担，休日の過ごし方などのライフスタイルを，夫婦が共に暮らす中で決めていくことになり，結婚後の数年間は，その後のライフスタイルを規定していく重要な時期でもある．

DINKs

子どもがいない親非同居の共働き世帯をDINKs（double income no kids）という．

|2| 壮年期

未婚者の場合は青年期の状況と変わらないが，既婚者の場合と同様，次第に親が老年期になり，親の介護の問題なども後半には生じてくることがある．

ⓐ 子ども中心

既婚者で子どもがいる場合は，子どもを中心とした生活形成となることが多い．「自分たちを多少犠牲にしても子どものことを優先」という考え方も根強

い（➡p.100 図4-4e参照）．子どもを楽しませるために外出は親子一緒に「遊園地へ行く」「買い物に行く」などが好まれ，夫婦で夜，コンサートに出かけるなどの夫婦単位の行動は，新婚時代の一時期を除いてとらなくなる傾向にある．子どもが成長してくると，親と行動を共にするのを好まなくなり，次第に一緒に行動する機会が少なくなる家族がいる一方，子どもの年代にかかわらず行動を共にする家族もあり，それぞれの家族の文化が形成される．

また，育児・しつけ・学校，子どもの行動や交友関係，住まいや生活資金の確保など，家族の成長とともに生じる課題については夫婦で協力して取り組んでいかなければならないが，家庭によっては「家の中のことはすべて妻がするもの」という考えから，父親である夫は，これら家庭内の問題について積極的に関与しない役割分担をとる夫婦もいる．

ｂ コミュニケーション

夫婦間での愛情やコミュニケーションのあり方は，円満な家庭生活を生み出すもとである．壮年期の夫婦を対象にした調査では，妻が「相手からの情緒的サポートを受けている」ととらえていることが，夫婦関係や家族間のコミュニケーションを良好に維持する上で，極めて重要な要素になっているとの報告がある[15]．日本では特に夫側に「夫婦は空気のような存在」「言わなくてもわかり合えるはず」という考えがみられるが，夫婦間のコミュニケーション，夫婦双互の相手に対する考え方などは，壮年期に限らず，家庭生活をみていく上で大切な視点となっている[16]．

│3│ 向老期

核家族が増えるなか，老年期には夫婦二人暮らしとなる家族が多い．夫が退職して夫婦の時間が増え，関係性を深めていける夫婦ばかりではなく，特に妻の側が長い時間を夫婦共に過ごすことに負担を感じ，場合によっては離婚に至る例もある．婚姻期間の長い夫婦の離婚が増えてきており（**表4-5**），いわゆる「熟年離婚の増加」と呼ばれている現象である．こういった夫婦関係の面ばかりではなく，老後の生活は経済面・健康面でもさまざまな問題が予想され，この時期をどのように過ごしていくかを壮年期から考えて準備しておく必要がある．

特に経済面では，2007（平成19）年ごろより，これまでの年金制度*運営上のさまざまな不備が明らかとなり，老後の経済的基盤である年金制度への不安が増している．

❹ 地域生活の特徴

│1│ 青年期

都市部を中心に，若いころは生活している地

表4-5　年次別にみた同居期間別離婚件数及び百分率

	1975年	2021年
離婚件数	119,135	253,353
1年未満	12.5	6.5
1〜2年未満	11.0	7.7
2〜3年未満	9.9	7.2
3〜4年未満	8.6	6.4
4〜5年未満	7.3	5.6
5〜10年未満	24.2	21.2
10〜15年未満	13.7	13.5
15〜20年未満	6.9	9.9
20年以上	5.8	15.8

※　総数に同居期間不明を含むため，合計は100％にならない
資料：厚生労働省「令和4年度人口動態統計特殊報告」より作成

域との関係や地域への関心はあまり高くないのが一般的である．特に，仕事の関係で生活の大半を居住地以外の場で過ごす，あるいは就職のために転居し，今住んでいる場所になじみがない場合ではなおさらである．しかし，地縁・血縁や伝統的な生活を大切にする地方においては，青年期においても冠婚葬祭などの行事を通じて地域の生活と関連をもち，場合によっては一部の役割を担う．

|2| 壮年期

結婚し家庭をもつ年代においては，徐々に地域生活との関係が強まってくる．町内会の役割，地域の決め事，近所付き合いなどを住民としてこなしていかなければならない．このことは他者の生活に自分が関わり，逆に自分の生活に他者が関わってくるという特徴があり，地方に比べて都市部では好まれない傾向にある．また，特に都市部ではこれらは家にいることの多い主婦が主に担い，外に働きに出ている夫は関与しないという考えもみられる．最近では，子どもへの犯罪，女性への性犯罪，青少年の非行や窃盗，家庭における子どもへの虐待など，家庭機能の弱体化が一つの原因となって生じてきている問題が深刻化している．また，ゴミの分別，駅前の違法駐輪など，取り組んでいく上で地域住民の協力が不可欠な問題が増えてきており，この点からも地域生活の価値が再認識されるようになってきている．

|3| 向老期

老後の生活をどこでどのように送るかを考えるのは，この時期の課題でもある．核家族化が進み，高齢者となり身体・精神機能が衰えてきたときに，家族以外の周囲からの援助を受けながら生活していくことも考慮しておかなくてはならない．それまでの住み慣れた地域での生活を続けていくのが一般的ではあるが，新たな暮らしやすさを求めて海外を含めた別の地域に移住していく人もいる．

3 成人の生活のアセスメントガイド

まとめとして，図4-6 の壮年期の夫婦二組を例にして「都会のマンション住まい」と「農村地帯の一軒家住まい」について，前出の 表4-1 (➡ p.91) および「生活の場」アセスメントガイド (表4-6) を参考に，生活環境と生活の場の違いによる生活の実際について考えてみる．

例えば住居環境をみてみると，都市のマンション生活ではドアの鍵を一つかければ戸締まりが可能で外出が容易とも考えられるが，庭はほとんどなく，隣や上下階の住人とは壁や床一枚隔てただけの生活であり，足音や洗濯機，テレビなどの生活騒音の問題が生じる場合もある．それに対して農村地帯の一軒家では，戸締まりは煩雑であるが広々とした間取りで，周囲の住民とも一定の物理的距離を保って生活できる．

用語解説 *

年金制度

公的年金は，国が責任をもって運営し，社会全体で老後の所得を保障する制度である．年金保険料を一定期間支払うと，老後に年金として受給できる．現在，基礎年金といわれる国民年金（月額約6万5千円）と，サラリーマンなどはそれに加えて厚生年金がある．

plus α

年金制度運営上の不備

公的職員による年金料の着服や記録の紛失，雇用主による企業負担分の年金保険料の末払いなどが明らかになり社会問題となった．

双方の周辺環境の比較では，商店の利用などの生活のしやすさからみると都市のほうが住みやすいともいえる．主婦の立場からすると，郊外の町に三世代家族で生活している場合は，年老いた親の介護，家事，家業（農業），パートタイマーとしての仕事，さらに地域の婦人会の活動と，都市の核家族の主婦に比べて人間関係が複雑で多忙となる．

　このように，似たような世代，健康状態でも環境によって生活は大きく異なり，詳細な生活背景の把握がいかに大切であるかがわかる．特に成人は個々に課せられる役割が大きく，生活の個別性も幅広い．生活者としての成人の健康問題への援助には，それぞれの生活の場での本人の役割，生活環境，時間，考え方などの把握が重要であり，それを踏まえた援助が成人のQOL向上につながる．

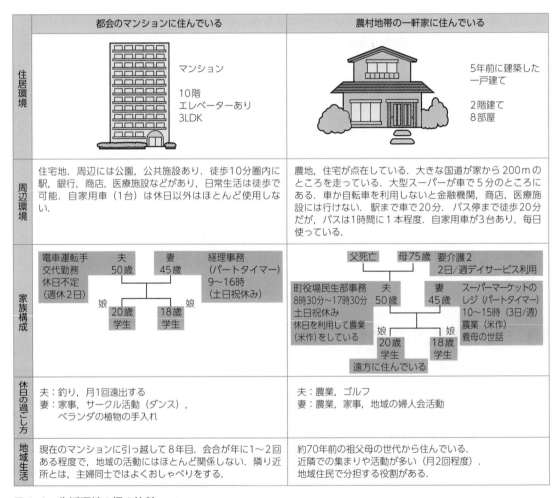

図4-6　生活環境の場の比較

表4-6 「生活の場」アセスメントガイド

生活の場	アセスメント項目
職業生活	職種：事務，専門職，労務，教育，製造，販売，農・漁・林業など 職位：主任，係長など 職務内容：(具体的な仕事の内容) 雇用形態：常勤，嘱託，自営，パート・アルバイトなど 勤務形態：交代制，夜勤，不規則勤務，勤務時間など 休日・休憩：週休，昼休みなど 通勤方法・通勤時間：バス，電車，自家用車，徒歩など
学業生活	学校の種類：大学，専門学校など 専攻内容： 授業時間：昼間，夜間，土日など 通学方法・通学時間：バス，電車，自家用車，徒歩など
個人生活	毎日の，あるいは休日の1日の過ごし方： 趣味・娯楽： 友人などとの交際： ボランティアなどの社会活動：
家庭生活	家族構成： 家事・育児・介護担当（分担状況）： 家族との過ごし方： 家族内コミュニケーション：
地域生活	現在の場所に住んでいる期間： 近隣とのつきあい： 自治会活動状況：

■ 引用・参考文献

1) 看護学大辞典．第5版，メヂカルフレンド社，2002．
2) 日本家政学会家政学原論部会編．やさしい家政学原論．健帛社，2018，p.53．
3) 日本看護科学学会看護学学術用語検討委員会．第13・14期看護学学術用語検討委員会報告書．日本看護科学学会，2019．
4) 佐藤真弓．生活と家族：家政学からの学び．一藝社，2016，p.40．
5) 総務省統計局．令和4年就業構造基本調査．結果の概要．
6) 村上龍．新13歳のハローワーク．幻冬舎，2010．
7) 総務省統計局．令和3年社会生活基本調査．https://www.stat.go.jp/data/shakai/2021/index.html，(参照 2023-11-14)．
8) 前掲書2)，p.74．
9) 久保田裕之．「家族の多様化」論再考．家族社会学研究．2009，21(1)，p.78-90．
10) 前掲書2)，p.77．
11) 富田守ほか．家政学原論：生活総合科学へのアプローチ．富田守ほか編．朝倉書店，2001，p.115．
12) 厚生統計協会．国民衛生の動向2023/2024．厚生の指標．2023．
13) 大和総研．"女性の昇進意欲を左右する基幹的職務経験"．https://www.dir.co.jp/report/research/policy-analysis/human-society/20180830_020294.pdf，(参照 2023-11-07)．
14) 前掲書12)，p.43．
15) 平山順子．中年期夫婦の情緒的関係：妻から見た情緒的ケアの夫婦対称性．家族心理学研究．2002，16(2)，p.81-94．
16) 粕井みづほ．夫婦間コミュニケーションの特徴と結婚年数による違い．日本家政学会誌．2014，65(2)，p.50-56．

生活   生活環境   生活時間
生活者   生活の場   ワーク・ライフ・バランス

◆ 学習参考文献

❶ 坂田三允編．日本人の生活と看護．中央法規出版，1998，（シリーズ 生活をささえる看護）．
　日本人の文化を考慮した生活について述べられている点と，家族関係について触れられている点が参考になる．

5 健康観の多様性と看護

学習目標

- 健康観の歴史的変遷を知る.
- 保健行動の特徴と健康観の関係について理解する.
- 成人の健康観に影響を及ぼす要因について知る.
- 成人の健康観を理解する方法を習得する.

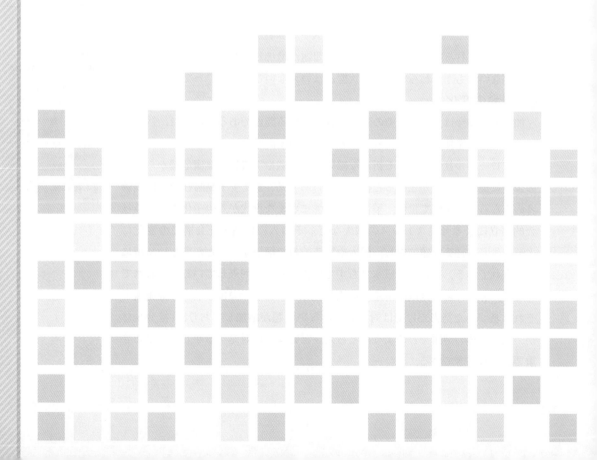

1 主要な健康観

1 健康観についての最近の動向

　健康観とは文字通り，健康に対する見方であり，健康についてどのように考えるかということである．健康観は，時代背景や社会の動きの中で変化し続けており，また，見方，考え方というように一種の価値観であるがために，個々人においてもとらえ方は千差万別である．さまざまな経験を積み重ねてきた成人期においては，なおさらである．しかしながら，一人ひとりの健康観が違うことが問題となるのではない．それはむしろ当然のことであり，そのことを常に念頭に置いて看護することが重要である．そこで本章では，健康観の多様性と看護について述べることとする．

1 健康問題の変化

　従来，一般的に「健康」と「疾病・障害」は対極に置かれ，疾病や障害がない状態が健康であるというとらえ方がなされてきた．この概念においては，「疾病・障害」を否定的な状態，「健康」を肯定的な状態ととらえ，「疾病・障害」と「健康」の二元論的な見方，あるいは「疾病・障害」から「健康」へという連続体としての考え方が一般的であった．しかしながら，近年，平均寿命の延びなどにより急性疾患から慢性疾患へと疾病構造が変化し，慢性疾患が主要な健康問題となってきている．つまり，治療すればすぐに治癒するのではなく，疾病をもち続け，それとうまく付き合いながら生活していく必要のある人が増えてきたということである．また，ストレス社会や希薄な人間関係などが背景と考えられる精神的，心理的な健康問題が増加しており，いわゆる疾病や障害がないにもかかわらず，よい状態とはいえないことも起こっている．

2 社会の変化

　加えて，昨今は，社会情勢の変化が要因となる問題であるがゆえに，個人だけでなく社会全体での取り組みが求められる健康問題が増えてきている．例えば，グローバル社会における新たな感染症の脅威や災害等の健康危機から，どのように健康を守るかといった問題が挙げられる．また少子高齢社会では高齢者のみならず，子育て世代，子どもなどさまざまな世代が，少子化等に伴う社会的孤立による育児ストレスの増大など，その人口構造・社会構造の変化によって生じる健康問題に対し，個人や家族のみで解決することが難しい状況にさらされている．さらに，日本でもすでに格差社会が到来しているといわれているが，それによる「健康格差」も深刻化しつつある．つまり個人の健康観とそれに基づいた努力だけでは対応しきれない問題が増加しており，「社会全体が，社会全体の健康をどのようにとらえ，どのように対処するか」がますます重要となってきている．

このような社会の変化に伴い，人々の健康への関心も同様に変化している．経済や教育水準の向上を背景に，人々自身の積極的かつ主体的な健康への取り組みは，ますます進展している．また自分自身の健康を守る活動のみならず，先に述べたような社会全体で取り組むべき健康問題の解決，または予防に取り組む個人・団体の活動が活発化しており，個人の健康だけでなく，社会全体の健康について考える力が増大しつつあると考えられる．

3 WHO憲章*

世界保健機関（WHO）が，第二次世界大戦直後の1946年に憲章の中でうたった健康の定義は，それまでの健康観に衝撃を与えるものであった．その定義とは，「健康とは，単に疾病がないとか虚弱でないだけではなく，身体的にも，精神的にも，社会的にも完全に良好な状態であることをいう．Health is a state of complete physical, mental and social well-being and not merely the absence of disease or infirmity」というものであった．ただ，三つの側面（身体的・精神的・社会的）について「完全に」良好というのは理想的すぎるのではないか，疾病や障害をもっていると健康はあり得ないのかといった批判があった．しかしながら，健康を疾病など身体的・生物学的な側面のみからとらえるのではなく，精神面や社会面もあわせて，全体的にとらえた点では意義深いものである．その後，さらに議論が重ねられ，身体的・精神的・社会的という三つの側面に加えて，「スピリチュアル（spiritual）な健康」についての議論が始まったが，現在も結論は出ていない．

このような動向を念頭に置きつつ，WHOの健康の定義を基礎として，主要な健康観について具体的にみていくことにする．

2 主要な健康観

先に述べたように，健康観にはさまざまなものがあるが，WHOの**健康の四つの側面**を中心に，具体的に述べる．四つの側面とは，①身体的な健康，②精神的な健康，③社会的な健康，そしてまだ議論中ではあるが，④スピリチュアルな健康である．もちろん，最終的にはこれら四つの軸は総合的にとらえられるべきものであるが，まずは一つずつみていくこととする．

1 身体的な健康

古くからの健康の見方であり，身体的に疾病や障害があるかないかを軸としているものである．健康を疾病や障害のない状態としてみるこの見方は，健康・疾病の生物医学モデル（biomedical-model）や，臨床モデル（clinical model）などと呼ばれている．この身体的な健康を獲得するために，疾病を早く見つけて治す，症状を軽減させる，疾病にかからないように予防するといった取り組みがなされている．

先に述べたように，身体的な面のみから健康をとらえる従来の見方には限界があるが，疾病の有無が生活や人生に大きな影響を与えることは間違いない．

疾病の予防や早期発見，早期治療に努め，身体的な健康に向かって取り組んでいくことが，今後ますます重要となることは言うまでもない．

2 精神的な健康

精神的に健康な状態とは，単に精神疾患がないだけでなく，また，身体的に疾病や障害があってもなくても，自分を取り巻く環境に円滑に適応し，また，自らを主体的に統御*（control）できている状態であるといえるだろう．周りの環境は，刻一刻と変化する．それは大きなストレスとなり得るが，その変化にうまく対処し，適応（adaptation）していくことが，充実した生活につながる．

適応という言葉については，主体が環境に合わせる意味合いが強いという意見もあり，主体的統御という考え方が提唱されている[1]．

3 社会的な健康

社会的に健康な状態とは，周囲の人々や社会との関係の中で，深刻な対立や摩擦がなく，居場所や社会的役割，支援もあり，高い自立度の中でその社会的な役割がうまく遂行できている状態といえる．役割とは，社会の中で一定の地位を占める個人にふさわしいものとして期待されている行動の様式をいい，特定の地位に結びついている行動である．

地位とは社会システムの中の，社会的場所や存在場所を明らかにするものである．例えば母親であるとか妻であるといったように，人は複数の社会的役割をもっている．このような社会的役割を所持しており，かつその役割が遂行できている，あるいは遂行する力をもっていることが，社会的な健康につながる．

4 スピリチュアルな健康

スピリチュアルは「霊的」と訳される場合が多いが，その訳語や解釈については議論が続いている．スピリット（spirit）は，「人生に意味や方向づけを与えるもの」とされている[2]．そこから考えるスピリチュアルな健康とは，人生に生きがいや意味を見いだし，積極的に満足した生活を送っている状態といえるであろう．その延長線上には，「自己実現」があると考えられる．健康を自己実現にまで押し広げる考え方は，スミス（Smith, J.A.）の健康の概念における幸福論モデルの中でも述べられている[3]．

従来の三側面（身体的・精神的・社会的側面）にこのスピリチュアルな側面を加えて提唱されたのが，**ホリスティック・ヘルス・モデル（holistic health model）**である．ホリスティックとは，「全体論的」「全人的」などと訳される．身体的側面だけではなく，精神的・社会的側面，そしてスピリチュアルな側面のそれぞれを包括しながら統合された状態を，全体的な健康としてとらえる見方である．このモデルでは，スピリチュアルな側面を一層重視している．

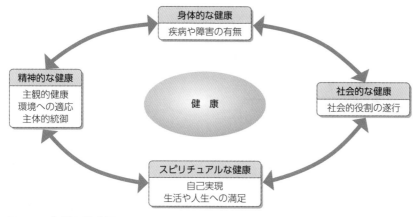

図5-1　主要な健康観

図中：
身体的な健康
疾病や障害の有無

精神的な健康
主観的健康
環境への適応
主体的統御

健　康

社会的な健康
社会的役割の遂行

スピリチュアルな健康
自己実現
生活や人生への満足

主要な健康観について，身体的・精神的・社会的・スピリチュアルという四つの大きな切り口からとらえてみた．細かくみていけば，もっとさまざまな健康に対するとらえ方があると思われるが，重要なことは，身体面からだけではなく，あらゆる角度から健康をとらえるということである．そして，それらのさまざまな視点からとらえられた健康は相互に関連し合っており，互いに切り離せないものである（図5-1）．そのようにとらえれば，おのずと部分的ではなく，全人的なアプローチにつながるであろう．

2 個人の健康観に影響を及ぼす要因

健康観は，冒頭に述べたように健康に対する見方・考え方であり，価値観が時代や人の成長に伴って変化するように，健康観も固定したものではなく，流動的である．そのような個人の健康観に影響を及ぼす要因にはさまざまなものがある．

例えば，疾病にかかっていないことが最も重要な健康ととらえてきた人が，加齢とともに起こる生理的身体機能の低下に気づくと，疾病の有無のほかに視力や手足の動きも大切だと思うようになり，健康観が変化する可能性があるだろう．また，健康観についての最近の動向でも触れたが，現代は競争や効率が求められ，ストレス社会といわれている．また，特に都市部では，隣人の名前も知らないといったように，地域住民同士のつながりも薄くなってきており，健康に影響を及ぼす**ソーシャルキャピタル***の醸成が課題となっている．このような過度のストレスや希薄な人間関係は，心理的・精神的によくない影響を与えることがあり，健康とは言いがたい．疾病がないことに健康の価値を見いだす健康観をもっていた人が，もしそのような状況に陥ったとき，単に疾病がないだけでなく，精神的・社会的な健康に価値を置くように考え方を変えるかもしれない．また，疾病を経験したり，結婚や出産，入学，失業，身近な人が

用語解説 *
**ソーシャルキャピタル
(social capital)**

「社会関係資本」「無形の社会資本」等と訳されることが多い．パットナム(Putnam, R. 1993)によると，「人々の協調行動を活発にすることによって，社会の効率性を高めることのできる，信頼・互酬性の規範・ネットワークといった社会組織の特徴」とされている．定義はさまざまあるが，地域住民同士がつながりをもち，互いに信頼して助け合うといった力は地域の資源として重要である．健康にも影響することがさまざまな研究で明らかにされており，看護の対象者が地域とどのようなつながりがあるかといった視点は対象者をアセスメントする上でも重要である．

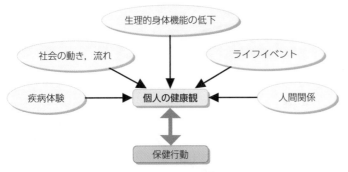

図5-2　個人の健康観に影響を及ぼす要因

亡くなるといったような**ライフイベント***を経験することにより，人生に対する価値観が変化し，健康観にも変化をきたす可能性が高い．

　ほかにもさまざまな要因があると考えられるが，このような要因は健康を保持・増進するために起こす保健行動に対しても影響を与え得る（図5-2）．保健行動については，「保健行動と健康観」の項（➡p.121）で述べることとする．

3　個人の健康観を理解する方法

　成人期の患者の看護にあたる際に，その人の健康観を把握して理解し，尊重することは重要であり，患者自身が望む生活，人生に対して支援をする際に役立つ．それでは，どのようにその個人の健康観を把握すればよいだろうか．はじめに述べたように健康観は多様であるため，簡単に理解できる性質のものではない．多様性があることを念頭に置き，さまざまな角度からその個人にとっての健康に対する考えや，自分の健康状態をどう考えているか，かつ，客観的に見てどうかといったことをとらえ，総合的にその人の健康観を理解していく必要がある．

　健康観は大きく変わりつつある上に大きな広がりをみせており，それに伴い，健康をどのようにとらえるか，その方法や理解の方法も多種多様なものが提唱されている．このような多様性のある健康についての考えや健康度を把握するために役立つ主なものを挙げる．

1　医学的診断，客観的健康

　医学的診断は身体的健康を判断する上で，言うまでもなく不可欠なものであり，客観的な健康を把握する上で重要なものである．**客観的健康**（objective health）とは，医師等の医療の専門家によって把握される健康状態であり，本人の訴えとは別に，検査や他覚的にとらえることのできる所見に基づいて判断されるものである．日々の看護活動の中で行われる観察による結果も，このような健康度を理解する上で大切なものである．

2 主観的健康

客観的健康に対して，本人が自分の健康状態をどのように感じ，評価しているかを表すものとして**主観的健康**（subjective health）がある．主観的健康の指標としてよく用いられるものに，自覚症状や訴えといったものと，健康状態の自己評価がある．健康度を自己評価する方法としては，例えば，「あなたは健康だと思いますか？」という質問に対して，「とても健康である」から「全く健康でない」というような選択肢から答えを選ぶものがある．

従来の科学では，できるかぎり主観を排除し，客観的な情報を集めようとしてきた．しかしながら，身体に異常や症状が現れていなくても，さまざまな不調を訴えるケースも多く，慢性疾患を抱えながら一生を過ごす人が増加している中で，進んだ検査や治療法があっても，それだけでは人々は必ずしも満足できない現実がある．このような状況では，客観的な情報に加えて，個人が自分の健康をどのように評価しているのか，どのように受け止めているのかという主観的な情報が重要な意味をもつとされている．

主観的健康は，客観的健康より全人的表現に近く，ある程度客観的健康を反映する点において，総合的な指標として客観的健康よりも優れているのではないかと指摘する研究もある[4,5]．客観的健康を把握した上で，主観的健康も合わせてとらえることが大切である．

3 自立度，ADL，IADL

自立しているということは，たとえ疾病や障害があっても，また自立度にさまざまなレベルがあったとしても，人が自分らしく満足して生きていく上で必要不可欠なものであろう．自分らしく満足した生活・人生を送るということは，健康づくりの究極の目標であると考えられる．したがって**自立度**は，健康度を把握する上で重要な指標の一つとなる．障害があってもある程度自立できる能力に重点を置くことは，特に高齢者における健康づくりにおいて重要な位置を占めるともいわれている[6]．自立は，役割遂行能力にも関連する．人それぞれに社会的に与えられた役割を遂行できることは，社会的健康を推進する上で重要である．

それでは自立度をどのようにとらえるかであるが，身体的な自立度を把握する指標として頻繁に使われているものが，**日常生活動作**（activities of daily living：ADL）であり，特にリハビリテーション領域などを中心として用いられている（**図5-3**）．ADLは，日常的に繰り返し行われる，個人が自立して生活

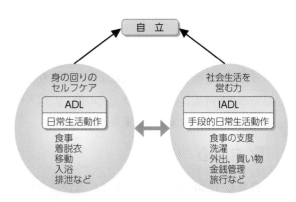

図5-3 「自立度」を把握する指標の例

するための基本的な身体的活動であり，食事や入浴，着脱衣，移動，排泄といった身の回りのセルフケアに関する活動が含まれる．基本的な身体的自立活動を把握する上で有効な指標であり，寝たきりやそれに近い人の実態をスクリーニングする際に役に立つ．

　しかしながら，これらの活動はほとんど自立している，いわゆる「健常者」の自立の程度を詳細に把握するには十分とはいえない．そこで，自分の身の回りの活動から地域社会へ範囲を広げ，「地域での独立した生活を維持するのに必要な活動の自立性まで保障する」[7]指標として開発されたのが，**手段的日常生活動作**（instrumental activities of daily living：IADL）である．外出や買い物，食事の支度，金銭の管理，旅行などが含まれる．IADLはADLの尺度ではとらえきれない，より高次の生活機能を評価するものであり，個人が社会的環境に適応していく能力でもある．ADLの障害をもつ場合には，IADLの障害をも併せもつ傾向にある．ただし，両者は密接に関連しているものの，ADLがすべて自立していなければIADLが自立しないとも限らない．ADLに介助が必要な場合でも，例えば金銭の管理は自立しているといったように，部分的にIADLが自立する場合もある．両者を包括的にとらえて，自立度を総合的に判断する必要がある．

　また，特に在宅高齢者の生活機能の測定に適したものとして開発された尺度に，**老研式活動能力指標**[*8]がある．これは，高度で複雑な活動能力である「社会的役割」を含む尺度であり，主に在宅高齢者を対象とする研究でしばしば使用されている．

4 人生や生活に対する満足度

　疾病や障害がなく身体的健康が得られたとしても，不満が多いなど納得できない生活や人生は，健康的とはいえないであろう．精神的，社会的およびスピリチュアルな健康という側面を把握する上で，生活や人生に対する**満足度**は大切な指標となり，一種の主観的健康に含まれると考えられる．

　繰り返しになるが，疾病や症状の有無，異常への対応だけでは，豊かな生活に必ずしもつながらない．疾病や障害がなかったとしても，生活に張りがない，人生を送る上で充実感を感じられないなどの場合に，精神的・社会的およびスピリチュアルという観点から健康をとらえる健康観をもつ手助けや，そういった健康を得るための支援によって，より生き生きとした生活を送れるよう導くことも可能となるだろう．その際に，個人の人生や生活に対する満足度を把握することは，ますます重要となる．

5 自尊心

　自尊心（self-esteem）とは，人が自分自身を客観的に評価することによって，自分を知り，好きになり，自分自身を価値あるものとして感じる感覚

用語解説 *
老研式活動能力指標
「バスや電車を使って一人で外出できますか」「年金などの書類が書けますか」など，外出や食事の準備，お金の管理，読み書き，他人とのコミュニケーションなどに関する13項目をできる・できないで評価する．

教示

　次の特徴のおのおのについて，あなた自身にどの程度あてはまるかをお答え下さい．
他からどう見られているかではなく，あなたが，あなた自身をどのように思っているかを，
ありのままにお答え下さい．

選択肢

あてはまる…5，ややあてはまる…4，どちらともいえない…3，ややあてはまらない…2，
あてはまらない…1

項目

	あてはまる 5	ややあてはまる 4	どちらともいえない 3	ややあてはまらない 2	あてはまらない 1
1．少なくとも人並みには，価値のある人間である．					
2．色々な良い素質をもっている．					
● 3．敗北者だと思うことがよくある．					
4．物事を人並みには，うまくやれる．					
● 5．自分には，自慢できるところがあまりない．					
6．自分に対して肯定的である．					
7．だいたいにおいて，自分に満足している．					
● 8．もっと自分自身を尊敬できるようになりたい．					
● 9．自分は全くだめな人間だと思うことがある．					
●10．何かにつけて，自分は役に立たない人間だと思う．					

（実施時には，逆転項目を示す●マークを削除する．）

山本眞理子ほか．心理測定尺度集Ⅰ：人間の内面を探る〈自己・個人内過程〉．堀洋道監修．株式会社サイエンス社，2001, p.31.

図5-4　自尊感情尺度

である．Self-esteemは，自尊感情，自己価値観，自己尊重などと和訳されることもある．これは他者と比較することで感じる優越感などではなく，自分自身に対する尊重や価値評定に関わる感情である[9]．自分自身を肯定的にとらえているか，あるいは否定的にとらえているかは，日々変化する社会環境に適応できるかどうかということと密接に関わっている[9]．「主要な健康観」（➡p.113）でも触れたように，「適応」は健康につながる．適応できない状態にあると，精神的に情緒不安定になったり不安が高まったり，身体的にも内分泌系や神経系，免疫系のバランスを崩すことにつながる．

　自尊感情の測定にはさまざまな尺度があるが，それぞれ自尊感情自体のとらえ方が異なる．ローゼンバーグ（Rosenberg, M.）の開発した尺度では，他者との比較により生じる自尊心ではなく，自身で自己への尊重や価値を評価する程度を自尊感情と考えている．また，自身を「非常によい」と感じることではなく，「これでよい」と感じることを，自尊感情が高いととらえる．邦訳版が山本ら（1982）によって作成されており（図5-4），日本国内でも使用されている．この尺度は，大学生以上の成人が対象であり，合計10項目の評定を単純加算する．逆転項目は，5点↔1点，4点↔2点に換算してから（3点は

そのまま）加算して評価する[10]．得点可能範囲は10〜50点までである．

6 Quality of Life（QOL）

生活や生命との関連から健康をとらえようとするものの一つに，永田らによる**生活の質**（**quality of life：QOL**）がある．これによると，QOLが高い状態とは「身体的にも心理的にも，社会的にも倫理的にも満足のできる状態」であり，具体的には「よく食べられ，よく眠れ，排泄に支障がなく，疼痛がなく，たとえあっても苦痛にはならず，心理的に安定し，職場や家庭・学校といった社会環境において十分にその役割を果たすことができ，生きがいをもって充実した日々を送れること」と述べており，それらを把握するためのQOL調査票を示している[11]．

Lifeには，生活のほかに，生命や人生といった意味があり，毎日の生活だけにとどまらず，生きていることそのもの，送っている人生の質も含まれるであろう．単に寿命を長くするだけではなく，その生活や人生がどれだけ充実しているか，生き生きとしているか，深みがあるかといったことも重要視している．身体的な健康のみならず，さまざまな観点から総合的に健康をとらえる点で，WHOが提唱する健康の概念とQOLの概念は大きく重なっていることがわかる．さまざまな切り口からの健康観を総合的，全体的にとらえるという視点で個人の健康観を把握する際に，QOLという概念を役立てることができる．

7 全人的な健康度の評価

QOLと同様に，総合的に健康をとらえて評価するものとして，健康度を**全人的**（**ホリスティック**）に評価する方法がある．「主要な健康観」（➡p.114）でホリスティック・ヘルス・モデルについて触れたように，身体的・精神的・社会的という三つの側面にスピリチュアルな側面を加えて提唱されており，「健康を，body，mind，spiritの統合された状態とみること」「精神，身体，他者，環境からなる自己の全関係性からみて，一人ひとり与えられた条件において自ら達成可能なより良好なレベルの生の質を得ている状態」と定義されている[12]．

「全人的」という場合，その「人」とは，人間一般ではなく，個人を指す．状況や条件，また価値観や死生観，人生観といった考え方は一人ひとり異なっており，そのような個別性はかけがえのないものであり，尊重されなければならない．看護においても「全人的ケア」とよく言われるように，看護の対象者の疾病や健康問題のみに焦点を合わせるのではなく，それらをもっている人全体としてとらえてケアをすることが不可欠である．そのためには，看護の対象者の全人的な健康度を把握する必要がある．

一つの例としては，全人的な健康はライフスタイルのそれぞれの局面がよりよくコントロールされている状態であるという観点から，全体を包括し得るよ

うなライフスタイルの主要な局面（例えば，運動，食事，労働環境，家族，性格など）を選び出し，それぞれの局面のコントロール度を評価し，それらを総合的にとらえることによって健康度を全人的に把握しようとするものがある．本人の主観的評価も他者による客観的評価も可能であり，そのギャップを埋めていくことで，それぞれの個人の健康について深く理解できるという利点がある[13]．

　以上，個人の健康観を理解する際に役立つ概念や手法について述べたが，これらは基本的で主要なものであり，このほかにも多数の考え方や方法が存在する．多様な健康観が存在し，それらを理解しようとするならば，さまざまな角度から健康を把握しようと試みること，そしてそれらを総合的に評価して理解することが重要であると心に留め，看護に携わることが大切である．

4 保健行動と健康観

　人は，食事・睡眠・入浴といった基本的な行動をはじめ，仕事・学業・趣味・外出・人との交際など実にさまざまな生活行動をとる．その中で，特に健康の保持・回復・増進を目的とする人々のあらゆる行動を**保健行動**（health behavior）という．米国では，health behaviorという用語は，症状のない状態における疾病予防を目的とする行動に限って用いられるが，日本での保健行動は，健康のあらゆる段階にみられる健康の保持増進を目的とした行動すべてが含まれることが多い[14]．

　日本において，保健行動にはいくつかのとらえ方がある．例えば，その行動自体が健康的であるか，不健康的であるかは問題としない考え方であり，本人が健康の保持増進を目的としているすべての活動を意味する．一方，本人が健康の保持増進を目的としている点は同じであるが，それだけでは保健行動とは言わず，その行動自体が実際に健康に結びつく科学的根拠があるものを保健行動とする見方もある．この二つの保健行動のとらえ方には，前者では個人の判断が，後者では健康づくりの専門家の判断が大きく影響していると考えられる．個人の判断や考えと専門家の考えが歩み寄り，一緒に保健行動を考えていくことが大切である．

　このようなさまざまな見解があることを念頭に置きつつ，ここでは最もよく用いられる健康レベルからみた保健行動について述べる．ここでいう「健康レベル」とは，病気がない状態からある状態という視点から示されたものである．ここで，疾病（disease）と病気（illness）の意味の違いに触れる必要があろう．サッチマン（Suchman, E.A.）によると，疾病とは生物学的，生理学的，心理学的な機序によって定義される医学的実態を表し，病気とは社会的機能がどうであるかによって定義される社会的実体とみなしている[15]．した

がって，病気があるというのは，医学的疾病があってもなくても，社会的機能が低下している状態であることを示している．

次に，このような病気の有無という視点における健康レベルからみた保健行動について紹介する．

1 健康レベルからみた保健行動

a 健康増進行動 (health promotion behavior)

健康増進行動は，文字通り健康増進のためにとる行動であるが，単に病気の予防というよりは，今の健康状態をより良くすることを目的とした行動である．健康レベルとしては，客観的には健康である．

b 予防的保健行動 (preventive health behavior)

予防的保健行動は，一般に自覚症状のない段階で，病気につながる行動をしないようにしたり，病気の早期発見に努めるといった行動を指す．予防接種や運動の励行，食事に気をつける，検診を受けるといったものであり，一次予防から二次予防的な内容が含まれる．客観的に見て健康な状態ではあるが，主観的には病気に対する自己の弱さを感じている状態といえる．

c 病気回避行動 (illness-avoiding behavior)

明らかな疾患はないが，「食欲がわかない」「疲れやすい」「目覚めが悪い」「いらいらする」「何となくだるい」といった状態を経験することはよくある．そのような状態は，心身のストレスがたまり，免疫力も低下していると考えられ，半健康状態といえる．この状態が長く続くと，医学的な疾病につながる可能性が高くなる．しかし，「早く寝る」「リフレッシュする」といった，わずかな努力によってこのような状態を改善することができ，病気の回避に役立つ．このように，半健康状態に気づいて病気になるのを回避しようとする行動のことを，**病気回避行動**という．

d 病気対処行動 (illness behavior)

病気になっていると主観的に自覚し，客観的にも健康問題があると判断されるレベルにあるときに，病気の治療や健康の回復を目的にとる行動を**病気対処行動**という．受療行動，患者の行動もこれに含まれる．自覚症状が前提となっており，症状を個人がどのように知覚し，重要度をどのように判断するかということが，病気対処行動を起こすかどうかに影響を及ぼす．

e ターミナル対処行動 (terminal illness behavior)

病気を自覚していることはもとより，自分自身の死が近づいていることを認識している段階においてとるさまざまな対処行動のことを，**ターミナル対処行動**という．

死を意識したとき，最初はそれを認めなかったり，避けようとしたり否定しようとしたりする．それは自然な形であり，キューブラー＝ロス (Kübler=Ross, E. 1969) はこれを否認，怒り，取り引きと呼んでいる[16]．

plus α

キューブラー＝ロス

エリザベス・キューブラー＝ロス．精神科医．ターミナルケア，死生学（サナトロジー）の先駆者として活動．1969年に発表された『死ぬ瞬間』をはじめ，多くの著作がある．

次に抑うつ，そして受容という段階へと進む．これらのどの段階にとる行動も，すべてターミナル対処行動といえよう．

最終的に安らかな死を迎えたり，人生の終わりに振り返ってみて，充実した人生であったと満足できることは誰もが望んでいるであろうし，それはターミナル対処行動の最終目的であろう．

2 保健行動と健康観

健康のさまざまな段階における保健行動についてみてきたが，それらからわかるように，健康のために行動を起こそう，変えよう（**行動変容**＊）とするときには，「半健康である」「健康に悪い」というような自らの感情，感覚があってはじめて実行に移すものである．その際には，健康とはどういうものかという，人それぞれの健康観が必ず関与してくる．例えば，医学的な疾病がなければ健康であるという健康観をもっている人は，精神的にいらいらしたとしても特に健康問題とは思わず，したがって病気回避行動にもつながらないであろう．また，精神的健康やスピリチュアルな健康に価値を見いだす健康観をもつ人は，たとえ重い疾患を抱え，死が間近な状態であっても，ターミナル対処行動を起こすことができ，自己実現につなげることができるであろう．このように，個人がどのような健康観をもっているかと，その人の保健行動には密接な関係があると考えられる（図5-5）．

用語解説＊

行動変容

文字どおり，行動が変わっていくこと．看護職は，看護の対象者が健康を維持・増進するために望ましい行動をとることを自己決定し，望ましい行動へと変えていくための支援をする．ただし，単に知識をつけるだけでは行動を変えるのは難しく，特に成人の場合はその行動が長年培われてきたものであることが多いため，なおさらである．行動変容に重点を置いて支援する際には，「ヘルス・ビリーフ・モデル」「計画的行動理論」「変化ステージモデル」などのモデルや理論が活用されている．

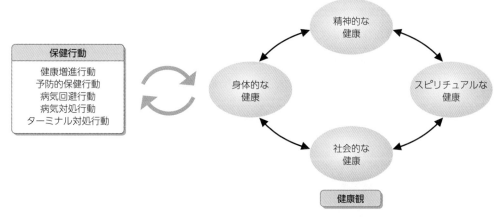

図5-5　保健行動と健康観

5 さまざまな健康観を踏まえた看護

これまで，健康観についての最近の動向，主要な健康観，個人の健康観に影響を及ぼす要因とその健康観を理解する方法，そして，保健行動と健康観について述べてきた．成人期にある対象者を看護する際に必要なのは，まず，さまざまな健康観が存在すること，さらに看護の対象者はさまざまな健康観をもっていることを認識することである（表5-1）．医療従事者はどうしても，従来の疾病の有無を中心とした健康観に重きを置きがちであるが，その人がもっている健康観を尊重した援助が大切である．また，成人期になると，それまでにはなかった健康障害にぶつかることも多く，つくりあげてきた自分の健康観を変えなければならない状況に陥ることもある．そのような状況を克服し，よりよい生活が送れるよう支援することが重要である．

最終的な目標は，毎日の生活が生き生きと充実し，満足した人生を送ることであり，「健康」はそのための手段である．そのような「健康」を支援するのだと認識した上で，多様な健康観を理解し，尊重することが看護にあたる上で大切であろう．

表5-1 さまざまな健康観を踏まえた看護のためのアセスメントの主な視点

主な視点	具体例や活用できるアセスメント指標
客観的健康度	医学的診断など専門家からみた健康状態，検査所見など
主観的健康度	健康状態についての自己評価（自分自身が健康だと思うか）など
健康観に影響する自立度	日常生活動作（ADL），手段的日常生活動作（IADL），老研式活動能力指標，国際生活機能分類（ICF）など
健康観に影響する質的な側面	自尊心，自己肯定感，自己効力感，満足度，QOLなど
総合的な健康度	ホリスティック・ヘルス・モデルなど
健康観と関連する保健行動	健康増進行動，予防的保健行動，病気回避行動，病気対処行動，ターミナル対処行動など

■ 引用・参考文献

1) 園田恭一. 健康の理論と保健社会学. 東京大学出版会, 1993, p.8.
2) 山崎喜比古編. 健康と医療の社会学. 東京大学出版会, 2001, p.34.
3) Smith, J.A. 看護における健康の概念. 都留春夫ほか訳. 医学書院, 1997, p.87-106.
4) Idller. Predicting power of self-rated health. Journal of Health and Social Behavior. 1996, 30 (2), p.112-124.
5) 園田恭一ほか編. 健康観の転換. 東京大学出版会, 1995, p.76.
6) Somers, A.R. et al. The challenge of health promotion for the elderly. Business and Health. November, 1992.
7) 古谷野亘. 地域老人における手段的ADL：社会的生活機能の障害およびそれと関連する要因. 社会老年学. 1991, (33), p.56.
8) 古谷野亘ほか. 地域老人における活動能力の測定：老研式活動能力指標の開発. 日本公衆衛生雑誌. 1987, 34 (3),

9) 尾崎米厚ほか編. いまを読み解く保健活動のキーワード. 医学書院, 2002, p.83-85.
10) 山本眞理子編. 心理測定尺度集Ⅰ：人間の内面を探る〈自己・個人内過程〉. 堀洋道監修. サイエンス社, 2001, p.31.
11) 永田勝太郎ほか. QOL (Quality of Life) とその臨床評価における意義と実施法. 臨床医薬. 1989, 5 (2).
12) 前掲書5), p.35.
13) 前掲書5), p.39-47.
14) 宗像恒次. 保健行動論の必要. 看護技術. 1983, 29 (14), p.13-19.
15) Suchman, E.A. et al. Social pattern of illness and medical care. Journal of Health and Human Behavior. 1965, 16, p.2-16.
16) E・キューブラー＝ロス. 死ぬ瞬間. 鈴木晶訳. 読売新聞社, 1998, p.59-201.

p.109-114.

🔖 重要用語

健康観	ソーシャルキャピタル	自尊心（self-esteem）
健康の四つの側面	客観的健康	QOL
適応	主観的健康	全人的（ホリスティック）
主体的統御	自立度	保健行動
スピリチュアル	満足度	健康増進行動

◆ 学習参考文献

❶ 園田恭一ほか編. 健康観の転換：新しい健康理論の展開. 東京大学出版会, 1995.

大きく揺れ動き変化していく新たな「健康」を, さまざまな角度からとらえる方法について, 理論的に, また詳細に学習できる.

❷ 山崎喜比古ほか. 健康と医療の社会学. 東京大学出版会, 2001.

医療や保健分野の視点からだけでなく, 社会学的な観点が含まれており, 健康について広い領域やさまざまな視点から学習する際に役立つ.

❸ ジュディス・A・スミス. 看護における健康の概念. 都留春夫ほか訳. 医学書院, 1997.

健康を四つのモデルで論じ, 各モデルにおける看護専門職の役割などについて記述されており, 看護という視点からの健康の概念について学習できる.

6 学習の特徴と看護

学習目標

- 学習者としての成人の特徴を理解する.
- 成人教育学の概念を理解する.
- 成人が学習する意義について理解する.
- 成人の健康レベルと学習方法の関係について理解する.
- 成人の学習スタイルを理解する方法を習得する.

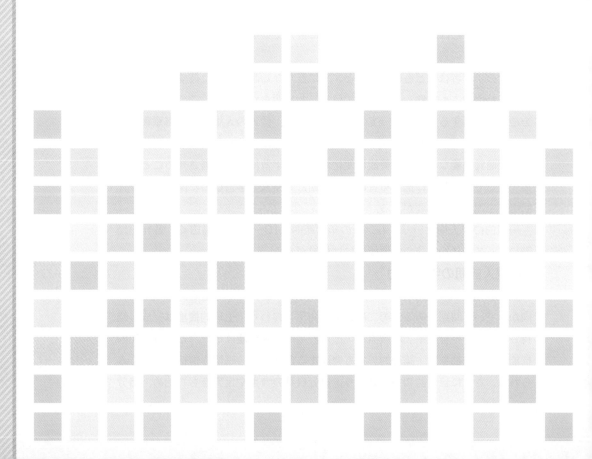

1 おとなの学びの特徴

1 身体的発達と学習能力の関係

　成人期には生理機能の変化，長年にわたる生活習慣，社会的役割による重圧などが誘因となって健康障害を生じる可能性がある．そこで健康を回復あるいは保持・増進するために，自らが健康の意義を理解し，生涯にわたる健康生活を積極的に実践する能力を獲得することが求められる．つまり，それまで実践してきた生活習慣，保健行動を再確認し，より健康的なものへと改善するための学習が必要となる．

　成人教育は，単にある特定の年齢に達した人を教育の対象者とするという意味ではなく，成人の「成熟性」という特徴を教育の諸過程に取り入れることが前提となる．つまり，成人ならではの自律性，豊富な生活経験，社会的責任を教育に生かすことで教育効果を高めようとするものである．成熟性や個人の経験を尊重した教育を行った場合に，学習はその人の生活と一体化し，QOLを保証するものとなっていく．

1 学習能力

　学習能力（learning ability）の定義は，範囲の広い狭いによって多少の相違はあるが，一般的には新しい知識や技術を獲得して課題を達成したり，問題を解決したりする力のことをいう．そのため学習能力は，学習者がもっている知識や技能，学習方法，身体的・精神的・社会的条件などから推測できる．つまり学習能力とは，学習に関して生得的に備えている可能性と，経験によって培われた能力の総体といえる．

　成人の学習者は子どもに比べるとすでに豊かな知識や優れた技能をもち，精神的・社会的にも成熟し，自立していることは明らかである．このような能力を最大限活用することによって学習効果を高め，個人の人生をより有意義なものとすることができる．しかし成人期には，加齢に伴う生理的機能の変化，例えば視聴覚機能などの身体機能に変化が生じ，学習活動を停滞させることもある．そこで成人教育に携わる者は，成人期にある人の学習能力に関連する身体的機能を理解する必要がある．

　一般的に成人期といっても，その年齢範囲は10〜60代と幅広く，各発達段階によって身体的発達や学習能力には相違がある．

2 成人前期の学習能力

　成人前期（15〜30歳）は，子どもから大人へとすべての面で自立の方向に向かっていく時期である．第二次性徴が発現し終わり，生理的機能は完成し維持される．中枢神経系・呼吸器系・循環器系や運動機能はピークとなり，知的機能としての抽象的・論理的思考も発達すると同時に，感情や情緒の安定もみられる．さらに自己認知力も高まり，自分自身の考えや世界をもち始め，自分

の意思で物事を決定し，行動することを志向するようになる．つまり学習するために必要な認知能力や体力，身体的技能をもち合わせている時期といえる．社会的にはライフスタイルを選択し，職業，結婚，家庭をもつことを考え始める．結婚し子どもをもつことによって，家族の健康と安全を願い，またキャリア形成のための自己の健康管理なども学習課題としていく．さらに社会的な役割が拡大するということは，それに伴うストレスも生じやすくなるということであり，ストレスマネジメント*についても関心を高めていく．

この時期は身体機能が完成すると同時に，精神的にも社会的にも成熟し，学習の条件は十分に備えている．しかしその反面，生活経験の乏しさから，現実と理想の間で生じる葛藤や自我同一性の混乱などによって，精神的な動揺を生じる場合もある．人間の心身は統合して機能するため，精神的な動揺が誘因となり身体的機能を十分に発揮できずに，学習が効果的に行われないこともある．そこで，成人前期にある人の学習を支援するには，前述した学習課題を個人がどのように達成しようとしているかを理解する必要がある．

3 中年期や向老期の学習能力

中年期や向老期になると徐々に視力，聴力，機械的記憶力，分別速度，運動能力，体力などの低下がみられ始める．その結果，例えば小さな文字の判読が困難になる，新しい技能の習得が円滑にできない，新しい知識の記憶や再生に時間を要する，集中力が持続しない，疲労しやすいなどの変化が生じる．これらの変化によって，以前に比べて学習効率が上がらないことで学習意欲の低下や自信喪失につながり，学習を停滞させることもある．

一般的に，学習能力は個人の社会における経験の質に関係し，普段使っている機能は衰えが遅く，それまでの経験に深く関与している事項については優れた成果を示すため，個人差が顕著である．また身体機能の変化にも個人差があるため，個々の経験や身体機能に応じた学習方法を準備する必要がある．

中年期や向老期にある学習者の身体的変化に対応するためには，採光・彩色，音響の調整，室温・通風，机や椅子の構造など，感覚機能の低下を補ったり，疲労をできるだけ少なくしたりするような物理的環境を整える配慮が必要となる．また声の大きさ，文字の大きさや文字間隔など，情報提示の方法にも留意する．

2 自己主導性の発達と学習方法の関係

成人教育では，成人が備えている成熟性を学習方法や学習内容に反映させるが，成熟性の一つとして**自己主導性**の発達がある．

人間は他人に依存する存在として誕生し，家族や地域社会あるいは教師の支援を受けながら，自立した個人に成長していく．成人期にある人は，社会的に独立し責任を果たすことや，家庭を維持し子どもを養育することを発達課題としながら生活している．つまり市民として，職業人として，さらに家庭人とし

用語解説*
ストレスマネジメント

ストレスとは，本来は生物が気候や心理的な要素などの外的・内的な刺激に適応していくプロセスを表す用語で，生活からストレスそのものをなくすことは困難である．ストレスは高すぎると生産性を低下させるが，適正なレベルに保つことで，それが意欲や判断力，行動力を高める刺激になる．このようにストレスと上手につき合い，適応するために対処したり管理することを，ストレスマネジメントという．

ての役割と責任を担っており，そのことが自尊心や自己概念に深く関与している．このように自立した存在である成人の学習者は，他者から指示を受けることや何らかの行為を強要されることに対して，抵抗感を生じる可能性がある．そこで，成人教育では自己主導性を尊重することで，教育効果を高める．子どもの教育では指導者が学習内容や学習方法を選定するが，成人教育では学習の主導権を学習者にゆだね，指導者は学習者が主導性を十分発揮できるように，環境調整や情報提供を行う．

　個人もしくは集団が自ら学習を開始し，自らの学習計画に関してその計画，実施，評価の責任を引き受ける学習の過程を**自己管理的学習***（self-directed learning）という．自己管理的学習は，次の三つの概念を含んでいる．第一は，自己の学習の目的や方法に対する他者のコントロールからの**独立**である．ここでいう独立は，指導者との関係において自立的存在であるということであって，指導者が介在しないということではない．第二は，他者の援助を受ける場合も受けない場合も，学習者自身が主導して，自己の学習ニーズを診断し，学習目標を設定し，学習資源を選択し，学習方法を計画・実践し，学習成果を評価するという学習過程における**主導性**である．第三は，学習によって自己実現しようとする事柄や程度を，学習者自身が決定する**自立性**である．

　なお，自己管理的学習は学習者中心の優れた学習方法であるが，学習ニーズやレディネス（➡p.133参照）によっては学習者への負担が過度になり，学習意欲を低下させることがある．そのため，そのような学習者には，徐々に自立性を高めていくような方法を選択することが望ましい．

用語解説 *

自己管理的学習

学習者の自己概念を「他者依存」ではなく，「自己管理性」の拡大ととらえ，学習の主導権つまり学習全体の計画・調整・管理を学習者自身が実行する学習．教師の役割を，学習の援助者や情報源とする．1960年代からカナダやアメリカで開発された生涯学習推進の中心概念．

3　経験の蓄積と学習方法の関係

　人間は成長の過程でさまざまな**経験**を重ねていく．経験は単に何らかの行為をすることではない．経験には行為とその行為の結果として被ったこととの関係の意味づけが行われ，それが個人の価値を形成していく（**図6-1**）．例えば，育児を通して子どもからのさまざまな反応を受け取ることで，自分が行った育児の方法や親の役割について考え，育児についてのある価値観や価値基準を形成する，また職場での仕事を通して，仕事の方法だけでなく，将来の生き方や社会の規範あるいは自己について学ぶなどである．このように経験によって学びとられたものは，個人が直接そのことに関わり，実感し，思考した結果として得られたものであるため，個人の中に深く浸透していく．つまり経験によって学んだことは，書籍やメディアによって得た知識に比べると個人への影響が強いと考えられる．一

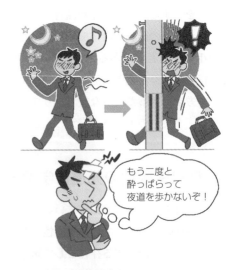

もう二度と
酔っぱらって
夜道を歩かないぞ！

図6-1　個人の価値の形成

方で，経験によって形成された価値観は個人と同一化しているために，修正が困難であるということでもある．例えば専門的視点からみると健康についての誤った対処行動であっても，その行動によって苦痛が軽減したという実体験がある場合には，その行動を修正することへの抵抗感や不安を伴う．

　成人教育の対象者が長い人生，生活の中で積み重ねた経験は，学習の資源となると同時に，その経験が新しい学習への動機づけとなる．機械的記憶力が低下したとしても，新しく獲得しようとする知識や技術が学習者の経験に関連する内容である場合や，過去の経験において学習する必要性を感じていることに関しては，学習効果が高い．成人の学習を支援するためには，まずその学習に関して個人がどのような経験をしているのか，その経験が個人にどのような影響を及ぼしているのかを理解する．そして，個人の経験を中心とした学習を計画・実践する．学習者の経験を引き出す方法としては，講義形式の学習よりも集団討議法，事例法，シミュレーション，相談指導，セミナーなどのほうが，学習者が互いに経験を語り合うことで自分を客観視したり，現実的な新しい目標を発見する機会となる点で望ましい．

2 成人教育学の概念（アンドラゴジーモデル）

　アンドラゴジー（andragogy）とは，ギリシャ語のandros（成人の意味）とagogos（指導の意味）からなり，成人の発達段階の特徴を生かした成人の学習，あるいは教育について解明する教育学をいう．第一次世界大戦後のドイツで，ローゼンシュトック（Rosenstock, E.）らが，人間は生涯にわたって学習する存在であって，子どもの教育学だけではなく，成熟した大人のための教育学が必要であると主張したことが始まりとされている．しかし，当時は教育が青少年期になされるものであるという考えが主流であったため，アンドラゴジーが社会の承認を得るまでには至らなかった．本格的にアンドラゴジーの研究が行われるようになったのは，第二次世界大戦後といわれている．

　近年では，ノールズ（Knowles, M.S.），ペーゲラー（Pöggeler, F.）などの成人教育学者によって，教育学・社会学・心理学・行動科学などの諸科学を取り入れた成人教育学の理論体系が確立されている．中でもノールズは，アンドラゴジーを「大人の学習を援助する技術と科学」と定義し，基礎理論から実践までを体系化した．

　なお，アンドラゴジー（成人教育学）に対して，子どもの教育学を**ペダゴジー***（pedagogy），老年の教育学を**ジェロゴジー***（gerogogy）という．過去にはアンドラゴジーとペダゴジーを二分化されたモデルとしてとらえることが多かったが，近年は両者を連続したモデルとして扱う傾向にある．つまり，子どもを対象に教育する場合にもアンドラゴジーの要素を含めた学習を取り入れること，あるいは成人を対象とした教育にも必要に応じてペダゴジーの

用語解説*
ペダゴジー

ギリシャ語のpaid（子ども）とagogos（指導）の合成語．ノールズは「子どもを教える技術と科学」と定義している．子どもの学習が成人に比べると，依存的，模倣的，主観的であること，学習の方向性は教科内容の習得，将来有用な知識や技術の習得が中心となる．アンドラゴジーと二分法的ではなく，連続概念としてとらえる．

用語解説*
ジェロゴジー

ギリシャ語のgeron（老人）に語源がある．1950年代にエイジングや老年学の研究が進むなかで，老年教育学が発展した．老年看護はノールズの考え方の基調を受け継ぎながら，子ども，成人に次ぐ「第三の－gogy」の体系とみなされている．

表6-1 ペダゴジー，アンドラゴジー，ジェロゴジーの特性比較

	ペダゴジー	アンドラゴジー	ジェロゴジー
自己概念	依存的	自己決定的	自己決定的〜依存的
学習者の経験	学習資源になりにくい これから築かれていくもの	豊かな学習資源	豊かな学習資源
学習者のレディネス	年齢やカリキュラム	社会的役割や生活課題	自己実現（生きがい）や生活課題
学習の方向性	教科中心	課題や問題中心	興味や教養，生活課題中心
学習の動機づけ	報酬や罰による外発的動機づけ	興味や関心などによる内発的動機づけ	興味や関心などによる内発的動機づけ
学習の雰囲気	緊張，形式的，競争的，判定	リラックス，相互信頼，協調，支援	相補的，仲間づくり
学習の計画	教師主導	学習者と指導者の共同	学習者と指導者の共同
学習活動	教授・伝達の技術	探究，自己主導的，経験学習	参加型，サークル活動
評価	教師による，基準重視	学習者の自己評価，共同評価	学習者の自己評価，共同評価

要素を含ませるなど，学習者に応じた柔軟なモデルの活用が求められている．ペダゴジー，アンドラゴジー，ジェロゴジーの特性比較を表6-1に示す．

アンドラゴジーでは，以下の五つを成人の特徴とする．

1 学習者の自己概念（self-concept）

自己についての主観的な認知（例えば自分の能力や身体的特徴，パーソナリティーなどについての考え）を**自己概念**（self-concept）という．自己概念は，成長する過程で依存的状態から自己決定的状態へと変化していく．つまり，成人は自分に関することを自分で考え決定し，成し遂げたいというニーズをもっており，またそれらができる存在として自己をとらえている．さらに他者からも，自己決定ができる独立した存在として扱われることを望んでいる．そのため，学習をする場合にも，他者から学習内容や学習方法を一方的に指示されることや強要されることに抵抗感を示すことが多い．そして自己決定的存在でありたいとする自己概念と，自分の学習であるのに他者に依存しているという理想と現実の間で葛藤や混乱を生じ，学習の停滞を招く可能性がある．

そこで成人の自己概念の特徴を反映させた学習では，学習者が主体となって管理できるようにする必要がある．ただし，成人であっても学習内容が今までの経験と乖離している場合や，難易度が高ければ，自己決定的に学習を進められずに依存性が高くなる場合もあるため，孤立感を与えないような教育的配慮をする．

2 経験の役割（the role of experience）

人間は成長するにつれて，人生や生活の中でさまざまな経験を重ねていく．成人教育では，その豊かな経験が学習の資源となって個人の学習を助ける．したがって，成人の学習では，個人の経験に関与した方法と内容の選択が重要と

なる．

3 学習へのレディネス（readiness to learn）

　学習者が学習するのに適するだけ成熟し，学習が効果的になるための準備状態のことを**レディネス**という．具体的には，すでに保有している知識，技能，経験，興味，身体機能などが挙げられる．レディネスという考えは，人間の発達は段階的に進むものであり，ある学習をするには，それにふさわしい時期があるとすることから生まれた．そして，準備状態が成立していない時期に学習しても学習効率は上がらず，また，その時期を逃してしまった後での学習も困難なことがあるととらえる（図6-2）．

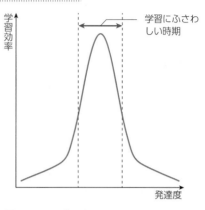

図6-2　**レディネス**

　子どものレディネスは，例えば運動機能や思考力などの身体的・精神的発達の程度に関連することが多いが，成人では自分が直面している生活上の問題や社会的な課題が中心となる．そのため現実的な問題を解決する必要性に迫られた場合にレディネスは高まり，能動的学習を可能にする．また問題や課題に直面した時期と学習する時期が合致しているか否かも重要となる．成人の場合，自分に起こり得る可能性の高い問題についてのレディネスは高くなるが，当面自分には関係がないと思えるような問題については，レディネスが整いにくいといえる．例えば何らかの疾患や症状をもっている人に比べると，非常に健康で客観的にも主観的にも変調がみられないときには，健康に関する学習のレディネスは低いといえる．そのため，学習の必要性を自覚できるような働きかけが必要となる．

4 学習の方向づけ（orientation of learning）

　学習成果を子どもと成人の学習で比較すると，子どもの学習は現在の生活というよりも，将来の社会生活に対する準備として行われる．つまり子どもの学習は，直ちに現在の生活に役立つ知識や技能より，将来社会で生きていく上で役立つことが優先されやすい．しかし，すでに社会で生活している成人は，将来に役立つ学習ではなく，応用の即時性を求め，現在自分が直面している生活上の問題や課題への対応という形で学習に参加する．したがって，一般的な知識や技術を講義形式で学習するよりも，課題や問題中心の学習が望ましい．現在困っていることや直面している問題を解決できるような参加型の学習環境を準備することによって，解決法を発見することに焦点が当てられている．

5 学習への動機づけ（motivation to study）

　学習者が主体的に学習しようとする意欲をもち，目標に向かい行動する**動機づけ**（motivation）には，外発的動機づけと内発的動機づけがある．外発的

動機づけは，動機づけの刺激が他者からもたらされるもので，例えば賞と罰，競争と協同などがこれに当たる．内発的動機づけは，学習者自身から生じ学習活動そのものに向けられるもので，例えば興味や関心，学習目標の自覚，発見の喜びなどである．子どもは大人に比べて経験が少ないために，明確な価値観や価値基準をもち合わせていない．したがって，親や教師からの報酬や叱責が物事の価値を決める指標となり，その後の学習に影響を与える（図6-3）．

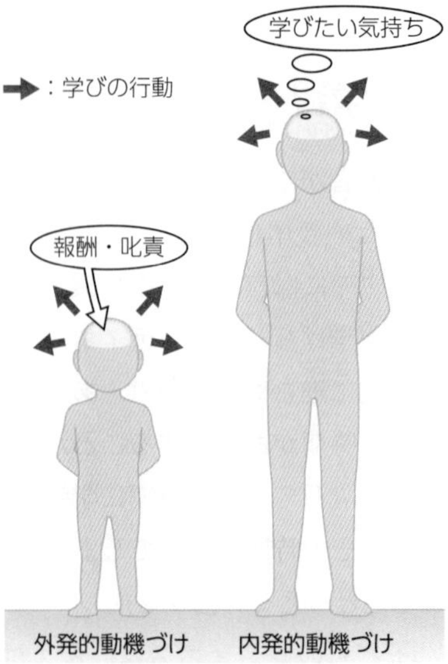

図6-3　外発的動機づけと内発的動機づけ

成人の場合には内発的動機づけが中心となるために，学習成果が得られやすい特徴がある．つまり，自分が学びたいと思うことは確実に学んでいけるのである．反対に学習者が学ぶ必要性を認めない場合には，その学習は成立しにくい．そこで，基本的には「学びたいことを学びたい方法で学ぶ」支援が必要となる．例えばいくつかの学習内容があった場合，個々の学習者のニーズに応じて学習の順序や学習内容，学習量を変更するような工夫も重要となる．

1 アンドラゴジーモデルによる学習プログラム

表6-2に示す七つの要素がある．

|1| 主体的参加を促すための雰囲気（climate）づくり

主体的な参加を促すためには，学習者にとって安らぎを感じ，表現の自由が保障され，関係者が支え合う場を設定する必要がある．例えば，参加者の座席はスクール形式のような指導者と学習者が対面するものではなく，グループに分けて円形にする，設備や備品は大人のセンスに合うものにするといった物理的な環境を整える．また，指導者は学習者の意見を受け止め，学習者間の相互交流を助けるとともに，学習者と同じ目標に向かう者として関わる．さらに，学習の場が評価的・懐疑的にならず温かく自由な雰囲気となるように，物的・人的環境を整備する．

表6-2　アンドラゴジーモデルによる学習プログラムの七つの要素

①主体的参加を促すための雰囲気（climate）づくり
②参加的学習計画のための組織構造の確立
③学習のためのニーズの診断
④学習の方向性の決定
⑤学習活動計画の開発
⑥学習活動の実施
⑦学習ニーズの再診断

|2| 参加的学習計画のための組織構造の確立

この段階では，学習者が学習計画のあらゆる段階に参加できるような組織やしくみをつくる．指導者は教育計画全体に関して責任をもつが，学習者と指導者が話し合いながら，組織やしくみをどのように構成するかを決定することで学習者のニーズが反映されやすくなり，その結果として学習への関心・向上へとつながる．

健康教育に関するプログラムは学習者が参加する前に組織やしくみができていることが多く，組織構造の計画に学習者が参加することはまれであるが，例えば集団学習をする場合には，1グループの人数や，どのようなグループメン

バーで構成するかなどを話し合う.

|3| 学習のためのニーズの診断

　自立的で自己決定型の自己概念をもつ成人は，他者から与えられた学習より自らが必要と認めた学習を志向するため，アンドラゴジーのプログラムにおいては学習ニーズの自己診断が特に重視される.自分が本当に学びたいことは何であるか，どのような方法で学びたいのかを自らに問いかけ，明らかにするのである.

　学習ニーズの診断では，①望ましい行動や要求される能力モデルの開発，②こうした行動や能力それぞれに関する個人の現時点での到達レベルの診断，③モデルと現在の到達度の診断，という三つのステップを踏む.

a 望ましい行動や要求される能力モデルの開発

　自分の到達点や目標とするモデルを明らかにする.例えば，すでに行われている研究成果から固有のモデルを開発する，専門家が行っている組織固有のモデルを参考にする，一定の役割を実際に遂行している人の業務分析を行い，有能な遂行者が身につけている能力のモデルをつくる，グループメンバーで話し合いモデルを開発するなどである.他のモデルを参考にしながら自らが固有のモデルを開発することで，学習者は一般的で漠然とした目的とは異なる，自分らしい到達点を明確にしていくのである.例えば，健康を回復あるいは保持していくためのモデルを開発するためには，学習者は医療関係者，健康的な生活習慣を形成し有意義に日々を送っている知人，ともに治療を受けながら生活習慣を改善しようとしている仲間などから得た情報を参考にしながら，学習者個人の到達度や目標を明確にする.

b 行動や能力それぞれに関する個人の現時点での到達レベルの診断

　自分の能力，技能，状況を明らかにし，現時点での到達レベルを自己診断する.自己決定的な学習をするには，まず自己の能力や到達度を，より正確に診断することが不可欠である.しかし，過去に受けた学校教育あるいは職場での業務も，自らを評価するよりも他者から評価を受ける経験が主となるために，自己の弱点を直視することや自己診断の結果を他者に表明することへの心理的負担を伴いやすい.また，自己診断の手法も十分に準備されていない.自己診断による過度な緊張が生じないようにするためには，|1|で述べた親和的雰囲気の中で，率直に自己を見つめながら課題を明らかにできるよう援助する.また，客観的な自己診断ができるように，情報提供や言語化を助ける.

c モデルと現在の到達度の診断

　aの望ましい能力モデルと，bの現時点での到達度の間にあるギャップを診断する.つまり前段階では，学習者が望んでいるものと現実の状況が，具体的かつ個別的に明らかにされているのであるから，両者間の相違が何であるのかを明確にする.学習者自身が診断することが学習への内発的動機づけとなる.

|4| 学習の方向性の決定

　この段階では学習の方向性，つまり学習目標を設定する．そこで特定の活動に対する目標を記述するのであるが，ここで掲げられた目標は，学習後の評価の指標となるため，どのような行動の変容を意図するのか，その内容と程度を含めて具体的に述べる必要がある．表現の体裁にとらわれるのではなく，学習者の意思を最も的確に表現する言葉を使用することで，目標は個人にとって意味のあるものとなっていく．

　学習の目標は指導者にとって，学習者と学習者を取り巻く環境への関わりの方向性を示すものであり，学習者と指導者が相互に参加して設定されることが望ましい．その結果，学習者と指導者が目標を共有することになる．

|5| 学習活動計画の開発

　この段階では，学習目標を達成するための学習経験のパターンをデザインする．例えばある特定の学習経験について，個人で行うのか集団で行うのか，集団で行うとすれば参加するメンバーを誰にするのか，問題解決型の話し合いか情報共有型の学習であるか，学習の時期や期間をどうするのか，支援者にはどのような役割を期待するのか，準備として必要なことは何かなどを決定していく．個人で学習する場合であっても，本を読んで学習する，経験者から話を聞く，直接現場に出向いて観察するなど方法は多様である．いずれにしても，成人の学習が自己決定型であるという特徴から，学習者のニーズに合った計画とすることは言うまでもないが，それによって学習者には，学習の責任を自覚する機会ともなる．学習者と指導者が相互に参加して計画を共有する．

|6| 学習活動の実施

　この段階では，すでに設定・準備された学習目標・学習活動計画を実施することになるが，そこで重要なことは，学習者と指導者の関係である．アンドラゴジーは指導者のイニシアチブによって学習を成立させるものではないため，指導者は，教えるという機能よりも情報を提供する，相談を受ける，共に考えるといった立場になる．学習者の不安やとまどいを受け止めながら，自立した学習ができるように支えていく共同探究者として関わる．

|7| 学習ニーズの再診断

　設定した学習目標と学習結果のギャップを再診断する段階である．意図した目標に学習が到達しない，設定した目標達成時期よりも早期に到達した，計画していた学習活動が思いのほか難しく情報収集のみに終始した，アクシデントによって学習が停滞したなどの結果と，そこに至った事由などについて検討する．単にできた，あるいはできなかったといった結果のみに終始せずに，原因や誘因についても考察することによって，プログラム自体を評価できる．再診断によって新たな学習のニーズが生まれるだけでなく，学習能力を高めていくことができる．

　以上のようなプロセスによって，ある特定の学習については学習を完結し，

さらに次の学習ニーズが生まれることで，継続的な学習がなされていく．学習成果は個人の生活に組み込まれ，あるいは個人の自己概念となって，その人らしい価値や習慣形成へつながっていく．

3 おとなの学びの目標

1 エンパワメントモデル

エンパワメント*（empowerment）とは，権力や能力を与えるといった意味で，1995年に北京で開催された第4回世界女性会議において成人教育のキーワードとして使用されるなど，1990年代に注目されるようになった概念である．性別や経済的格差などの要因から社会的に弱い立場にある人々を，意思決定や実行，評価過程に参加させていくことにより自己の尊厳と自信を回復し，自らの状況を改善するための能力を獲得することをエンパワメントと表現した．その後，さまざまな教育実践に反映されるようになり，近年では患者教育に関しても，エンパワメントの考え方が取り入れられている．

看護学においては，患者が健康障害によって生活あるいは生きていくことへの主体性を失うことなく，自信をもって自己管理していけるような行動形成と価値観の変革を目指している．

従来行われていた患者教育は，いわゆる医学モデルを活用した専門的知識や技術をもつ者が患者にその知識や技術を与えれば，患者は指示された行動変化をするという信念のもとに，講義形式の指導を行うものが主であった．しかしこのような指導は，一般的な知識や技術を患者に一方的に伝えるような指導になりやすく，患者個人がもつ価値観や生活習慣とかけ離れたものとなる可能性がある．その結果，望ましい行動変容がなされない，あるいは持続しないなどの結果を生じることになる．さらに，指示された行動がとれないことによるストレスや自信の喪失，意欲の低下といった問題につながる．つまり，健康障害によって直接引き起こされる身体的・精神的問題に加えて，指示されたことを実践できない自己を認知することによる主体性の低下が，患者のQOLを低下させるのである．

そこで，**エンパワメント・アプローチ**では，ケアの主体者としての患者と学習の支援者である看護者の共同関係を基盤として，患者個人が設定した目標を達成するために，能力を育成・発展・強化するための資源や情報を提供することを看護者の役割と考える．エンパワメントが生じる先行条件は次のとおりである．

①患者こそが日々の治療におけるコントロールと決断の中心である．そして患者の学習は医師や看護師が指示するものではないが，医師や看護師は個々の患者の学習を促進する責任を負う．

用語解説*
エンパワメント
多義的な用語であるが，一般的には自分の中に力を蓄え，積極的な自己をつくり出すことによって問題を解決しようとするもの．健康教育におけるエンパワメントは，個人や組織が，健康によりよい影響を及ぼす行動や意思決定を，自らできるようにするプロセスと理解できる．

表6-3　伝統的医学モデルとエンパワメント・アプローチモデル

伝統的医学モデル	エンパワメント・アプローチモデル
1. 糖尿病は身体的疾患である. 2. ケア提供者は専門性に基づく権威をもつ. 3. 問題意識や学習ニーズは専門家によってなされる. 4. 専門家は問題解決者あるいはcare giverである. すなわち診断・治療・結果に責任をもつ. 5. ゴールは専門家が指示したことを励行すること（コンプライアンス）, 行動方略はコンプライアンスを増強するために用いられる. 6. 行動の変容は外部から動機づけられる. 7. 患者は無力で, 専門家は力をもつ.	1. 糖尿病は生物・心理・社会的疾患である. 2. ケア提供者と患者は専門的知識を共有し民主的関係をもつ. 3. 問題や学習ニーズは患者によって明らかにされる. 4. 患者が問題解決者でcare giverである. つまり患者と専門家は治療と結果に対する責任を分担する. 5. ゴールは患者がインフォームドチョイスできるようにすること, 行動方略は患者に選択行動がとれるように援助する. 6. 行動の変容は内部から動機づけられる. 7. 患者も専門家も力をもつ.

Funnell, M.M. et al. Empowerment : An idea whose time has come in diabetes education. The Diabetes Educator. 1990, 17(1), p.37-41（安酸史子訳）より改変.

②ヘルスケアチーム*の第一の任務は，教育的・心理的援助を提供し，患者が毎日行うセルフケアに対して，適切に情報を与えられた上で決断できるようにすることである.

③成人は，個人的に意味があり自由選択した行動変化であれば，実現しやすく，また維持しやすい.

④エンパワメントの過程は信頼である. 患者とヘルスケアメンバーが相互に尊重し合う関係である. そのためには，患者を中心とした組織をつくり，互いがパートナーとして活動できるような組織づくりが必要である.

⑤患者とヘルスケアメンバーの関係は，どちらかの能力が劣っている，優れているというものではない. 双方が力を有しており，その力を共有することにより双方に利益が生じる.

医学モデルとエンパワメント・アプローチモデルの比較を，表6-3 に示す.

用語解説 *

ヘルスケアチーム

日本では一般的に医師，看護職，栄養士，薬剤師，臨床検査技師，理学療法士，作業療法士，言語聴覚士，ケースワーカーなどによりチームが構成される.

2 エンパワメント・アプローチのプロセス

■ エンパワメント・アプローチの三原則

エンパワメント・アプローチは教育学，心理学，カウンセリングの考え方を基盤としており，次の三原則に基づいている.

①慢性の病気のケアの98％以上は，病気をもつその人が行うことが原則である. したがって病気をもつ人こそが，治療におけるコントロールと決断の中心となる.

②ヘルスケアチームの第一の任務は，進歩を続ける専門知識とともに，教育的・心理的援助を供給し，毎日行うセルフケアに関して，病気をもつ人がよく情報を示された上で決定を下せるようにすることである.

③成人では，個人的に意味を見いだし自由意思で選択した行動変容であれば，実現しやすく，また維持しやすい.

2 エンパワメント・アプローチの基本的原理

① 学習ニーズと目標を患者が選択する.

② 学習の主導権と決定権は患者が有する.

③ 問題点と解決策を患者自身が考える.

④ 失敗を,新たな学びと,より力をつける機会とする.

⑤ 行動変化のために内的強化因子を発見し,それを増強する.

⑥ 患者の参加を促進し,個人の責任を高める.

⑦ サポート網と資源を充実させる.

⑧ 患者自身の健康と健全さに対する意欲を高める.

3 エンパワメント・アプローチのプログラム

① 指導者は,患者の一番関心のあることを理解する.そこで患者が現在の状況で最も不満に思うことを特定し,患者と指導者がその事柄を扱うことに同意する.

② 指導者は治療における患者－医療者関係について話し合う.例えばその病気が自己管理の必要な病気であって,指導者は専門の相談相手としてふるまうことや,教育プログラムの意図は,その病気の自己管理において患者がインフォームドチョイス*できるように援助することであるといったことを話し合う.

③ 指導者は,患者の疾患に関する知識や自己管理の実践状況(身体的・心理的・認知的など)を評価する.そのためには,患者が自己管理の問題点を特定すること,患者がその疾患と治療に関連する感情を明らかにするのを助ける.

④ 指導者は,患者に自己管理する責任があることを示す.患者がその疾患に関連した自己の価値観を見つけ,振り返り,明らかにすることを助ける.また患者が望んでいる結果を特定することを助ける.

⑤ 指導者は,患者が特定した関心事と指導者の評価に基づいた疾患関連の情報を提供する.例えば,ある疾患のいろいろな治療選択肢について説明する,各治療についての利益や不利益について説明する,患者が各治療についての利益や不利益を特定するのを助ける,などが挙げられる.

⑥ 患者は,自己管理の目標を選択し,達成するための障害や手がかりを特定する.

⑦ 患者は問題解決の責任を自分で担う.例えば家族や友人からのサポートを受けやすくするために,コミュニケーションや自己主張の技法を身につけ,サポート網を拡大する.また,障害あるいはサポートとなりそうなものを見つけたり,障害に打ち勝つ具体的な方法や技法を学ぶ.例えば,交渉する技法やサポートを最大限活用するための,自分なりの衝突回避法などである.

⑧ 患者が指導者と協力して選択肢を特定し,計画を立てる.患者は獲得した

用語解説*

インフォームドチョイス

病気や治療方法を患者に説明し,同意を得た上で治療にあたる「インフォームドコンセント」の考えをさらに進めて,さまざまな治療のメリットやデメリットを伝えた上で,患者の選択をより重視する考え方.

情報や知識と自己の置かれている状況から，いずれの選択をすることが望ましいか判断・決定し，その決定によって必要となることを，どのような方法で実行するか計画を立てる．

⑨患者が計画を実行する．

⑩患者と指導者が計画の評価，見直し，修正を行う．

4 患者を援助する方法

ここでは，患者自身による行動変化の取り組みを支えるために，エンパワメント・アプローチをいかに使うかを示す．患者の行動変化の過程を，図6-4に示す5段階に分けて述べる．

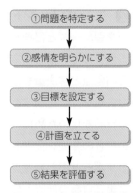

①問題を特定する
②感情を明らかにする
③目標を設定する
④計画を立てる
⑤結果を評価する

図6-4　患者の行動変化の過程

│1│問題を特定する

行動変化は問題を描き出すことから始まる．しかし，患者には問題が明確になっていないことも多い．ある出来事が問題であるのか，それともある問題から派生している一つの現象にすぎないのか，あるいはあまり重要ではない問題の結果として生じている行動にすぎないのか，患者自身には判断がつかないでいるような場合である．そこで，「一番心配なことは何ですか？」「この治療をするときに苦痛なことや不快なことはどんなことですか？」「このことを難しくしているのは何だと思いますか？」というような発問によって，患者が問題を特定できるようにする．

│2│感情を明らかにする

患者が病気や自分自身で改善したいと思っている行動に対して，どのような感情を抱いているかを明らかにする．人間の行動を変容させるには，その行動の根源となっている感情を理解する必要がある．患者が自分の感情に気づき，それがどのような行動を引き起こしているのか理解する必要がある．例えば「○○についてどのように感じていますか？」「今の状況についてどうしたいと考えていますか？」というような，感情を表現する助けとなる発問をする．その結果，患者が表現した感情が，例えば「こんな面倒なことをする気はない」というように治療に対して否定的なものであった場合，その感情そのものを責めても患者の行動は変化しない．患者自身が自分の感情を十分に表現し，感情と行動の関係に気づき，行動変容への手がかりを得ることが重要となる．したがって指導者は，否定的な感情であっても，誤った情報によって生じた感情であったとしても，まずは，どうしてそのような感情が生じたのか，患者の気持ちを十分に聴き，その感情に対する共感を示すことが必要となる．

│3│目標を設定する

患者が自分にとって意味のある目標を設定することが内発的動機づけとなり，その目標を達成するための方略も明確になる．例えば，「どんなことがしたいですか？」「今の状況ならどんなことができそうですか？」「何かあきらめなければいけないことがありそうですか？」というような発問によって患者自身が目標を設定するのを助け，指導者は患者が設定した目標を共有する．指導

者が考える目標と患者が設定した目標に違いが生じ，患者が指導者の設定した目標に合わせるようになると，指導者の意向に従うことに価値が置かれ，セルフマネジメント能力を低下させるとともに，患者と指導者の関係は主従関係に変化する危険性がある．

　患者によっては，目標を設定する方法に慣れておらず，目標の設定が難しいこともあるが，その場合には，特に困っていることや心配なことについて話し合う中で目標が明確になっていく．目標を設定する場合には，長期的な目標とそれを可能にするための短期的な目標を設定すると，現在実践していることの意味が明確となる．

|4| 計画を立てる

　ここでは自分の目標を達成するために効果がありそうな具体的な方法を，できる限り多く患者に考えてもらう．患者によってはさまざまな方法を試みたが失敗を繰り返していることもあり，その場合には指導者がいろいろな具体的方法を提案することになるが，「こんな方法でうまくいった人もいますが，それはあなたにとっては役立ちそうですか？」「こんな方法もありますが，あなたには合いそうですか？」というように選択肢の一つとして提案するのであって，その方法を患者に求めている印象を与えないように配慮する．患者にとって実現可能な計画であるかどうかを患者に考えてもらうためには，例えば，「これはあなたにできそうなことですか？」「実行する決心はついていますか？」というような発問をするとよい．計画を立案するときには，具体的であることが実行を可能にする．つまり「毎日運動をする」と設定するよりは，「1日に30分間連続して歩く」としたほうが，何をすればよいか，実施したか否かが明確になる．

|5| 結果を評価する

　患者は自分が立てた目標や計画が，成功したかどうかに関心をもちやすい．しかし，評価を行うときには，どのような具体的方法や技術が自分に適しているのか，あるいは適していないのかを確認する機会とすることが望ましい．たとえ成功しなかったとしても，患者はその理由や問題点を考えることによって新たな情報を得たり，自分自身について多くを学び，次の行動に活用していくことが可能である点で意味がある．指導者は，患者が結果に至る過程を振り返ることができるように，例えば，「今回と同じようにしようと思うのはどんなことですか？　次はやり方を変えたいと思うのは何ですか？」「思った以上にできましたか？　それともできませんでしたか？」などの問いかけをする．

3 医学モデルとエンパワメントモデルの実際

コンテンツが視聴できます(p.2参照)

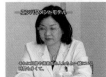

●医学モデルとエンパワメントモデル〈動画〉

事例

岡崎さん. 49歳男性. 大手自動車メーカーの総務部に所属している. 2年前に職場の定期健康診断で肝機能異常を指摘され, 受診の結果, 数年前の輸血時の感染によるC型肝炎と診断された. 診断された直後は落ち込んでいたが, 好きだったお酒も断ち, 食事療法の学習会に参加し, 生活を少しずつ変えた結果, 肝機能も徐々に改善し「自分がこんなにできるとは思わなかった」と自信もみえた.

しかし1カ月前, 営業部への異動辞令があり, 現在は朝から夜遅くまで営業活動で忙しい日々を過ごしている. 食事も不規則となり, 休養する時間もとれないことに加えて, 客との人間関係でストレスを感じることが多くなった. 妻は「毎日イライラして, とても疲れているようで見ていられない」と言っている. 岡崎さんは, 「今まで頑張ってきたことが水の泡だ. 今のような生活を続けていたら肝硬変になってしまう」と, 自信も意欲もなくしているようにみえる.

|1| 従来の医学モデルによるアプローチ

看 職場が異動になったそうですね.

岡 ええ, 新しい職場では前のような生活ができなくなりました.

看 どうしてできないのですか?

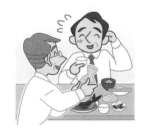

岡 時間は不規則だし, 食事は外食ばかりで, つき合いがあって禁酒なんてなかなか守れないですよ. それに同僚や得意先の人たちと一緒にいる時間も多くて, 気を遣って疲れます.

看 外食だからって食事療法ができないことはないですよ. 外食でも栄養価の高い食事や間食に果物をとるなどして, 努力している患者さんはたくさんいますからね. まだ異動して間もないですから, いろんなことがストレスになるでしょうね. もう少し時間が経てば慣れてきますよ.

岡 自分でも今が一番つらい時期だということはわかっています. でも打ち合わせを兼ねて食事をすることも多いから, 自分だけほかの場所で食べるなんてできないし, 病気のことを同僚に知られるのも嫌ですしね. みんなに合わせるしかないでしょう.

看 まだあきらめるのは早いですよ. 何かほかの方法があるでしょう. 例えば外食するときのお店は岡崎さんが決めるとか.

岡 それはちょっと無理だと思います. 私だって前のようにできればいいと思っていますよ. ほかのよい方法も思いつかないし…….

看 大変なことはわかりますが, このままでは肝臓に負担がかかって肝硬変になってしまいますよ. せっかく今まで頑張ってきたのですから, もう少し努力しましょうよ.

岡 …….

看 職場が異動になったそうですね.

岡 ええ,新しい職場では前のような生活ができなくなりました.

看 ずいぶんお困りのようですが,もう少し詳しく話していただけますか?

岡 時間は不規則だし,食事は外食ばかりで,タンパク質やビタミンを多く摂るなんて守れませんよ. それに人と一緒にいる時間も長くて,気を遣って疲れます.

看 そうですね.職場が変わるといろいろと大変ですよね.今一番お困りのことは何でしょう.

岡 営業の仕事が嫌だっていうことじゃなくて,こんな生活をしていたら肝硬変になってしまわないかと思っているのです. もともと器用な人間じゃないし,適応力だってないから…….

看 そんなことないと思いますよ.初めて肝炎と診断されてから,食事療法や薬物療法もきちんとなさっていたではないですか.そのときはどんな感じがしていたのですか?

岡 そのときはとにかく病気に絶対負けないと思って自分に挑戦している感じでしたね. 血液検査で肝機能が良くなっていると言われたときには,うれしかったなぁ.

看 そうですね.頑張っていらっしゃいましたよね.またそうなるためにしてみたいことがあるでしょうか.

岡 本当は食事療法も続けたいですよ.でもあまりにも環境が変わりすぎて,その気持ちが萎えてしまうのです.

看 そうですか.今の状態が続くと,どんなことが起こりそうですか.

岡 それは……,また肝機能が悪くなってだるさも強くなってくるでしょうね.下手をすれば肝硬変なんてことにもなりかねない.だから今の生活を変えなければいけないんです.

看 ……それでは,すぐに始められて効果がありそうな方法について,何かいいアイデアはありますか?

岡 そうですね…….同僚に病気について話すことを考えてみたほうがいいですよね.そうすれば少し楽になれるかもしれませんし.それに妻に弁当のこと,相談してみます.

看 それはいい考えですね.

　医学モデルのアプローチでは,患者と看護者の面接場面で,看護者は岡崎さんが中断してしまっている食事療法を続けられるように励ましたり言語的説得をしている.また,岡崎さんの気持ちを聞いてはいるが,その気持ちを共有しきれずにいる.

　エンパワメント・アプローチでは,岡崎さんの気持ちを受け止めながら,岡崎さんに自分ができそうなことやしたいことを考えてもらっている.そして今後の行動を,岡崎さん自身が決定している.

4 健康状態と学習方法の関係

　看護者は,患者教育あるいは健康教育を行う場合に,患者の健康レベルに応じた学習方法を選択する必要がある.それは健康レベルによって,患者の学習上のレディネスや学習ニーズに違いが生じやすいためである.例えば,健康な

人は学習に対する身体的・精神的なレディネスが整っている場合が多く，学習ニーズに応じて自立した学習を継続することが可能である．しかし生命の危機に直面している人は，疾患や症状によって生じる生活の障害を自力で調整することが困難である．そのため，学習内容は生命を維持し尊厳を保持することが優先され，学習の自立性を維持することが困難になる．このような状況にある人の学習上の関心は，現在直面している苦痛や疾患にある．また自己管理を必要としている人は，医療関係者から独立して自分の生活を管理しなければならないことから生じる負担に適応しなければならない．現実に病気がなく体の不調を感じない状況にあれば，ともすると自己管理意欲が低下し，健康状態の悪化を招くこともある．

1 生命の危機状況と学習

マズロー（Maslow, A.H.）は，人間は最も切実で優先される欲求を満たすと，次の欲求に向かうと考えた．つまり生理的欲求が充足されると安全欲求が顕在化し，さらにそれが充足されると所属の欲求と愛情の欲求が生じ，さらに自尊心，自己実現の欲求が顕在化することになる（図6-5）．このようなマズローの欲求の階層説からみると，生命の危機状況にある人は，食事や排泄，運動といった人間が生きていく上で最も重要となる生理的欲求が満たされていない状態にあり，その欲求よりも高次の欲求は潜在化している．

健康の危機状況にある患者は，一般に身体機能が著しく低下しており，生命を維持するためエネルギーの消耗が激しい．さらに痛みや呼吸困難などの身体的苦痛とともに，精神的にも安楽が阻害されている場合が多い．有効なエネルギーは生理的欲求の充足に費やされ，生きることに焦点が当てられる．したがって生命の危機状況にある患者の学習内容は，病気それ自体と，その病気による日常生活の活動への影響に関係するものである．

一般的に生命の危機状況にある人は不安定で依存性が高く，保健医療の目標は救命と治療であり，レディネスとしての学習経験は浅く，動機づけも低い状態にある．このような状況にある患者は，専門家や支えとなる人に依存することになる．病気そのものや治療によるストレス，入院による環境の変化から生じるストレスなども患者の無力感に

plus α

マズロー

1908-70（アメリカの心理学者）．人間の本性は善であるという立場をとり，新しい「健康の心理学」の必要性を強調した．彼の理論は，人間の動機づけに関するもので，その特徴は諸欲求が階層的な秩序をなしているという点に特徴がある．

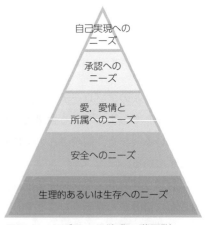

図6-5 マズローの欲求の階層説

つながる．その結果，学習ニーズが潜在化したり，あるいは明確な学習ニーズをもっていても，それを実現するエネルギーが不足していることがある．したがって学習ニーズは，限局されたものとなりやすい．

例えば，現在の症状をなくすための方法や睡眠がとれること，服用している薬の効果というような現実の出来事が優先される．また，翌日行われる検査や

現在受けている治療といった身近なものについて学習するが，その状況が過ぎれば忘れてしまうような，いわゆる短期学習である．

生命の危機状況にある人にとって重要な学習ニーズは，病気と安全に関する情報である．病気に関する情報には症状，診断結果，治療法，治療器具や設備，その病気の転帰などがある．与えられている薬物は何か，この薬物にはどんな作用が期待できるのかについて知る必要がある．学習ニーズにはこのほかに，病気や治療が歩行と安全に与える影響，特殊な衛生上のニーズ，使用される器具の危険性に関する情報がある．以上の学習ニーズのほとんどは，認知領域と情意領域との関係は低いものである．これは，危機状況にある人には学習の結果としての自立した行動は期待されず，医療の管理下での不安の緩和に関わることが期待されているだけだからである．

危機状況にある人の学習方法は，生理機能の低下や苦痛の程度に応じて考える．原則的には，1回の学習時間を短縮する，学習内容を限定する，情報提供する手段を工夫する，家族の協力を得るなどが必要となる．その後，身体の状態が改善すると，合併症の予防やその後の健康管理に関心をもつようになる．身体的徴候や症状も緩和あるいは消失し，学習活動の実践も可能になる．

生命の危機状況にある人の学習は，身体状況の回復に応じて依存から自立へと変化していく．その人がどの段階にあるかを見極めることが必要である．

2 中途障害状況と学習

生活の再構築を必要としている人は，突発的な事故あるいは疾患から生じた生体の均衡の乱れなどによって，特定の機能が喪失あるいは低下している．機能に変化が生じることによって，以前の生活習慣を維持すること，社会的役割を遂行することが困難になるような経験をする．その結果，患者は自己概念の揺らぎや将来への悲嘆を感じることも多い．

機能低下が生じた場合に，患者は今までの生活から現在の機能に合わせた生活へと，自らの生活を再構築しなければならない．そのためには障害を受容し，障害の程度に応じた新たな生活を学習する必要がある．以前の生活習慣や行動様式を，障害の状況に応じたものへと再構築するための学習を必要とするのである．

学習内容には，日常の食事や行動，勤務先や学校での生活パターンを回復するための事柄が含まれる．また薬物の名前や使用法，期待される効果，副作用についての情報も同様に重要である．さらに自宅で治療を継続して実施する方法，経過観察のしかた，どんな徴候や症状が起こったら，再び医師にみてもらったらよいかということも学ばなければならない．これらの学習によって，患者のQOLが向上することになる．

健康問題をもった人が，それまでの生活をそのまま継続できなくとも，医療的な支援を受けながら生活のしかたを工夫することで，残された能力をできる

かぎり維持し，苦痛の少ない，より快適な生活が営めるように援助する必要がある．

3 慢性病と学習

　セルフケアとは生命・健康および安寧を維持するために，各個人が自分自身のために実施する実践活動をいう．患者がセルフケアを行うには，患者自身が自分に必要なセルフケアにはどのようなものがあるか，それはどのように実行するのかを理解する必要がある．

　慢性期の患者が陥りやすい状態として，学習性無力感や希望のなさがある．自分なりに自己管理行動をとってきたにもかかわらず，病状が進行したり，医学データが思ったほど改善しないことがある．また，つい誘惑に負けて自己管理行動がとれない自分に対するふがいなさや自己嫌悪を感じる経験，現在の病状がたとえよくても，そのための努力（自己管理行動）をこの先一生続けなければならないと落ち込む経験など，診断されてからさまざまな経験をしている．そのため，専門家の指示に従うという医学モデルでの援助だけでは，効果が上がらないことが多い．患者の自尊感情や意欲，自信といった感情に注目し，その人が希望をもって病気とつきあっていける状態になるよう援助することが専門家に求められている．QOLを低下させずに適切にセルフマネジメントをしていけることが重要であり，こうしたほうがよいと専門家が考える自己管理のしかたを一方的に教えるのではなく，その病気に関してはプロといってもいい存在であるという前提で患者と関わり，患者が自己管理できるように支援する必要がある．

5 看護者が効果的な学習方法を計画するために必要なアセスメントガイド

　看護者が効果的な学習方法を計画する場合，次に挙げる①健康状態，②健康に対する価値観，③発達上の特徴についてのアセスメントガイドが参考になる（表6-4）．

　下記のデータを収集するには，文書記録，面接，観察などの方法がある．各アセスメント事項をどのような方法で収集するかは患者の健康レベルによっても異なるが，文書記録からは健康状態の背景となるデータが，面接では患者が学びたい事項が明らかになる．

表6-4　効果的な学習方法を計画するためのアセスメントガイド

①健康状態	**エネルギーレベル** ・活動することが，休息しなくても大変でないか，それとも疲れやすいか ・毎日どれくらいの睡眠・休息が必要か ・与えられた時間で患者が1日に実行できることは何か ・エネルギーレベルが1日の中で高くなるときがあるか **安楽** ・疼痛，悪心，瘙痒感，疲労などの身体的苦痛の有無や程度 ・恐怖感，不安，怒り，心配事，悲嘆の有無や程度 **感覚の状態** ・視力や視野の変化の有無　　・聴覚の異常の有無と程度　　・意識レベル ・集中力や集中できる時間　　・思考過程の変化の有無や特徴 **健康状態の調整** ・患者は健康状態を正確に述べることができるか ・患者は今どのように感じているか ・患者は健康，病気についての関心を表現しているか ・その場合，最も重要とみなしている事柄は何か ・患者が健康を維持あるいは増進する方法として確立していることは何か ・健康（病気）状態について患者が知りたいと思っていることは何か
②健康に対する価値観	**自己コントロール感** ・病気になったと聞いたとき，患者が最初にすることは何か ・誰に助けを借りるか ・患者が病気のとき，病気をよくするために何をしてもらうか，誰がするか **成果に対する期待** ・患者は病気が起こりそうと感じているか ・その病気になったとき，患者はどのようなことを期待するか ・どうしたら，上記の事柄がもっと簡単にできるか ・どうしたら，その治療が簡単にできるか ・治療を困難にするものは何か ・ある保健活動あるいは保健行動をした場合，患者はどうなることを期待しているか ・どうしたら，そのことがやりやすくなるか ・それを困難にするものは何か
③発達上の特徴	**身体的成熟** ・患者の微細運動機能の発達はどの程度か ・手と眼の協応機能がうまくいっているか ・患者は自分の手指運動機能をどのように評価しているか ・新しい運動機能を身につけるには，通常どのくらいの練習が必要か ・患者は文章を書くことができるか **認知の発達** ・どのような教育の経験があるか　　・患者の話し言葉の使い方はどうか　　・読む能力はどれくらいあるか ・周囲の世界を説明するとき，患者は経験や知覚あるいはシンボルのどれを使うか ・患者は過去－現在－未来の関係性をどのように理解するか ・直後にうまく思い出せるか，15分後か1時間後に思い出せるか，長い期間の後に思い出せるか ・患者の記憶能力をよくするのは何か ・患者はセルフケアにどれくらい責任をもっているか **心理社会的発達** ・患者の目標は何か ・健康に関連した事項は何か ・以前の経験に対し，肯定的か否定的か ・明確になった健康問題について，患者はどのような知識をもっているか ・医学専門用語の理解度はどの程度か ・患者の好む学習方法は何か（視覚：テレビ，DVD，絵，何かを読む，聴覚：講師の話やCDを聴く， 　相互作用：健康教室，専門家との1対1の話し合いなど）

■ 引用・参考文献

1) Knowles, M.S. The Modern Practice of Adult Education：From Pedagogy to Andragogy. 1980 ／成人教育の現代的実践：ペダゴジーからアンドラゴジーへ．堀薫夫ほか監訳．鳳書房，2002.
2) 安酸史子．糖尿病患者教育と自己効力．看護研究．1997, 30（6），p.23-28.
3) パトリシア・クラントン．おとなの学びを創る：専門職の省察的実践をめざして．入江直子，三輪建二監訳．鳳書房，2004.
4) エデュアード・リンデマン．成人教育の意味．堀薫夫訳．学文社，1996.

⬭ 重要用語

学習能力	ジェロゴジー	エンパワメント
自己管理的学習	自己概念	エンパワメント・アプローチ
アンドラゴジー	レディネス	生活の再構築
ペダゴジー	動機づけ	

◆ 学習参考文献

❶ 宮坂忠夫ほか編著．健康教育論．メヂカルフレンド社，2013,（最新保健学講座，別巻1）.

保健活動の指標となる，健康教育・患者教育の考え方や方法が具体的かつ系統的にわかりやすく述べられている．

❷ 園田恭一ほか編．健康教育・保健行動．有信堂高文社，1993,（保健社会学，2）.

社会保健学の観点に立脚し，健康教育・患者教育の歴史的発展と現在の課題，保健行動とライフスタイルの関係などについて国内外の研究の現状なども含め述べられている．

❸ マルカム・ノールズ．成人教育の現代的実践：ペダゴジーからアンドラゴジーへ．堀薫夫ほか監訳．第4版，鳳書房，2015.

成人教育学の発展の経緯，成人教育の特徴や具体的な方法について多岐にわたり述べられている．

診療報酬と医療

2021（令和3）年度の国民医療費は45兆359億円，前年度から2兆694億円，4.8%の増加となった．人口一人当たりの国民医療費は35万8,800円で，増加傾向にある（**図1**）．医学や医療技術の向上と，平均寿命の上昇による高齢者人口の増大が，主な原因といえるだろう．

日本では，すべての国民が公的医療保険制度の加入者である国民皆保険制度と，国内であればどこの医療機関にかかってもよいという，フリーアクセス制度がとられている．この二つの制度のおかげで，われわれはどこの診療所，病院においても，ほぼ同じ安価な料金で同じ治療を受けられるようになっている．

では，この治療の価格は，どのように決められているか知っているだろうか？

治療と一口に言っても，実は一つずつの診察，検査，手術，看護サービスには値段がつけられており，診療報酬点数表として公表されている．診療報酬は，厚生労働大臣の諮問機関である中央社会保険医療協議会において議論され，2年に1回改定が行われている．診療報酬は，日本の医療の方向性を決めるといっても過言ではないほどの重要なものである．なぜなら，診療報酬点数表にないサービスは，保険者に対する請求ができず全額自費となり，非常に高額となるため，患者はそのような医療サービスをほぼ受けない．そのため，一般的に診療報酬点数表にないサービスは医療機関は行わないのである．すなわち，診療報酬点数表は，事実上，保険医療機関が提供するサービスの内容を規定しているといえる．

診療報酬が医療に大きな影響を与えた例として，平成18（2006）年度診療報酬改定により新設された「7対1入院基本料（看護配置）」がある．7対1看護配置とは，入院患者7人に対して看護職員を1人配置するという，看護師の配置基準である．7対1の基準が新設される前は，10対1の病

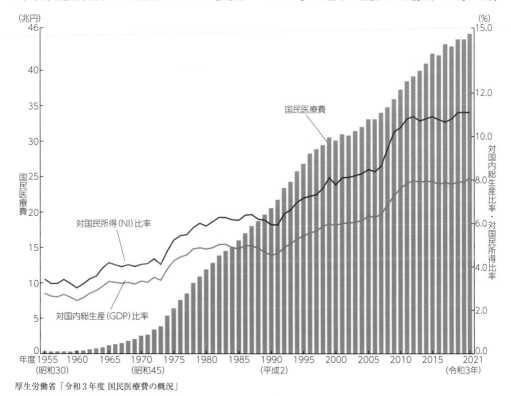

厚生労働省「令和3年度 国民医療費の概況」

図1　国民医療費・対国内総生産および対国民所得比率の年次推移

院がほとんどだったが，2009（平成21）年で逆転している（**図2**）.

　この看護配置基準が新設されたとき，全国の病院で看護師の獲得競争が激化した．その結果，日本ではもともと看護師の絶対数が足りなかったため，看護師の一極集中現象が起きて問題になった．人気の病院に勤務する看護師が増えた反面，中小規模の病院や，都市部から離れた地方の病院では，看護師不足が深刻になったのである．

　このように診療報酬は，医療に大きな影響を与える．2022（令和4）年度の診療報酬の改定では，

新型コロナウイルス感染症への対応や，感染拡大により明らかになった課題を踏まえた地域全体での医療機能の分化・強化，連携等の対応を行うことが重点課題として挙げられている[4]．この中には，看護職員の夜間配置や看護補助者の配置に係る評価の充実などがあり，今後夜勤体制や看護補助者の配置に関して何らかの変化が出てくると思われる．

　このように，診療報酬は日本の医療や看護の方向性に大きく影響を与えるものである．これからの医療を担う者として，2年に1回の改定に注意を払う必要がある．

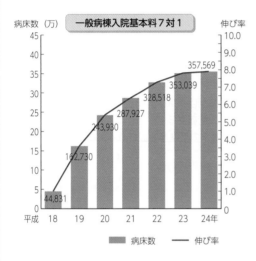

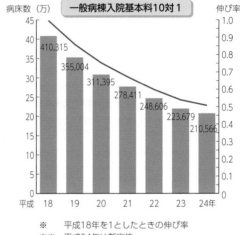

※　平成18年を1としたときの伸び率
※※　平成24年は暫定値

中央社会保険医療協議会診療報酬調査専門組織（入院医療等の調査・評価分科会）.
平成25年度第6回入院医療等の調査・評価分科会会議資料より抜粋.

図2　一般病棟入院基本料（7対1と10対1）の届出病床数の割合と推移

引用・参考文献

1）　厚生労働省.「令和3年度 国民医療費の概況」.
2）　財務省.「国民負担率（対国民所得比）の推移」. https://www.mof.go.jp/policy/budget/topics/futanritsu/20230221.html,（参照2023-11-14）.
3）　中央社会保険医療協議会診療報酬調査専門組織（入院医療等の調査・評価分科会）.「平成25年度第6回入院医療等の調査・評価分科会会議資料」（2013）. https://www.mhlw.go.jp/stf/shingi/2r98520000036hdq-att/0000022635.pdf,（参照2023-11-02）.
4）　厚生労働省.「令和4年度診療報酬改定について」. https://www.mhlw.go.jp/stf/seisakunitsuite/bunya/0000188411_00037.html,（参照2023-11-14）.

7 生活習慣に関連する健康障害

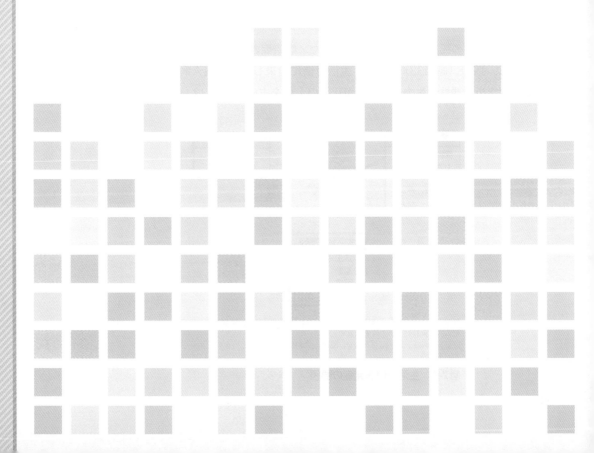

1 生活習慣に関連する健康課題

生活習慣病は,「食習慣, 運動習慣, 休養, 喫煙, 飲酒等の生活習慣が, その発症・進行に関与する疾患群」と定義される[1]. 以前は, 成人期に多く発症していたため**成人病**と呼ばれていたが, 生活習慣が健康に大きな影響を及ぼしていること, 生活習慣の改善によって病気の発症を予防したり, 進行を遅らせたりできることが明らかになり, 生活習慣の改善を目指す一次予防策を強化するため, 1996 (平成8) 年ころから**生活習慣病**という用語が使われるようになった.

日本人の三大死因であると言われた悪性新生物や心疾患, 脳血管疾患, さらに脳血管疾患や心疾患の危険因子となる動脈硬化症や糖尿病, 高血圧症, 脂質異常症などは, いずれも生活習慣病とされている.

1 生活習慣病の要因

生活習慣病の要因としては, 遺伝や年齢（加齢）, 性別などの**遺伝要因**, 病原体や有害物質など外部から影響を受ける**外部環境要因**, 食生活, 運動などの**生活習慣要因**がある（図7-1）. 生活習慣は改善可能な要因であり, 生活習慣病の予防において特に重要である.

主な疾病（悪性新生物以外）と生活習慣との関連について, 表7-1 に示す. また, 主な悪性腫瘍と生活習慣との関連を表7-2 に示す.

2 健康問題の現状と推移

戦後, 日本の死因構造は大きく変化した. 感染症の結核による死亡は大幅に減少し, 1958 (昭和33) 年には, 生活習慣に由来し, 三大成人病と言われた脳血管疾患, 悪性新生物, 心疾患が死因の上位を占めた. 2022 (令和4) 年の

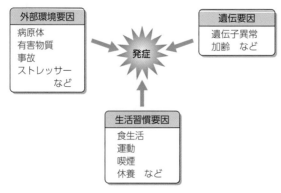

厚生労働省. 公衆衛生審議会意見具申. 生活習慣に着目した疾病対策の基本的方向性について（意見具申）.
https://www.mhlw.go.jp/www1/houdou/0812/1217-4.html.（参照 2023-11-02）.

図7-1 生活習慣病発症の要因

表7-1　生活習慣と関連する疾病

生活習慣	生活習慣によって起こる主な疾病（悪性腫瘍以外）
食習慣	2型糖尿病，肥満，高脂血症（家族性のものを除く），高尿酸血症，循環器病（先天性のものを除く），歯周病等
運動習慣	2型糖尿病，肥満，高脂血症（家族性のものを除く），高血圧症等
喫　煙	循環器病（先天性のものを除く），慢性気管支炎，肺気腫，歯周病等
飲　酒	アルコール性肝疾患等

厚生労働省．公衆衛生審議会意見具申．生活習慣に着目した疾病対策の基本的方向性について（意見具申）．
https://www.mhlw.go.jp/www1/houdou/0812/1217-4.html，（参照2023-11-02）．

表7-2　生活習慣と関連する悪性腫瘍

生活習慣	生活習慣によって起こる主な悪性腫瘍
運動不足	結腸癌，閉経後乳癌，子宮体癌
喫　煙	肺癌，鼻腔・副鼻腔癌，口腔・咽頭癌，喉頭癌，食道癌，肝臓癌，胃癌，膵臓癌，子宮頸癌，膀胱癌
飲　酒	口腔・咽頭癌，喉頭癌，食道癌，大腸癌，肝臓癌，乳癌
肥　満	食道癌，膵臓癌，肝臓癌，大腸癌，閉経後乳癌，子宮体癌，腎臓癌

死因順位は，1位が悪性新生物，2位が心疾患，3位が老衰，4位が脳血管疾患であり，生活習慣が大きく関わる悪性新生物，心疾患，脳血管疾患が，死亡総数の約5割を占めている（図7-2）．主な生活習慣病の現状と推移について以下に述べる．

1　悪性新生物

　2022（令和4）年の悪性新生物による死亡数は38万5,797人で，前年に比べて4,292人増加し，総死亡数の24.6％を占めている．日本人の4.1人に1人はがんで亡くなっている．死因順位は1981（昭和56）年以降，1位である．

2022（令和4）年

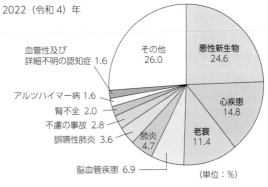

資料：厚生労働省「人口動態統計」

図7-2　死亡総数に占める三大疾病の割合

部位別にみると，2022年の死亡数は，男性は肺，大腸，胃，女性は大腸，肺，膵臓の順になっている[3]．胃癌は，男女とも1965（昭和40）年ごろから大きく低下しており，食生活をはじめとする日本人の生活様式の変化，医療技術の進歩による早期胃癌の発見・治療などが要因と考えられる．大腸癌による死亡率は男女とも1955（昭和30）年ごろから1996（平成8）年ごろまで上昇したが，その後緩やかに下降傾向を示し，近年はほぼ横ばいとなっている．肺癌は男女とも1998（平成10）年ごろまで大きく上昇したが，近年は微減傾向となっている（図7-3）．また，2019（令和元）年部位別の罹患数では，男性は前立腺，大腸，胃，女性は乳房，大腸，肺の順に多くなっている．

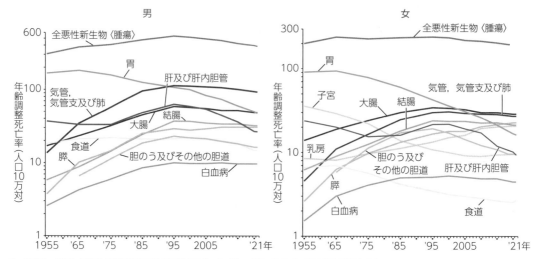

1）大腸は，直腸と結腸S状結腸移行部及び直腸を示す．ただし，昭和40年までは直腸肛門部を含む.
2）年齢調整死亡率の基準人口は「平成27年モデル人口」である.

厚生労働省「人口動態統計」より

図7-3　部位別にみた悪性新生物〈腫瘍〉の年齢調整死亡率（人口10万対）の推移

2 心疾患

　心疾患には，狭心症や心筋梗塞といった虚血性心疾患や心不全などがある．2022（令和4）年の心疾患による死亡数は23万2,964人で，死亡総数の14.8％を占める．1990年代後半以降，虚血性心疾患はほぼ横ばいで推移したが，近年はやや低下，心不全はやや上昇傾向である（**図7-4**）．発症予防を中心に総合的な対策が必要であると同時に，心筋梗塞などの虚血性心疾患は，発

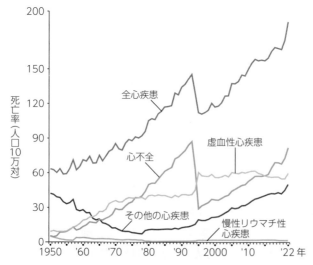

注：「その他の心疾患」は，「全心疾患」から「虚血性心疾患」「心不全」
　　「慢性リウマチ性心疾患」を除いたもの

厚生労働省「人口動態統計」より

図7-4　心疾患の死亡率（人口10万対）の推移

症後医療機関に到着するまでの対応が予後を大きく左右することから，搬送あるいは搬送前の蘇生についての対策も必要である．

3 脳血管疾患

　脳血管疾患には，脳内出血，くも膜下出血，脳梗塞などがある．2022（令和4）年の脳血管疾患による死亡数は10万7,481人で，前年に比べて2,886人増加し，死亡総数の6.9％を占め，死因順位は4位である．脳内出血による死亡率は1962（昭和37）年以降低下しており，脳梗塞による死亡率は1975（昭和50）年ごろまで上昇した後は，50％前後で推移している．脳血管疾患は，死亡を免れても後遺症として障害が生じたり，長期臥床などのきっかけとなったりして，介護が必要となった原因の19.0％を占め，認知症に次いで大きな原因となっている（図7-5）．

4 糖尿病

　糖尿病には，主に1型（膵β細胞破壊，絶対的インスリン欠乏）と2型（インスリン分泌低下，インスリン抵抗性によるインスリンの相対的不足）があり，2型糖尿病は運動や食事などの生活習慣との関連性が高い．糖尿病が悪化すると糖尿病網膜症，糖尿病腎症，糖尿病神経障害の三大合併症につながりやすい．

　2016（平成28）年の国民健康・栄養調査では，糖尿病が強く疑われる者，糖尿病の可能性が否定できない者は，いずれも約1,000万人，合わせて約2,000万人と推定される．2007（平成19）年までは増加していたが，それ以降は少し減少している（図7-6）．また，糖尿病が強く疑われる者のうち，2019（令和元）年では治療を受けている者の割合は男性は78.5％，女性は74.8％で，1997（平成9）年より増加している（図7-7）．また，糖尿病に関連した合併症が重大な問題となっており，2020年，透析導入の原因疾患として糖尿病腎症が第1位（40.7％），糖尿病を主要因とする視覚障害も新規に約

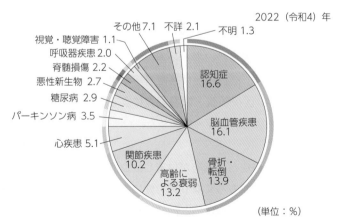

2022（令和4）年

その他 7.1　不詳 2.1　不明 1.3
視覚・聴覚障害 1.1
呼吸器疾患 2.0
脊髄損傷 2.2
悪性新生物 2.7
糖尿病 2.9
パーキンソン病 3.5
心疾患 5.1
認知症 16.6
脳血管疾患 16.1
骨折・転倒 13.9
関節疾患 10.2
高齢による衰弱 13.2

（単位：％）

厚生労働省「国民生活基礎調査」より

図7-5　介護が必要となった主な原因

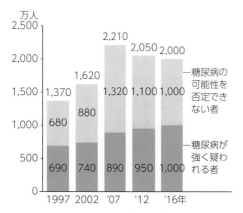

厚生労働省「国民健康・栄養調査」より

図7-6　年次別にみた糖尿病の状況

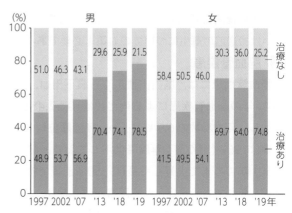

厚生労働省「国民健康・栄養調査」より

図7-7　糖尿病が強く疑われる者における治療の有無の年次推移（20歳以上）

1,259人が認定されている.

5 高血圧症

　高血圧症はサイレントキラーとも呼ばれ，自覚症状のないまま過剰な圧力を血管に与え続ける．脳血管疾患や虚血性心疾患などの多くの循環器疾患の危険因子であり，それらの発症や死亡に非常に大きく影響している．高血圧症の年齢階級別受療率は40代後半から急激に増加し，若年からの生活習慣の影響が壮年期に高血圧症として現れているといえる．過去の高血圧症の受療率は，脳卒中死亡率が急激に低下した1960～1980年代にかけ

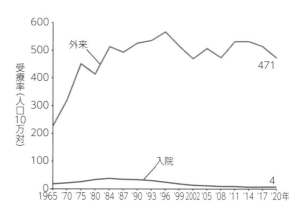

厚生労働省「患者調査」より

図7-8　高血圧症の受療率の推移

て大幅に増加しており（図7-8），戦後の循環器疾患対策における高血圧症対策が重要な役割を果たしたことがみてとれる.

　2020（令和2）年の患者調査によると，高血圧性疾患の総患者数は1,511万1,000人にのぼった（令和2年の調査より，総患者数の推計に用いる平均診療間隔の算定対象が拡大され，数値が増加した）．高血圧症は通院者率が男女ともに1位の疾患である．2019（令和元）年の国民健康・栄養調査によると，高血圧症有病者*の割合は，男性が56.1%，女性が41.7%であった.

6 脂質異常症

　脂質異常症は，血管の内側にコレステロールなどの脂肪が付着し，血液の流れが悪くなるとともに血管が閉塞したり，血管がもろくなり弾力性に欠けたりして，動脈硬化を導く原因になる．脂質異常症も高血圧症と同様にそれ自体ではほとんど自覚症状がなく，健診などで検査を受けることによって初めて治療に結びつくことが多い．年齢階級別受療率をみると，40代後半から急激に増

> **用語解説** *
> **高血圧症有病者**
>
> 国民健康・栄養調査における「高血圧症有病者」の判定は，収縮期血圧140mmHg以上，または拡張期血圧90mmHg以上，もしくは血圧を下げる薬を服用している者としている.

加していることがわかる（図7-9）.

　脂質異常症は虚血性心疾患の危険因子であり，特に総コレステロールおよびLDLコレステロール高値は最も重要な指標である．2019（令和元）年の国民健康・栄養調査では，総コレステロール値240mg/dL以上の者は男性で14.9％，女性26.4％であった．また，脂質異常症の総患者数は401万人で，男性は124万9,000人，女性は276万2,000人と，女性が男性の約2.2倍となっている[5]．脂質異常症のスクリーニングのための診断基準は，日本動脈硬化学会が表7-3のように示している．

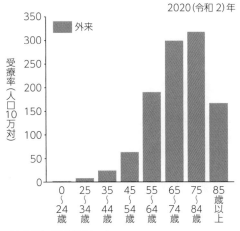

2020（令和2）年

図7-9　年齢階級別にみた脂質異常症の受療率

厚生労働省「患者調査」より

7　肥満とやせ

　肥満は悪性新生物や循環器疾患，糖尿病の発症の危険因子である．日本肥満学会の定義では，BMI 25以上を肥満，18.5未満をやせとしている．2019（令和元）年の国民健康・栄養調査をみると，肥満の割合は男性が31.8％，女性が21.6％であり，男性では40代，女性では60代が最も多い．一方，やせの割合は男性が4.4％，女性が11.8％であり，男性も女性も20代が最も多い（図7-10）[6]．

　メタボリックシンドロームは，腹囲が男性85cm，女性90cm以上で，収縮期血圧130mmHg以上かつ／または拡張期血圧85mmHg以上，高トリグリセリド血症（150mg/dL以上）かつ／または低HDLコレステロール血症（40mg/dL未満），空腹時高血糖（110mg/dL以上）のうち二つ以上に該当する内臓脂

表7-3　脂質異常症診断基準

LDLコレステロール	140mg/dL以上	高LDLコレステロール血症
	120～139mg/dL	境界域高LDLコレステロール血症＊＊
HDLコレステロール	40mg/dL未満	低HDLコレステロール血症
トリグリセライド	150mg/dL以上（空腹時採血＊）	高トリグリセライド血症
	175mg/dL以上（随時採血＊）	
Non-HDLコレステロール	170mg/dL以上	高non-HDLコレステロール血症
	150～169mg/dL	境界域高non-HDLコレステロール血症＊＊

＊　基本的に10時間以上の絶食を「空腹時」とする．ただし水やお茶などカロリーのない水分の摂取は可とする．空腹時であることが確認できない場合を「随時」とする．
＊＊スクリーニングで境界域高LDL-C血症，境界域高non-HDL-C血症を示した場合は，高リスク病態がないか検討し，治療の必要性を考慮する．
・LDL-CはFriedewald式（TC－HDL-C－TG/5）で計算する（ただし空腹時採血の場合のみ）．または直接法で求める．
・TGが400mg/dL以上や随時採血の場合はnon-HDL-C（＝TC－HDL-C）かLDL-C直接法を使用する．ただしスクリーニングでnon-HDL-Cを用いる時は，高TG血症を伴わない場合はLDL-Cとの差が＋30mg/dLより小さくなる可能性を念頭においてリスクを評価する．
・TGの基準値は空腹時採血と随時採血により異なる．
・HDL-Cは単独では薬物介入の対象とはならない．

日本動脈硬化学会編．動脈硬化性疾患予防ガイドライン2022年版．日本動脈硬化学会，2022，p.22.

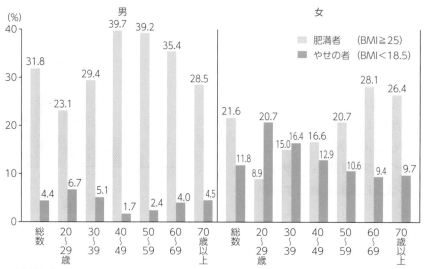

図7-10　性・年齢階級別にみた肥満者とやせの者の割合

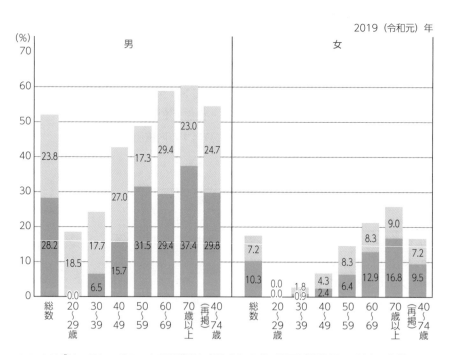

■ メタボリックシンドロームの予備群と考えられる者：腹囲が男性85cm以上，女性90cm
　以上で，３つの項目（血圧，血中脂質，血糖）のうち１つに該当する者
■ メタボリックシンドロームが強く疑われる者：腹囲が男性85cm以上，女性90cm以上で，
　３つの項目（血圧，血中脂質，血糖）のうち２つ以上の項目に該当する者

図7-11　メタボリックシンドロームの状況

肪蓄積を基盤とした複合リスク病態をいう．2019（令和元）年の国民健康・栄養調査では，メタボリックシンドロームの予備群と考えられる者と強く疑われる者を合わせると，40～74歳の男性のおよそ2人に1人，女性の6人に1人が該当している（図7-11）．

2 生活習慣の是正

1 生活習慣病対策

　1996（平成8）年ごろからの生活習慣病の概念の導入により，それまでの二次予防に重きを置いていた対策から生活習慣の改善により疾病の発生を抑える一次予防に重点を置いた対策に移行した．2000年に策定された健康日本21で，9分野（栄養・食生活／身体活動・運動／休養・こころの健康づくり／たばこ／アルコール／歯の健康／糖尿病／循環器病／がん）について数値目標が定められ，国民健康づくり運動が推進された．2002年，健康日本21の推進のための法的基盤として**健康増進法**が制定された．2008年には新たにメタボリックシンドロームに対する数値目標が追加され，生活習慣病を撲滅するためのより強力な対策として特定健康診査・特定保健指導が進められている．

　2011年に健康日本21最終評価がとりまとめられ，その中で提起された課題等を踏まえ，2012年に**健康日本21（第二次）**が策定された．健康日本21（第二次）では，生活習慣病予防やこころの健康など五つの方向性に基づいて具体的な目標が設定され，健康寿命の延伸と健康格差の縮小などが盛り込まれた．生活習慣病予防については，特にがん，循環器疾患，糖尿病，COPD（慢性閉塞性肺疾患）の発症予防（一次予防）とともに，合併症や症状進展等の重症化予防に重点を置いた対策の推進が掲げられた（図7-12）．2024年度からは**健康日本21（第三次）**の推進が計画されている．

➡ 特定健康診査・特定保健指導についてはp.77参照．

➡ 健康日本21（第三次）については3章1節p.60参照．

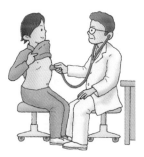
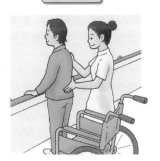

一次予防
健康の増進
体力づくり
疾病の予防

二次予防
疾病の早期発見・早期治療

三次予防
機能回復
機能維持
再発防止

図7-12　予防の概念

2 危険因子の気づきと行動変容を導く看護

事例

日時：○月×日（△）午前

場所：内科外来

診療録の情報：佐藤和夫さん，56歳，男性

問診情報：会社の特定健康診査で，空腹時血糖119mg/dL，腹囲95cmであったため，特定保健指導を受けた．生活習慣の改善を指導されたが，今までの生活を全く変えようとしない本人を心配した妻に強く勧められ，受診した．飲酒歴は36年，毎日ビール（500mL）1缶と日本酒3合程度を飲み，仕事上の付き合いによる飲酒の機会も多い．通勤は車で，特に運動もしていない．2年前に禁煙し，現在も継続中である．父親が糖尿病腎症で透析を受けている．自覚症状はない．

診察時の様子：質問には答えるが，ややイライラした様子．表情はこわばっている．

身体計測：身長172cm，体重86.0kg（BMI 29），腹囲95cm

検査結果：空腹時血糖123mg/dL，75g経口糖負荷試験（OGTT）2時間血糖値180mg/dL

1 医師の説明とそれに対する反応

医　佐藤さんは，検査結果から現時点では糖尿病の境界型と考えられます．このままだと糖尿病になる可能性が高いです．糖尿病は，遺伝的な素因に加え，肥満や運動不足などの生活習慣が関係しているといわれています．佐藤さんのお父様は糖尿病腎症で透析を受けておられるので，遺伝的な素因がある上に，今お話を伺っていると，改善すべき生活習慣もたくさんあるように思います．

佐　境界型だけど，糖尿病ってわけじゃないんですね．よかった．何も症状はないし，大丈夫なんじゃないかって思っていました．妻は心配症なもので，糖尿病だと決めつけて，今日も無理やり受診させられました．糖尿病までいっていなかったと，帰ったら言ってやりますよ．

医　いやいや，大丈夫とお話ししたわけではないんですよ．奥様のご心配はもっともなことです．このままだと糖尿病になる危険性が非常に高いという事実をもっと真剣に受け止めてください．むしろ，現時点で見つかったことは不幸中の幸いといえます．今の段階なら，まだお薬を使わなくても生活習慣を改善することで糖尿病になるリスクを減らすことができます．できるところから少しずつ生活習慣を変えていく必要がありますので，具体的な方法を看護師に相談してみてください．

佐　生活習慣ですか……．自分でも決して良い生活習慣だとは思っていませんが，今の生活を変えるのはねぇ……なかなか難しいですよ．保健指導でいろいろ言われましたけど，結局何も変わりませんでしたし……．

2 看護師の対応とそれに対する反応

看護師は佐藤さんが診察を終えた後，別室に招いた．

佐　また特定保健指導のときと同じように，生活習慣の見直しをしましょうと言うのですか？　そう言われてもどうすればいいのかわからないんですよ．それに，酒を飲んじゃいけないと言われるし，あれもダメ，これもダメ，取引先のお客様や上司・部下と飲みにいくのは仕事です．仕事がうまく回らなければ生活も成り立たないじゃないですか．そうは思いませんか？

看　そうですね，取引先の方々との関係性は大事ですよね．同僚や友人とお酒を飲みながら本音を語り合うのも大切なことです．30年以上も毎日，ビール1缶と日本酒3合を飲んでこられたというのは，肝臓

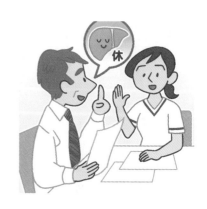

や胃がお強いですね．ところで，今日は糖尿病の検査を受けられたと聞きました．お仕事がお忙しい中，外来受診をすることは大変だったのではないですか？

佐　1日仕事を休むことになるので，仕事の調整をするのが大変でした．でも，妻が行け，行けってうるさいものだから……．

看　奥様は佐藤さんのことを大事に思っておられるのですね．そんな奥様のことを考えて，忙しい仕事を調整されて受診された佐藤さんも奥様思いですね．受診されてきっと，奥様は安心されていますよ．忙しさを理由に受診されない方は，本当に多いですよ．

佐　いやいや，そんな……．妻のことを考えてというより，実は自分でも今回はちょっと心配になったんです．50歳を過ぎて腹回りが急に太くなったことが気になっていたし，今まで健康診断で異常はなかったのに，今回，初めて血液検査でひっかかりました．

看　毎年きちんと健診結果をチェックして，変化を見てこられたのですね．自分の体形の変化にも気づいておられる．ご自分でも何か変えなければいけないと思っておられるのですね．

佐　そうですね．お酒は，飲みすぎだと自分でも感じています．若いころと同じように飲んでいるけど，このままで大丈夫かと自分の体が心配になるときがあります．あと，お酒を飲むときに，どうしてもたくさん食べてしまいます．締めにお茶漬けや麺が食べたくなるんです．飲まなければそんなに食べないのですが……．ただ，お酒は活力になるし，人間関係を円滑にすることにも役立つでしょう．長年の習慣だからね，急にやめることは難しい……．でも，父親が糖尿病が悪化して透析を受けているのを見ているでしょ．だから血糖値が高くなっているのを知って，実は少し慌てています．

看　習慣を変えるのは，本当に大変なことですよね．血糖値は改善したいけど，お酒はやめられないというジレンマを感じていらっしゃるのですね．

佐　何とかしなきゃいけないとは思っています．

看　そういえば，2年前に禁煙に成功されたとお聞きしました．そのときはどうでしたか？大変だったのではないですか？

佐　大変でしたよ．あのときも妻に言われてね……．あと，同僚がCOPDと言われて大変そうだったから，自分も禁煙を決意したんです．大変だったけど，なんとか乗り切りましたよ．今は吸いたいとも思いません．あのときは，自分でもよく頑張ったと思います．

看　すごいですね．禁煙するのは大変だと聞きますよ．そんな喫煙習慣を変えた経験がおありなんですから，今回もチャレンジしてみませんか？　奥様の強いサポートもあると思われますし，できるところから始めませんか？

佐　そうですね．今やらないと，今後悪くなるだけですからね．

看　医師も言っていたように，できるところから少しずつ生活習慣を改善していくプランが立てられるといいですね．お酒のことがご自身でも気になっておられるようなので，お酒について考えてみませんか．佐藤さんはお酒の量と頻度，どちらを制限するのがつらいですか？

佐　量を制限するのがつらいですね．

看　それでしたら，飲む頻度を少しずつ減らすプランを考えていきましょうか．

佐　そうですね．病気になりたくないし，お酒とうまく付き合わないとね．

看　週で考えると，お酒を飲まない日を何日つくれそうですか？

佐　んー，2日くらいなら決心できそうです．私の同期が週2日の休肝日を設けていると言っていました．あいつができるんだから，自分にもできるような気がします．

看　そうですか．周りにお手本になるような方がいらっしゃるのですね．その方に，達成するコツや持続させるコツなどをぜひ聞いてみてください．参考になると思いますよ．また，一緒に目標に向かって進むことができれば，

お互いの励みにもなると思います.

佐 そうですね，聞いてみます.

看 では，まずは週に2日の休肝日を設けるという目標からですね．お酒を飲むと食べる量も増えてしまうとおっしゃっていたので，お酒を飲むときと飲まないときの食事量も比較してみてはいかがですか？

佐 そうですね．休肝日をつくることで食べる量まで減ったら一石二鳥ですね．わかりました，比較してみます.

看 では週に2日の休肝日，頑張ってください．応援しています．また，次回の受診時に状況を聞かせてくださいね.

（次回の診察の予約日時を確認する）

3 自己効力感を高めるアプローチ法

　健康教育は，患者が望ましい方向に向かって行動できるよう支援する方法論の一つである．望ましい健康生活や習慣は，必要な知識の習得と理解，態度や行動を変容することで身に付けられる．バンデューラは，遂行行動の成功体験，言語的説得，代理的体験（モデリング），生理的・情動的状態によって，その人がもつ潜在能力を呼び起こし，前向き思考を高める自己効力感（セルフ・エフィカシー）という概念を提唱した[7]．

➡ 自己効力については，16章（p.294）参照.

　佐藤さんの場合は妻に強く勧められて内科を受診したが，医師の診察で「境界型」と説明され，糖尿病と診断がつかなかったことに対して安堵した様子がみられる．特定保健指導を受けても自分の生活習慣を変えられなかった佐藤さんからは，受診時も生活習慣の改善に取り組む意思が感じられない．このような状況の佐藤さんに対して，看護師はまず，忙しい中仕事の調整をして受診に来たことをねぎらい，佐藤さんのことを心配している奥様も安心しているだろうと話している．このように，受診という一つのハードルを越えた佐藤さんの努力を看護師が認め称賛する**言語的説得**は，今まであれもダメ，これもダメ，生活を改善しろ，とばかり医療者に言われてきた佐藤さんの固かった表情や気持ちを和らげ，心を開くきっかけにつながるアプローチである．

　受診という行動も，佐藤さんにとっては健康的な生活に向けての一歩となりうる一つの**遂行行動の成功体験**ともいえる．たとえ妻に勧められしぶしぶ受診したとしても，受診という行動は，病気の予防や早期発見・早期治療の糸口として重要な手掛かりとなる．その行動をした，できたということを本人に意識づけるような関わりは，佐藤さんの達成感や自信を高めることにつながる．

　そして，少し気持ちを解きほぐされると，佐藤さんは，実は……と本心を話し始めた．実際には，検査値の異常や体形の変化を自分でも気にしていたことがわかり，看護師は佐藤さんが自分の体の変化に気づけていたり，健診結果をモニタリングし推移を把握しているという行動に関しても評価（言語的説得）している．

　佐藤さんが自分の体に関心をもち，現状を理解できているとアセスメントし

た看護師は，佐藤さんは自分でも何か変えないといけないと思っているのではないかと思い，佐藤さんの考えを尋ね，飲酒について気にかかっていることを引き出している．飲酒習慣の改善に焦点を当て，実施可能なプランを佐藤さんと計画しようと考えた看護師は，過去に努力して得た遂行行動の成功体験を思い出してもらった．達成したときの喜びや達成感，感覚を想起することで，今回の課題に挑戦できる自信につながっていくと考え，2年前に成功している禁煙の体験を尋ねている．このように，**生理的・情動的体験**に触れることで，行動変容に対する否定的なイメージやできないという思い込みから解放することができる．

　お酒の量か頻度かどちらを制限するのが難しいかを佐藤さんに尋ねることは，佐藤さんの意思で実施可能なプランを立てることになり，またステップバイステップを意識した支援である．同僚が休肝日を設けているという情報を引き出し，似た立場の人の成功体験に**代理的体験（モデリング）**効果を期待し，同僚に成功のポイントを尋ねたり，同じ目標に向かって進む仲間をつくったりすることを勧め，佐藤さんの目標達成の強化を図るアプローチにつなげている．そして，次回，佐藤さんの取り組み状況を教えてほしいと，看護師としてもあなたを応援しているというメッセージを伝え，次回受診までのモチベーションが続くような支援をし，次につながる関わりで面談を終わっている．

　理想的な生活習慣を身に付けることは，結果を予測するとともに，成果を上げるための力を培うことである．そのためには，「これだったら自分にもできそう」「続けられそう」という気持ちになれる成功体験を積み上げる機会の保証や助言をし，具体的なモデルの提示やリフレイミング（➡p.298 用語解説参照）を支援することが重要である．行動変容ができるような心の準備や課題の整理，目標に向かって進むための健康の維持や調整の過程に必要な援助技術が，保健・医療職には求められる．

📑 **引用・参考文献**

1) 厚生労働省．生活習慣に着目した疾病対策の基本的方向性について（意見具申）．https://www.mhlw.go.jp/www1/houdou/0812/1217-4.html,（参照 2023-11-28）．
2) 国立がん研究センター．がん情報サービス．がんの発生要因．https://ganjoho.jp/public/pre_scr/cause_prevention/factor.html,（参照 2023-11-28）．
3) 厚生労働省．令和4年（2022）人口動態統計（確定数）の概況．https://www.mhlw.go.jp/toukei/saikin/hw/jinkou/kakutei22/index.html,（参照 2023-11-28）．
4) 厚生労働統計協会．国民衛生の動向．2022/2023．
5) 厚生労働省．令和2年（2020）患者調査の概況．https://www.mhlw.go.jp/toukei/saikin/hw/kanja/20/dl/gaiyou.pdf,（参照 2023-11-28）．
6) 厚生労働省．令和元年国民健康・栄養調査報告．https://www.mhlw.go.jp/content/001066903.pdf,（参照 2023-11-28）．
7) アルバート・バンデューラ編．激動社会の中の自己効力．本明寛ほか監訳．金子書房，1997．

 重要用語

生活習慣病	健康日本21（第二次）	行動変容
メタボリックシンドローム	健康日本21（第三次）	自己効力感
健康増進法	COPD	

◆ 学習参考文献

❶ **安酸史子編著．実践成人看護学：慢性期．改訂版，中西睦子監修．建帛社，2010，（TACSシリーズ，3）．**
疾患の慢性期にある対象者へのアプローチについて，事例を交えて平易な言葉で解説されているため，初学者には学びやすい．

❷ **安酸史子．糖尿病患者のセルフマネジメント教育：エンパワメントと自己効力：わかる！使える！やる気を高める！．改訂3版，メディカ出版，2021．**
どうして糖尿病患者は言うことを聞いてくれないの？という問いから始まる本書には，セルフコントロールが難しい症例に対するケアのコツが秘められている．

❸ **アルバート・バンデューラ編．激動社会の中の自己効力．本明寛ほか監訳．金子書房，1997．**
人が生きていく過程で遭遇する場面を設定し，さまざまな領域の学者が，多角的な視点で自己効力の役割や機能について論じている．

8 ワーク・ライフ・バランスと健康障害

学習目標

◉ ワーク・ライフ・バランスと健康障害について理解し，看護師の関わり方を事例で学ぶ.

◉ 成人期の職業と健康障害の関連や，職業性疾病および業務上疾病の予防と治療に関わる保健医療政策と職種を知り，職業性疾病の可能性を考慮した看護方法を理解する.

◉ 成人期の生活ストレスと健康障害の関連や，医療現場で患者と接する際にストレス関連疾患の可能性を考慮した看護を行う方法を理解する.

◉ 成人期の身体活動の特徴や身体活動が健康に及ぼす効果，身体活動に伴い生じやすい健康障害，成人期の障害者の身体活動を理解する.

1 ワーク・ライフ・バランスと健康障害の関連

1 ワーク・ライフ・バランス

　日本では，2007（平成19）年に政府が示した「仕事と生活の調和（ワーク・ライフ・バランス）憲章」の中で，**ワーク・ライフ・バランス**（work-life balance：WLB）は，国民一人ひとりがやりがいや充実感をもちながら働き，仕事上の責任を果たすとともに，家庭や地域生活などにおいても，子育て期，中高年期といった人生の各段階に応じて多様な生き方が選択・実現できることとされている．この憲章と同時に，「仕事と生活の調和推進のための行動指針」が示され，ワーク・ライフ・バランスは，2023（令和5）年現在も内閣府の男女共同参画局が推進する政策の一つである．政策として力点が置かれる背景には，出生数の減少により拍車がかかっている少子化や，介護を要する人の増加を伴う高齢社会がある．また，政策となる前から，古くからあった性別役割分業の価値観から，ダイバーシティを尊重する社会への変化を推進する動きとしても議論されてきた．諸外国でも，労働政策，子育て・介護支援政策等で取り組まれており，仕事や生活についての社会の価値観と結びついていることがわかる（表8-1）．

　一方，本書では，成人の生活を生活の場の構造という観点から，公的生活と私的生活に大別し，さらに，職業生活，学業生活，家庭生活，個人生活，地域生活の五つで整理する考え方を示している．これを用いて言い換えれば，ワーク・ライフ・バランスは公的生活と私的生活のバランスをとることといえる．

　このバランスは，一人ひとりの成人によって多様である．例えば，小学校の教員をしながら社会人大学院に通い，子育てと介護をし，地域の祭りの実行委員をして，ときどき趣味の一人旅に行くという人は職業生活，学業生活，家庭生活，地域生活，個人生活のすべてにエネルギーや時間を使っていることにな

表8-1　諸外国におけるワーク・ライフ・バランスの沿革

イギリス	ブレア労働党政権（1997年）以前には，ワーク・ライフ・バランスに関わる法制度はほとんど存在していなかった．ブレア政権が推進した「家族にやさしい（family friendly：FF）施策」がワーク・ライフ・バランス施策へと発展してきている．
アメリカ	イギリスと同様に，従来のFF施策がワーク・ライフ・バランス施策に発展してきたが，アメリカでは特に企業を中心とした取り組みが行われている．企業は従業員に対する給付という観点でワーク・ライフ・バランスに関わる施策を提供し，従業員が事業に貢献することを期待している．
ドイツ	ドイツのワーク・ライフ・バランス政策は「家庭（家族）と仕事の調和」が中心である．その要因として，欧州で最低の出生率や少子高齢化などが指摘される．ワーク・ライフ・バランス政策の法的根拠は明らかではないが，「家庭（家族）と仕事の調和」は法律の中にいくつかの規定がみられる．
フランス	フランスでは，日々の生活を美しく楽しく生きるという価値観があり，職業生活と私的生活のバランスをとることを当然とする．日本のワーク・ライフ・バランス憲章に当たるようなものはないが，週35時間労働制などによって労働者の私的生活でのワーク・ライフ・バランスに関する政策を作り出している．

労働政策研究・研修機構．労働政策研究報告書No. 151：ワーク・ライフ・バランス比較法研究〈最終報告書〉．2012年．より作成．
2010年3月に取りまとめた『ワーク・ライフ・バランス比較法研究〈中間報告書〉』において検討事項とした論点のうち，検討事項を絞り込んだ．

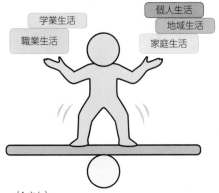

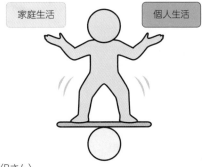

〈Aさん〉
小学校教員をしながら社会人大学院に通い，子育てと介護をして地域の祭りの実行委員をして，ときどき趣味の一人旅に行く．

〈Bさん〉
慢性病により外出が難しくなり仕事を辞め，病状の悪化を防ぎながら家事全般をこなし，スポーツ観戦やインターネットを介した友人づきあいをしている．

現代社会では，人は地球環境や地域社会に根付く文化を基盤として，それぞれの所属する国・都道府県・市区町村・企業・団体等のワーク・ライフ・バランスを支えるしくみ（社会システム）の上で，個人個人が自分の価値観を問われ，生き方を模索しながら，職業生活，学業生活，家庭生活，個人生活，地域生活のバランスをとっている．

図8-1　成人のワーク・ライフ・バランスの多様性

り，どうバランスをとるかが日常になっているだろう．一方，慢性病により外出が難しくなり仕事を辞め，病状の悪化を防ぎながら家事全般をこなし，スポーツ観戦やインターネットを介した友人づきあいをしている人には，家庭生活と個人生活がほとんどだが，外出しなくても参加可能な地域生活や職業生活の機会があれば，バランスのとり方は変わってくる（図8-1）．

　特に，職業生活に中心が置かれる成人の場合，仕事の場となる組織に育児や介護に関する福利厚生制度があり利用しやすいかどうか，仕事への専従に価値を置く人が多いか，スポーツや文化活動などレクリエーションや余暇の充実に価値を置く人が多いかなどの組織文化によっても，バランスのとり方は変わってくる．2020年の新型コロナウイルス感染症対策では，もともと職業生活と家庭生活の両立や，障害者の雇用促進などにより試みられていた在宅ワークが促進されたように，社会の価値観は環境を含め，時代とともに変わる．つまり，一人ひとりの成人が，自分にとってどのような状態がバランスのよい状態なのかは，仕事の場や社会のありようによって影響を受けているのである（図8-2）．

2 ワーク・ライフ・バランスと健康障害

　ワーク・ライフ・バランスがとれている状態には多様性があるため，健康障害とどのように関連するかについて単純に論じることはできない．しかし，例えば重労働の職業で，家庭でも育児や介護で休息がとれず，睡眠時間を確保できなければ，疲労性の健康障害が生じる．一方，職場ではデスクワークで，自宅でも読書や映画鑑賞など活動量が少なければ，身体活動量が少ないことに関

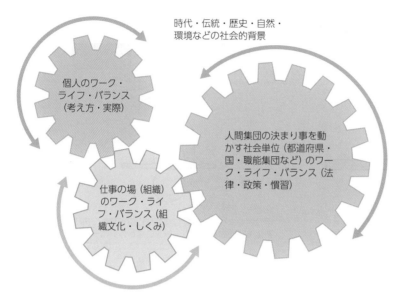

時代・伝統・歴史・自然・環境などの社会的背景

個人のワーク・ライフ・バランス（考え方・実際）

人間集団の決まり事を動かす社会単位（都道府県・国・職能集団など）のワーク・ライフ・バランス（法律・政策・慣習）

仕事の場（組織）のワーク・ライフ・バランス（組織文化・しくみ）

図8-2　個人や組織，社会のワーク・ライフ・バランス

連する健康障害が生じる．また，ワーク・ライフ・バランスがとれていないと感じることがストレスになっていれば，ストレス性の健康障害が生じる．

　したがって，本章では，職業に関連する健康障害，生活ストレスに関連する健康障害，身体活動に関連する健康障害について次節以降で取り上げる．なお，ワーク・ライフ・バランスをとっていくには，以前から健康障害との関連で看護介入が必要とされている生活習慣の課題もある．

　看護実践としては，一人ひとりがこれらの知識を活用し，健康障害を予防したり，セルフケアできるようにしたりすることが重要である．産業保健，労働衛生の立場から保健師，産業看護師が健康教育を行ったり，軽い症状で受診した場合に外来看護師から働きかけたりすることが，本人のセルフケアを改善する契機になることがある．特に外来看護では，明確な診断がついた療養指導が必要な状態ではなくとも，本人が自分の生活を振り返りバランスをとる行動がとれるように，傾聴を中心に関わることが重要である．

　次の事例で，看護師の関わり方の例をみてみよう．

➡ 生活習慣病については，7章p.152参照．

事例

　Aさん，40代後半，女性．頭痛，微熱，咽頭痛があり内科クリニックを受診した．医師が診察して総合感冒薬を処方し，3日程度休養をとるように進めたところ，弱々しい声で「はい．休まないといけないとわかっているんですけど，それができなくて．わかりました．ありがとうございます」と診察室を退室していった．

　看護師のBさんは薬剤の処方せんと会計用の書類を持参し，外来待合室の隅に座っているAさんのそばに行き，腰を落とし声をかけた．

　「かぜ薬が処方されましたので，これを飲むと頭痛は少しよくなると思いますが，かぜの初期症状は本当に休養がいちばんなんです．先ほどお休みがとれないとおっしゃっていましたが，少しでもとれないでしょうか？」

「いえ．実は仕事も忙しいのですが，家で高齢の母の介護もしていて，このところ母が夜間に何度もトイレに起きて，そのたびに付き添っているので睡眠不足なんです」

「そうですか，お母さまの夜間の排尿回数が増えていることについては，どなたかに相談しましたか？」

「もともと脳梗塞の後遺症があって排泄は大変だから，今に始まったことではないと思っていました」

「そうですか．よかったら，あちらのコーナーでもう少しお母さまのことをお聞かせくださいますか．何か，提案ができるかもしれません」

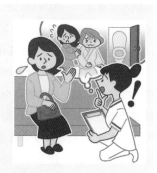

このあと，看護師のBさんはAさんから話を聞き，母親は脳梗塞後の神経因性膀胱だけではなく，感染性の膀胱炎を発症している可能性があるのではないかと推論し，訪問看護師に相談して，泌尿器科の受診を手配する方法があるなどの助言を行った．Aさんは母親の介護についてさまざまな思いを話し，また同時に，仕事上のストレスも吐露し，「かぜをひいちゃったのは，体が悲鳴を上げていたんだなって思いました．私が倒れてしまったら母が悲しむから，少しきょうだいに相談して，休みをとる方法も考えてみようと思いました」と話し，笑顔で帰宅していった．このときの所要時間は10分程度であった．

2 職業と健康障害

1 職業性疾病および業務上疾病

労働者の健康障害は，その疾病の発症要因によって**職業性疾病，作業関連疾患，私傷病（ししょう）**の三つに大別される（**図8-3**）．職業性疾病のうち，外傷や腰痛，熱傷など一時的な曝露（ばくろ）や負荷を受け，直ちに健康障害が現れるものを**災害性疾病**という．発症要因が単一で，因果関係もはっきりしている疾病である．一方，作業環境や作業条件によって，少量の曝露や負荷を長期的に受けることにより健康障害が現れるものを**職業病**という．

作業関連疾患とは，1976年にWHOで労働衛生上，問題提起された work related disease の訳である．1982年のWHO専門委員会の定義では，「業務に起因しない疾病のうち，過酷な作業環境や作業条件によってその疾病の自然経過よりも急速に，かつ著明に病勢が増悪する恐れのある疾病」とされ，高血圧，虚血性心疾患，慢性非特異性呼吸器疾患（慢性気管支炎，気管支喘息，肺気腫など），運動器疾患（腰痛，頸肩腕症候群，骨関節症），心因性疾患などが挙げられる．つまり，作業をすることによって発病が早まったり，もともとあった疾病が悪化するような疾病である．

上記のような職業に関連したものではない

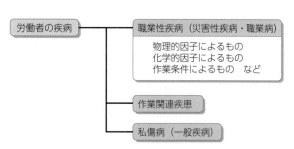

図8-3　発症要因からみた労働者の疾病

疾病を私傷病（一般疾病）といい，発症要因は個体の特性や生活の影響が大きく，適正な環境，適正な作業であっても起こる健康障害である．作業関連疾患は，発症要因からみると職業性疾病と私傷病との間に位置する．

労働者の疾病の発症要因が業務上のものであると判定された場合，使用者はその疾病に必要な療養費用を負担しなければならない．このように労働者災害補償の観点から労働基準法で分類され定められた疾病を，**業務上疾病**という．労働基準法75条および労働基準法施行規則35条に業務上疾病の範囲と分類が示されており，業務上の負傷に起因する疾病，物理的因子による疾病，作業態様による疾病，化学物質による疾病，じん肺，病原体による疾病，がん，精神障害，脳・心臓疾患などが挙げられている．

2022（令和4）年の業務上疾病の総数は9,506人（新型コロナウイルス感染症罹患によるものを除く），負傷に起因する疾病が7,081人（うち災害性腰痛と呼ばれる打撲等の負傷が約84%）と最も多く，次いで，物理的因子による疾病（1,942人），化学物質による疾病（255人），手指前腕の障害および頸肩腕症候群（218人）が多い．

1980年代までの日本の高度成長期は，長時間働く人々に支えられてきた．一方で，脳血管疾患や心臓疾患を発症し，突然死を引き起こす「過労死」が社会問題として注目された．それらを背景として**過重労働**が睡眠時間を削り，脳血管疾患や心疾患を発症させるという考え方や，過重労働による過労自殺が裁判で労災と認められたことが労災の認定基準に大きく影響した．2001（平成13）年「脳血管疾患及び虚血性心疾患等（負傷に起因するものを除く）の認定基準」の改正が行われ，業務量，業務環境や作業環境の具体的内容と脳・心臓疾患の発症との関連，特に「長期間にわたる疲労の蓄積（発症前6カ月間）」を考慮した時間外労働の数値基準が提示された．2002（平成14）年には過重労働による健康障害防止のための総合対策により，職場での労働時間管理に基づく心身両面の健康管理が求められるようになった．さらに，国を挙げて行われている**働き方改革**や，従業員の健康が経営状況にも影響するという考え方に基づく健康経営が企業に求められるようになってきている．

2 職業性疾病の予防と対応

1 労働衛生対策の基本

職業性疾病の予防を行っていく際，企業における看護職は事業場の労働衛生管理体制を理解し，産業医，衛生管理者等の**労働衛生チーム**とともに活動する．労働衛生対策の基本は，三管理といわれる**作業環境管理，作業管理，健康管理**（図8-4）に，**健康教育と健康管理体制の確立**を加えた五つである．職業性疾病の予防と対応は，すべてこの五つを基本に行われる．

作業環境管理とは，作業環境中の有害物質の発生抑制，隔離，除去によって，より快適な作業環境の維持を目的としたものである．これにより，健康障

plus α

**過重労働による
健康障害防止対策**

2006年3月に全面改定され，一定時間以上の長時間労働者に対し，産業医による面接指導や適切な措置が義務づけられた．2020年4月の一部改定により，「過重労働による健康障害を防止するため事業者が講ずべき措置等の周知徹底」「過重労働による健康障害防止のための窓口指導等」などが規定された．

	使用から影響までの経路	管理の内容	管理の目的	指 標	判断基準
労働衛生管理 / 作業環境管理	有害物使用量 ↓ 発 生 量	代替 使用形態，条件 生産工程の変更 設備，装置の負荷	発生の抑制	環境気中濃度	管理濃度
		遠隔操作，自動化，密閉	隔 離		
	気 中 濃 度	局所排気 全体換気 建物の構造	除 去		
作業管理	ばく露濃度 体内侵入量	作業場所 作業方法 作業姿勢 ばく露時間 呼吸保護具 教育	侵入の抑制	ばく露 濃度	ばく露* 限界
健康管理	反応の程度 ↓ 健康影響	生活指導 休養 治療 適正配置	障害の予防	生物学的指標 / 健康診断結果	生物学的ばく露指標（BEI）

厚生労働統計協会編. 国民衛生の動向・厚生の指標. 2019/2020, 66（9）増刊, p.328.

図8-4 労働衛生管理の対象と予防措置の関連

害の発現が防止され，働きやすい職場環境が形成される．作業管理は，職業性疾病予防の観点から作業自体を管理することであり，有害物質の侵入を抑制するために，作業場所や作業方法，姿勢，保護具*などを適正に管理していくものである．健康管理とは，労働者の健康を健康診断などにより継続的に観察し，職業性疾病はもとより衛生管理をしていくことである．

　健康教育とは，労働者自身が労働衛生における正しい知識をもち，健康障害の防止のために適切な行動がとれるよう，作業環境管理，作業管理，健康管理を効果的に推進する目的で行われる．健康管理体制の確立（総括管理）とは，作業環境管理，作業管理，健康管理を推進し，健康教育を行い，労働衛生管理が円滑に展開されるようにすることである．

　職場の環境要因とそれによって生じる健康障害を **表8-2** にまとめた．次に代表的な職業性疾病を挙げ，その予防と対応について述べる．

2 化学的因子によるもの

|1| じん肺による健康障害

　じん肺とは，粉じんを吸入することによって肺に生じた線維増殖性変化を主体とする疾病である．肺胞と血管との間に線維化や浮腫などが起こることによって，毛細血管内の血液に酸素を渡しにくくなり，血中酸素濃度が下がり，息苦しい状態となる．合併症には，肺結核，結核性胸膜炎，続発性気管支炎，続発性気胸，続発性気管支拡張症，原発性肺癌の六つがある．鉱業，窯業，鋳

用語解説 *
ばく露

人体が有害物質にさらされることをいう．職業性疾病を予防するには，作業者の曝露状態の把握が必要である．曝露状態を推定するには，環境の測定と生物学的モニタリングが使われる．

用語解説 *
保護具

有害物質の侵入やけがの予防に使用される．騒音がある職場のための耳栓や粉じんがある職場での防じんマスク，化学物質を取り扱う職場での化学防護手袋などがある．

表8-2　職場の環境要因と健康障害

	環境因子	健康障害
化学的因子	粉じん（ケイ酸，石綿，アルミニウムなど） 　　　　（ベリリウム，ニッケルなど） 有機溶剤（トルエン，キシレン，スチレンなど） 特定化学物質などの化学物質 金属（鉛，水銀，クロム，マンガン，砒素など） 窒息性ガス（一酸化炭素，硫化水素） 刺激性ガス（オゾン，塩素，二酸化硫黄など）	じん肺（ケイ肺，石綿肺，アルミニウム肺など） 皮膚障害 有機溶剤中毒，皮膚障害 がん，皮膚障害，神経障害 金属中毒，皮膚障害，がん 酸素欠乏，粘膜刺激 呼吸器障害，歯牙酸蝕症
物理的因子	振動（局所振動，全身振動） 温熱条件（高温・低温） 異常気圧 騒音 非電離放射線（紫外線，赤外線，レーザー光線など） 電離放射線（X線，γ線，α線，β線，中性子線）	末梢循環・神経障害，運動器障害 熱虚脱，熱射病，凍傷，冷房病 ケイソン病（潜函病），高山病 騒音性難聴 眼炎，白内障，皮膚火傷，皮膚癌 電離放射線障害
作業条件	情報機器作業 労働態様（OA化，単調労働，多能工化，人員削減） 社会環境（生きがいの減少，ストレスの増加） 生活様式（栄養過多，運動不足，過重労働など）	情報機器作業障害，眼障害 頸肩腕障害，腰痛症，慢性疲労 精神・神経障害，アルコール依存症 生活習慣病，過労死
有害生物	病原体（ウイルス，細菌など） 動物やその死体，獣毛など 湿潤地，屋外作業	ウイルス病，細菌・真菌感染症など 人獣共通感染症（狂犬病など） レプトスピラ症，ツツガ虫病

物業，金属・機械器具工業，建設業などの産業で発生している．特に，昭和40～60年代初めに大量の石綿（アスベスト）に曝露した人々が，数十年経って石綿肺，肺癌や中皮腫を発症していること，また建築物に大量に使用された石綿の解体・除去作業が今後ピークを迎えることで，その対策が注目され随時法改正が行われている．

じん肺健康診断の有所見率は年々減少してきているが，依然として健康診断から有所見者が発見されている．現在の医学では治療方法がないため，予防が非常に大切である．

|2| 有機溶剤による健康障害

有機溶剤とは，非水溶性の物質を溶かす有機化合物のことをいう．塗料や印刷インキ，接着剤などの製造や使用，金属材料などの脱脂洗浄，合成樹脂の製造・加工で使用されている（図8-5）．

有機溶剤の健康障害には，局所的障害と全身的障害があり，局所的障害は直接の接触や蒸気の曝露による皮膚・粘膜の刺激症状である．全身的障害には，ほとんどの有機溶剤にみられる共通の毒性である中枢神経抑制作用と臓器特異性障害がある．臓器特異性障害は個々の有機溶剤によって障害が異なるため，きちんと理解した上で，健康診断での問診や職場巡視などを行う必要があり，作業場所への明示や作業者への教育も必要になる．また，有機溶剤に対する感受性は個人差が大きく，必ずしも量―反応関係，量―影響関係が成立しないため，注意が必要である．

|3| 特定化学物質による健康障害

特定化学物質は，世の中に数万種類以上あるといわれている化学物質の中

石綿による健康障害

特定化学物質障害予防規則で対策がなされてきたが，2005（平成17）年，石綿障害予防規則の制定により建築物の解体等に係る法整備が行われた．その後も労働者と近隣住民の健康障害を予防するために法改正が重ねられている．

有機溶剤の毒性

有機溶剤にはクレゾール，キシレン，トルエン，エチルエーテル，二硫化炭素などが指定されている（労働安全衛生法施行令　別表第六の二）．高濃度曝露による急性中毒では麻酔症状が，低濃度慢性曝露では頭痛，疲労感，倦怠感，めまい，吐き気などの自覚症状および，肝機能障害，白血球減少などが出現する．

で，悪性新生物，皮膚炎，神経障害などの健康障害を起こす可能性の高い化学物質とその化合物のことである．特定化学物質障害予防規則（昭和47年労働省令第39号）で規制されており，三つのグループに大別される．①製造設備の密閉化，局所排気装置の設置などの措置を条件とした製造の許可を必要とする「第一類物質」，②製造または取り扱い設備の密閉化または遠隔検査などの措置を必要とする「第二類物質」，③大量漏洩事故の防止措置を必要とする「第三類物質」である．

特にこの中で悪性新生物を発生させる，またはその可能性のあるものを**特別管理物質**とし，さらに細かな規制が定められている．労働者への曝露を防止することが，健康障害予防の基本的な対策となる．

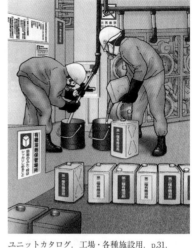

ユニットカタログ．工場・各種施設用．p.31.

図8-5　有機溶剤作業

3 物理的因子によるもの

|1| 振動障害

振動障害は，手・腕など身体の局所に受ける局所振動と，フォークリフトなどの運転による身体全体に影響が及ぶ全身振動があるが，一般的には前者を指すことが多い．主な身体症状としては，チェーンソー，電動モーターなどの工具や機械の振動が手や腕を通して身体に伝達されることによる，**レイノー現象***を主徴とする末梢循環障害，末梢神経障害，運動器障害の三障害がある．

予防には，作業環境での防寒や保温に努めること，体操により血液の流れをよくすること，禁煙などがある．

|2| 電離放射線取扱従事者の健康障害

放射線取扱従事者の健康障害には，一度に多量の放射線を受けることによって起こる急性障害（疲労，頭痛，悪心，嘔吐，皮膚の紅斑，皮膚潰瘍，白血球や血小板の減少などの造血機能障害）と，徐々に被曝することによって起こる可能性のある晩期障害（白内障，白血病や甲状腺癌などの悪性新生物）に分けられる．晩期障害は長期間に確率的に起こりうるものとして，長期的な視野で経過をみる必要がある．

放射線作業従事者の被曝限度は，通常は実効線量が5年間につき100mSv（ミリシーベルト），1年間につき50mSv，妊娠可能な女性の場合は3カ月につき5mSvを超えないと定められており（電離放射線障害防止規則第4条），電離放射線管理区域に立ち入る場合は，線量計，ガラスバッジ等で線量を測定して管理されている．ただし，事故などにより緊急作業を要する場合においては，被曝限度は緊急作業に従事する間で100mSvと定められている．東日本大震災による原発事故に伴う措置では，緊急作業時の被曝限度が一時的に250mSvまで引き上げられ（2011年12月に廃止），東京電力福島第一原子力発電所の緊急作業に従事した労働者は，長期的な健康管理として，被曝線量に応じて年に1回，白内障の検査やがん検診（甲状腺，大腸，胃，肺）を実施す

plus α

労働安全衛生関係法令の改正

化学物質による労働災害はその物質の規制対象外であることが多いことを背景に，新たな化学物質規制の制度が2022（令和4）年に導入された．

plus α

特定化学物質

第一類物質には，ジクロルベンジジン，塩素化ビフェニル，ベリリウムほか，第二類物質には，アクリルアミド，塩化ビニル，臭化メチル，ホルムアルデヒドほか，第三類物質には，アンモニア，硫酸などがある（労働安全衛生法施行令 別表第三）．

用語解説*

レイノー現象

寒さなどが誘因となって生じる一時的な血行障害で，指先が白くなり，紫色を帯びて痛んだりしびれたりする．原因不明のものもあるが，若い女性では膠原病が，高齢者では変形性頸椎症などが原因になっていることがある．

るように定められた.

4 作業条件によるもの

|1| 情報機器作業による健康障害

情報機器作業とは，パソコンやタブレット端末等の情報機器を使用して，データの入力や検索，照合等，文章・画像等の作成や編集，修正等，プログラミングや監視等を行う作業をいう．情報機器による健康障害は目の疲労や頸肩腕障害，腰背部痛などの局所疲労，過大な情報処理による精神的疲労などが多くみられる.

職場におけるIT化は年々進行し，作業形態は一層多様化している．そのため，2019（令和元）年に「情報機器作業における労働衛生管理のためのガイドライン」で，作業に適した情報機器を選択すること，自然で無理のない姿勢で作業を行うための椅子や作業面の高さ，キーボードやマウス，ディスプレイの位置等（図8-6）を作業者自らが留意する事項について総合的に記載されている．また，作業時間は連続1時間を超えないことや，作業の途中に1～2回の小休止を設けること，次の連続作業までに10～15分の休止時間を設けること，就業前後や就業中に体操やストレッチ，リラクセーション，軽い運動を行うことが望ましいとされている.

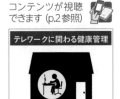

コンテンツが視聴できます（p.2参照）

テレワークに関わる健康管理

●テレワークに関わる健康管理〈アニメーション〉

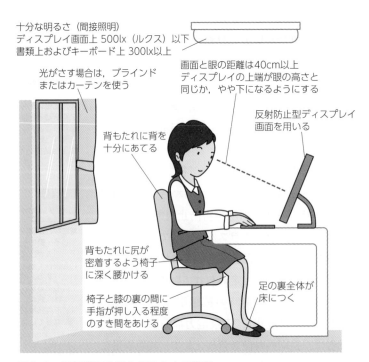

十分な明るさ（間接照明）
ディスプレイ画面上 500lx（ルクス）以下
書類上およびキーボード上 300lx以上

光がさす場合は，ブラインドまたはカーテンを使う

画面と眼の距離は40cm以上
ディスプレイの上端が眼の高さと同じか，やや下になるようにする

反射防止型ディスプレイ画面を用いる

背もたれに背を十分にあてる

背もたれに尻が密着するよう椅子に深く腰かける

足の裏全体が床につく

椅子と膝の裏の間に手指が押し入る程度のすき間をあける

図8-6　情報機器作業を行うときの姿勢

｜2｜心の不調

　令和4年労働安全衛生調査（実態調査）では，82.2％の労働者が現在の仕事・職業生活に関することで強いストレスを感じている．強いストレスとなっている事柄は，多い順に「仕事の量・質」「仕事の失敗・責任の発生等」「対人関係（セクハラ・パワハラ含む）」「役割・責任の変化等（昇進，昇格，配置転換等）」である．日本では，過労死や過労自殺の減少を目指し，**労働災害防止計画**においてメンタルヘルス対策に取り組む事業場の割合を，2027（令和9）年までに80％以上に増やすことを計画している．**労働者の心の健康の保持増進のための指針**に，メンタルヘルスケアの基本的な考え方や具体的な進め方について提示されている．

plus α
第14次労働災害防止計画
2023年度から2027年度までの5年間を対象期間としている．

　労働者の心の健康に影響を与えるのは労働環境における作業条件だけでなく，個人の要因や家族の問題などが複雑に絡み合っていることがあるため，職場の環境調整だけでは解決できないことも多い．産業保健スタッフは，職場の上司や同僚，総務の担当者だけでなく，状況に応じて家族とも連携して本人のサポートに当たる必要がある．

3 事　例

1 職業性疾病を考慮した看護職の役割

事例

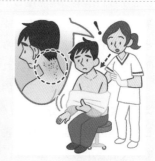

接触皮膚炎の事例
日時：〇月△日　午前
場所：工場内診療所
　25歳，東野剛さん，男性，製造業
　特殊健康診断の問診場面で，「首に発疹が出るようになった」という訴えがあった．確認すると，襟の部分に接触皮膚炎のような発疹があった．作業内容を聞くと，メタノールを使用して製品を洗浄していることがわかり，本人の了解を得て皮膚炎と有機溶剤との関連をみるために職場巡視を行った．

事業所担当者と看護職の職場巡視
作業内容：メタノールをバットに40L程度入れ，製品を洗浄している．局所排気装置がなく，保護具（マスク，手袋，眼鏡）を着用していなかった．作業と接触皮膚炎との関連の可能性があると思われ，作業環境等の改善が必要と考えられた．局所排気装置の設置，保護具の着用，作業環境測定の実施，定期的な管理監督者の巡視を依頼した．また，使用有機溶剤に関する衛生教育の再徹底も必要と考えられた．看護職としては，今後も定期的な職場巡視，特殊健康診断問診時の情報収集に努めることとした．
職場の対応：製品の洗浄方法を，溶剤浸透洗浄（40L）からベンコット（長繊維不織布）による拭き取り作業（5L）に，作業方法そのものを変更した．溶剤使用量が減ったことで洗浄瓶内での洗浄ができるため，局所排気装置は設置せず，環境測定も不要と考えられ，保護具（マスク，手袋，眼鏡）の着用のみの対応となった．劇物であるメタノールをエタノールに変更し，有害性を低減できた．また，責任者を明確にし，定期的に巡視することとなった．
東野さん個人の対応：作業方法の遵守と保護具の着用を心がけた．以来，接触皮膚炎が起こらなくなった．

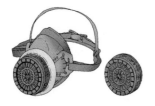 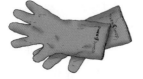 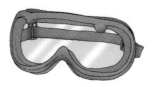

防毒マスク　　　　　　　　保護手袋　　　　　　　　保護眼鏡

図8-7　保護具

　この事例のように，有害業務作業者における特殊健康診断の問診は，非常に大切な情報収集の場面である．情報を得た際に，職場の環境調整や作業方法において対応が必要であるかどうか，実際に職場に出向いて確認することが大切である．また，事例のように職場を訪問する際や，衛生管理者または職場の上司と話す際には，本人の了解を得ることも大切である．

　職場巡視の際には，人事労務担当者や衛生管理者，職場の上司に同行を依頼したり，産業医等に相談して情報を共有しておくことも，労働衛生をチームで行うために必要である．

　この事例で看護職が労働衛生チームとともに行った対応をまとめると，作業環境管理としては，有害性の少ない溶剤への変更，作業方法の変更によって使用量・発散量を減少でき，局所排気装置などの設備改善を必要としなくなったことから，作業環境測定も不要になり，作業環境が改善できたことになる．作業管理としては，マスク，手袋，眼鏡の保護具（図8-7）の着用を徹底することで，不必要な曝露が避けられた．今後も作業に支障がなく，各個人に合った使いやすい保護具を取り入れていく必要がある．

　健康管理としては，定期的な特殊健康診断による健康状態の確認および，作業環境や方法の確認，巡視などを継続していくこと，作業者一人ひとりに対し，有機溶剤による健康障害とその取り扱いについて周知徹底するよう教育していく必要がある．これが，健康教育に当たる部分である．

2　メンタル面に関する健康障害

　一般的に職場不適応の事例は職場での調整が必要になることが多く，その場

事　例

職場不適応の事例
日時：○月△日　午前
場所：事業所内健康相談室
　27歳，沢口正文さん，男性，設計職
　やや内向的でおとなしいが負けず嫌い，批判的．
　「頭痛があり，仕事をしていても考えがまとまりにくく，夜もなかなか眠れないため，うつかもしれない」と思い，以前から週1回，保健師が健康相談を行っていることを知っていたため，健康相談室を訪れた．

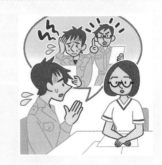

職場の状況と経過：課長以下，連日残業が続いている職場に配属となる．

入社2年目から本格的に忙しくなり，休みがほとんどとれず，多くの残業をこなしていた．課長は部下への仕事の要求度が高く，自分と同じような働きぶりを期待するタイプだった．本人もしっかりと与えられた仕事はしようという意欲をもっており，頑張っていた．仕事に不満はなく残業の多さも気にしていなかったが，徐々に不調が現れ，将来に不安をもつようになった．1年くらい経ったころから仕事が合わないと思い，転職を考え他社の内定をもらうことができたが，気分がスッキリせず徐々に体調も悪くなってきた．

沢口さんへの対応：軽い抑うつ状態という診断で薬物治療が開始され，医師は並行して沢口さんとの面接を行うこととした．その後，服薬により睡眠はとれるようになり，身体の疲れやすさとだるさは半減したが，転職に対して踏み切りがつかずにいた．保健師は職場でのさまざまな調整の必要を感じ，本人に了解を得て上司と面接することにした．

上司への対応：保健師は最近，精神的な不調があると部下の沢口さんから相談があったことについて面接した．薬物治療で症状は落ち着きつつあるが，しばらくカウンセリングを要することなどについて現状を知らせるとともに，職場での状況を聞いた．課長も沢口さんが最近，元気がないと感じており，何となく避けられているような感じを受けていた．沢口さんが転職を考えるまで追い詰められていることに驚いていた．

面接の中で，一時的に仕事量の調整が必要であること，部下に対する接し方について話をした．正論を押し付けることで部下から反発を受けやすくなることなどについて振り返ってもらい，自分の考えを押しつけずによく話し合う姿勢をもつことが望ましいとアドバイスした．課長としても，沢口さんに今転職されては困るため，何とかしようと，とにかく沢口さんの言い分をよく聞くように努力した．

その結果，沢口さんも課長に対する拒否感が次第に薄れ，課長の積極性や面倒見のよさなど，よい面が見えてきた．次第に，自分は仕事が嫌なのではなく，現状から逃げたいと思っていたのだということに気づき，逃げ出さずにやり直そうと決心し，転職を思いとどまった．その後は元気に仕事に取り組むことができるようになり，従来の業務量で働いている．

合，上司と連絡を取り合う必要がある．この事例では，沢口さん自身は「転職先が決まったのに何となくスッキリしない自分に気づいたこと」，課長は「上司としての部下への対応について気づきがあったこと」が改善のポイントと思われる．

厚生労働省のメンタルヘルスの指針である「労働者の心の健康の保持増進のための指針（2006年，2015年改正）」では，具体的な進め方として次の四つのケアを提示している．

①セルフケア（従業員自らが行うストレスへの気づきと対応）

②ラインによるケア（管理監督者が行う職場環境などの改善と相談の対応）

③事業場内産業保健スタッフ等によるケア（産業医等による専門的ケア）

④事業場外資源によるケア（事業場外の専門機関によるケア）

さらに，ストレスチェック制度の活用や職場環境等の改善，メンタルヘルス不調への対応，職場復帰のための支援が円滑に行われる必要があるとしている．

上記指針を，以下で事例に当てはめて考える．事例のように，「自分がうつ

ではないか」と気づき，相談するという行動を起こすためには，事業者が労働者に対して教育研修を行い，相談を受けられるような体制づくりを整えておくことが必要である．また，看護職，労働衛生スタッフもこの体制づくりに参画していく必要がある（①）．管理監督者としての教育研修を日ごろから行っていくことも大切である．作業環境や作業方法，労働時間といった職場環境の具体的な問題点を把握し，改善を図っていくことなどを，健康管理に関わる事業者の責任について認識した上で行うこと，労働者からの相談への対応のしかたなどを教育していくことで，ラインによるケアが実践される（②）．事例の事業所では管理監督者のメンタルヘルス研修会が定期的に開催されており，そのことが課長の気づきにスムーズにつながったとも考えられる．

　労働衛生スタッフとしては，常に職場環境などについて評価する視点をもち，管理監督者と連携して改善を図っていくことが，不調者発生の予防につながる．そして，精神科医，産業医，カウンセラー等のスタッフ間や，管理監督者と連携することで，早期に相談を受けることができ，回復につながっていくと考えられる（③）．

3 生活ストレスと健康障害

1 ストレス

　ストレスという言葉は，日常生活では精神的緊張という意味で用いられている．健康との関係では，1936年にセリエ（Selye, H.）が発表した**全身適応症候群**（general adaptation syndrome）に代表される，ストレスに対する人の「生物としての反応」[15]や，1966年にラザルス（Lazarus, R.S.）が発表した「心理的ストレスに対する対処のプロセス」に代表される，人の「心理社会的な反応」[16]を理解しておく必要がある．

　物理学でいうストレスは，物体が外からの圧力とそれに抵抗する力のバランスでゆがんだ状態にあることである．セリエの考えは，言い換えれば生物も物体と同じように，外からの刺激（**ストレッサー**）が加われば，それに対して抵抗（ストレス反応）を示し，ゆがんだ状態になってバランスを取り戻そうとするというものである（図8-8）．生物である人は，ストレス状態ではまず警告反応を示し，続いて，それに対する抵抗を示し回復しようとしていくものの，抵抗しきれない場合には疲労困憊してしまい，果ては死に至ることもある（図8-9）．そしてこれらは，生物としての**恒常性***（**ホメオスタシス**）を維持しようとする内分泌系，自律神経系，免疫系の密接な関係の中で起こる反応である[17]．

　一方，心理学研究から，人はストレスに出合ったとき，それ

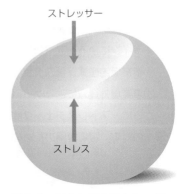

図8-8 ストレスとストレッサー

用語解説*
恒常性

絶えず変化する外界からの刺激に対し，体内環境を限られた一定の範囲内に保とうとするしくみ．人では，神経・免疫・内分泌（ホルモン）の相互作用によって維持されている．

をどう認知的に評価するかによって行動を変えて対処している（**コーピング**：coping）ことがわかった．人はストレスに出合うと，意識的・無意識的にその原因となる問題を見いだして解決するような行動（**問題中心の対処**）をしたり，その出来事に対する感じ方をとらえ，気持ちを安定させるような行動（**情緒中心の対処**）をして，ストレスを軽減させようとするのである[18]．

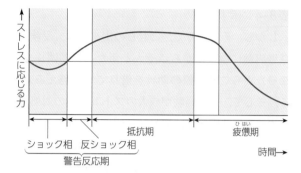

ハンス・セリエ．現代社会とストレス．杉靖三郎ほか訳．法政大学出版局，1988，p.115および山崎喜比古ほか編．生き方としての健康科学．有信堂高文社，1999，p.23を参考に作成．

図8-9 ストレス反応の過程

ストレス研究は多数あり，研究の背景などによって，ストレスという言葉がゆがんだ状態を指す場合もあれば，そのゆがみの原因を指していることもある．いずれにしても看護学の立場からは，人にとってストレスは，放置されれば死に至るような変化であって健康と切り離せないものであるが，同時に，誰しもそれに対して身体的・心理的・社会的に応じようとしており，また，応じる力があるととらえ直しておこう．

➡ 問題中心の対処，情緒中心の対処については，13章2節2項p.262参照．

2 成人の生活ストレス

成人は，青年期から向老期に至る日常生活の中で，受験，就職，職場異動，結婚，引っ越し，病気（自分・家族・友人），死別，定年などのさまざまなストレスとなる生活上の出来事（**ライフイベント**：life events）に遭遇していく（**表8-3**）．

これらの出来事は，年齢を重ねるうちに多かれ少なかれ経験するものであるが，時には災害や事件に遭遇した場合の**心的外傷後ストレス障害**（post-traumatic stress disorder：PTSD）に代表されるような精神障害を生じたり[19]，自殺に至ることもある．また，何気ない日常生活の中にもストレスとなる小さないらだち（**daily hassles**）が山積しており（**図8-10**），それらが健康障害に結びついていることも指摘されている[20]．日本の成人が，ライフイベントをどの程度のストレスと評価しているかに関する調査結果を

成人期の自殺

1990年代の「失われた10年」と呼ばれる経済危機を背景に，日本の成人期の自殺率が急増した．2006年10月には自殺対策基本法が施行され国を挙げての自殺対策が始まった．しかし2008年9月のリーマンショック以降，100年に一度と言われる経済危機の影響を受け，自殺対策は重要な局面を迎えており，医療従事者には，自殺予防のため，早期発見・治療につなげる力が求められている．

表8-3 成人期に遭遇するストレスとなる生活事件（ライフイベント）の例

青年期	壮年期	向老期
受験 失恋 就職	職場異動 転職 昇進 結婚 出産 住宅購入 引っ越し	病気（自分・家族・友人） 離婚 死別 リストラ 倒産 定年

表8-4に示す.

しかし，その一方で，これらの出来事は，受験があるからこそ勉強したり，職場異動になったからこそ人と新たな信頼関係を築く力を高めたり，病気になったからこそ同僚の助けを借りて乗り越える方法を知るという経験にもなる．そして，その経験が成人のストレスへの対処能力を向上させ，他者の苦しみや痛みに共感する能力や社会関係を発展させ，成熟させていく．それゆえストレスは，必ずしも悪いストレス（distress）という面だけでなく，よいストレス（eustress）という面ももっている[21]．

つまり，成人は生活の中で常にストレスにさらされ健康障害に陥るリスクを背負いながら，自らそれらに対応することで，セルフケア能力を高めているといえよう．

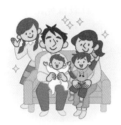

・家庭での責任の重さ
・自分や家族の健康状態

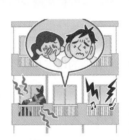

・住居のトラブル
・家庭や近隣での対人関係

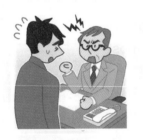

・職場の物理的環境
・職場での対人関係
・職場での責任の重さ

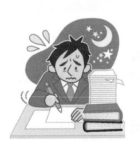

・仕事の量の多さ
・労働時間が長い，または不規則

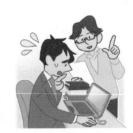

・新しい技術習得の必要性
・乗り越えなければならない課題の存在
・不明確な仕事の将来

図8-10　成人の日常生活の中に山積するストレス

表8-4　ライフイベントとストレス

順位	ストレッサー	全平均	男	女	順位	ストレッサー	全平均	男	女
1	配偶者の死	83	83	82	36	子どもの受験勉強	46	44	53
2	会社の倒産	74	74	74	37	妊娠	44	43	50
3	親族の死	73	71	78	38	顧客との人間関係	44	44	47
4	離婚	72	72	72	39	仕事のペース，活動の減少	44	45	43
5	夫婦の別居	67	67	69	40	定年退職	44	44	42
6	会社を変わる	64	64	62	41	部下とのトラブル	43	43	45
7	自分の病気やけが	62	61	67	42	仕事に打ち込む	43	43	44
8	多忙による心身の過労	62	61	67	43	住宅環境の大きな変化	42	42	45
9	300万円以上の借金	61	60	65	44	課員が減る	42	42	43
10	仕事上のミス	61	60	65	45	社会活動の大きな変化	42	41	43
11	転職	61	61	61	46	職場のOA化	42	41	45
12	単身赴任	60	60	60	47	団欒する家族メンバーの大きな変化	41	40	44
13	左遷	60	60	59	48	子どもが新しい学校へ変わる	41	40	45
14	家族の健康や行動の大きな変化	59	48	63	49	軽度の法律違反	41	40	43
15	会社の建て直し	59	59	58	50	同僚の昇進・昇格	40	41	37
16	友人の死	59	58	63	51	技術革新の進歩	40	40	41
17	会社が吸収合併される	59	59	58	52	仕事のペース，活動の増加	40	41	39
18	収入の減少	58	58	57	53	自分の昇進・昇格	40	40	41
19	人事異動	58	58	58	54	妻（夫）が仕事を辞める	40	35	61
20	労働条件の大きな変化	55	54	56	55	職場関係者に仕事の予算がつかない	38	38	38
21	配置転換	54	54	55	56	自己の習慣の変化	38	37	42
22	同僚との人間関係	53	52	57	57	個人的成功	38	37	40
23	法律的トラブル	52	52	51	58	妻（夫）が仕事を始める	38	38	37
24	300万円以下の借金	51	51	55	59	食習慣の大きな変化	37	36	42
25	上司とのトラブル	51	51	50	60	レクリエーションの減少	37	37	36
26	抜擢に伴う配置転換	51	51	52	61	職場関係者に仕事の予算がつく	35	35	33
27	息子や娘が家を離れる	50	50	50	62	長期休暇	35	34	37
28	結婚	50	50	50	63	課員が増える	32	32	32
29	性的問題・障害	49	48	50	64	レクリエーションの増加	28	27	30
30	夫婦げんか	48	47	52	65	収入の増加	25	25	23
31	新しい家族が増える	47	46	52					
32	睡眠習慣の大きな変化	47	47	50		・私が耐えられるストレスは	74	74	72
33	同僚とのトラブル	47	45	54		・私の現在のストレスは	49	48	53
34	引っ越し	47	46	50					
35	住宅ローン	47	46	50		サンプル数（人）	1,630	1,322	308

これは1967年米国のHolmes, T.H. とRahe, R.H. が開発した社会的再適応評価尺度（social readjustment rating scale：SRRS）をもと
に，夏目らが日本の大企業に就業中の勤労者1,630人に自己評価させた調査研究結果である．結婚を50点のストレスとしたときに，各自がど
の程度ストレスを感じているかの平均を表している．

夏目誠ほか．ライフイベント法とストレス度測定．公衆衛生研究．1993，42（3），p.402-412より．

※なお，近年もこの尺度がhttps://natsumemakoto.com/stress-points/ に掲載されているものの，災害や高齢社会を反映した項目がないなど，
　2020年現在のライフイベントの項目やストレスの順位，点数は異なってきていると考えられる．

8

ワーク・ライフ・バランスと健康障害

3 ストレス関連疾患の予防と対応

1 ストレス関連疾患に関する保健医療

2000（平成12）年，日本の健康施策は，疾病の予防と発見を重視した**アクティブエイティヘルスプラン**から，健康の向上を重視した**健康日本21**へと移行した．この施策の中でも，労働者の健康を守る立場から，ストレス関連疾患（図8-11）が注目されている．地域保健でもストレス教室の開講の準備がなされたり[22)]，産業保健の場では，**トータルヘルスプロモーション**と呼ばれる健康づくり対策（図8-12）が推進され，中央労働災害防止協会などでも情報の普及活動が行われている．

しかし，認定された産業医による産業保健が義務化されているのは労働者数50人以上の事業所に限られており，小規模の事業所では対応が不十分になりやすい．また，就労していない成人（家庭の主婦，退職者，失業者）では，フォローする義務や責任をもつ医療者はいないので，個人がストレスを自覚し，自分でマネジメントすることが重要である．

こうした個人が利用できる保健医療機関は，職場の医務室や市町村の保健センター，あるいは診療所や病院であり，より専門的に支える診療科は**心療内科**[*]である[23)]．

以上から，ストレスに関連する健康障害をもった成人に看護職が出会うのは，職場の健康診断の問診時，職場の医務室や地域保健センターの健康相談室等に訪ねてくるとき，診療所や病院のさまざまな外来診療の場ということになる．

そして，このような場で看護職は，自殺予防を考慮した対応も求められているといえよう．

plus α

地域産業保健センター

小規模事業所の産業保健対策の不足をカバーするため，厚生労働省は，平成9年末で全国347カ所に，労働基準監督署単位で，地域産業保健センターの設置を完了したとしている．平成26年からは産業保健を支援する三つの事業（地域産業保健，産業保健推進センター，メンタルヘルス対策支援）を一元化した「産業保健活動総合支援事業」が開始されている．

用語解説 [*]

心療内科

心療内科は，主に心身症を対象とする内科で，1996年に専門科として承認された．

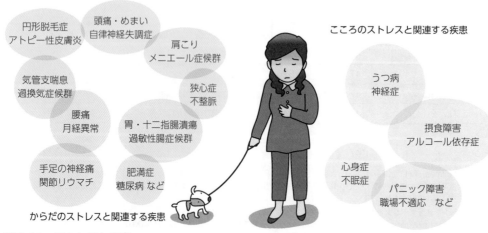

図8-11　**ストレスと疾患**

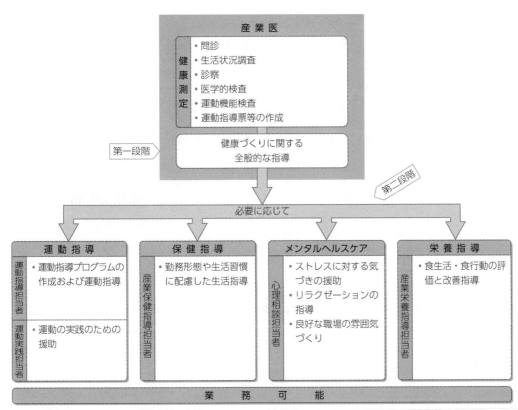

厚生労働統計協会編. 国民衛生の動向・厚生の指標. 2019/2020, 66 (9) 増刊, p.334.

図8-12　トータルヘルスプロモーションにおける健康づくりスタッフと役割

2　ストレス関連疾患を考慮した看護方法

事　例

日時：○月△日　水曜日　午前

場所：内科外来

診療録の情報：吉村さん，43歳，男性，健康保険本人，本日初診

問診票の情報：数カ月前から胃痛と食欲不振がある．既往歴，アレルギーなし

外観の情報：背広姿で書類かばんを持っている．やや，やせ型．顔色は特に悪くないが，表情に活気がない．待合室では新聞を抱えて，うたた寝をしていた．

診察時の様子：自ら質問はせず，医師に従順に応じ，体重減少はほとんどないこと，胃痛は空腹時や夜間に出現することなどを返答している．医師による腹部触診時は，右上腹部圧痛を訴えていた．

カルテ記載：診察所見のほかに「胃および十二指腸潰瘍か」とある．

医師の指示：採血（血算，生化学，腫瘍マーカー）と胸部・腹部X線，胃酸分泌抑制薬・粘膜防御因子増強薬の処方，次回の上部消化管造影検査

| 1 |　医師の説明とそれに対する反応

看　おそらく胃潰瘍か十二指腸潰瘍で，ただ胃が荒れているだけだと思いますが，念のため検査をしておいたほうがよいと思いますので，次回は胃の検査を受けてください．その結果と今日の採血などの検査結果を合わせて，その次の外来では診断できると思います．とりあえず胃酸の分泌を抑える薬を出しておきます．検査のことや薬の

受け取りについては，看護師から説明します.

吉　わかりました．検査をしないといけないということですね，ありがとうございました.

|2| 外来看護師の対応とそれに対する反応

　看護師は吉村さんを待合室の一角の椅子に招き，隣に腰をかける.

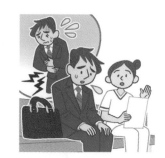

看　次回の検査について説明いたしますが，診察を終えて気になることや，何か聞きたいことはありませんか.

吉　実は，叔父が40代のときに胃癌で亡くなっているので，自分もそうではないかと気になっています．遺伝などはないでしょうか.

看　胃癌の遺伝については，私は最新の医学でどうなっているかよくわかりません．今度の診察のときに医師に聞けるようにしますね．でも，医師も言っていたように，ストレスなどでできる胃潰瘍でも本当に痛いし，食欲もなくなりますよ．最近，お仕事がきついんじゃありませんか.

吉　そう言われるときついです．この間，人事異動で職場が変わったんですよ．昇進したのはいいんですけど，僕が課長になったとたんに仕事でトラブルが続いて，その処理に追われてました．いや，こんな話をするつもりじゃなかったのに．すみません.

看　いえいえ，そんなことありません．ストレスは，自分ではっきりと自覚するのが大切なんですよ．本当は，もっとゆっくりお話を聴けると胃のためにもいいんですけれども．ごめんなさいね．でも，まず今のご自分に何がどんなふうにストレスになっているのか，ゆっくりご家族や心を許している方にお話を聴いてもらうことも本当に大切です．ついつい，忙しくなるとそういう時間もお酒を飲んでしまったりして，よけい胃をいじめるんですよね．ストレスが強いと胃液がいつもよりたくさん出て，胃の粘膜が胃液に耐える力も弱まって，胃の壁が荒れていくんです．ですから，今日，処方されたお薬をまず，きちんとお飲みになってください.
それから，痛みが楽になっても，少し胃を助けてあげるために，せめて休日は仕事をしないようにして，お休みをとる努力をしてください．それから，食欲がなくても胃に何か食べ物を入れたほうがよいので，お煎餅や辛いものやコーヒーなどの刺激物は控えて，もし，朝食や昼食をきちんととっていないようでしたら，ひとまず，牛乳1杯，ヨーグルト1個でもいいですから食べてください．胃によい食品に関する本は，本屋の家庭医学や料理のコーナーでも売っていますし，売店にも置いてもらっていますから，よかったらご利用なさってください.

吉　そうですよね．ありがとうございました．少し自分の身体のことを，自分で大事にしないといけないですよね.

　この後，処方薬を入手する方法，次回の胃の検査前夜の9時以降は飲食をしないことなどの，検査前オリエンテーションを行った.
　この事例のように，一般に人は身体症状が出現してから病院を受診する．胃の調子が悪ければ内科や消化器外科を受診し，頭痛や吐き気があれば脳外科を受診するかもしれない．自分ではよくわからずに，ひどい手指のしびれがあって神経科を受診したものの，異常がないと言われて頸椎疾患を疑われ整形外科を受診するといった場合もある．しかし，明らかな胃腸疾患，脳疾患，頸椎疾患などが見つからず，症状を緩和する薬剤もあまり効果がなければ，不安は残されたままになる．それにもかかわらず，各診療科では医学的にはそれ以上対応できないということも起こりうる.
　この事例で，外来看護師は問診票や診察時の情報，カルテの記載から，胃癌の疑いも考慮しているが，胃・十二指腸潰瘍と考えられる病状であるという医

師の判断を共有した．また，43歳という年齢から，加齢による影響を自覚しはじめる時期であり，背広姿で水曜日に受診していることから，出勤を遅らせてまで病院へ行こうという，不安をもっている可能性があることを推論した．

　さらに，ストレス関連疾患としての胃潰瘍について何らかの対処法を知っているかもしれないが，医師が検査の必要性を話したことから，胃癌への不安を増強させたかもしれないと考えた．検査結果の出ていない現段階では医師もその可能性を否定することはできないが，いずれにしても，吉村さんがストレスを自覚することができ，休養をとる工夫をしたり食生活の改善に努力すれば，症状を緩和させることは十分可能だと考えた．そして，患者がストレスを自覚する時間をとれるように接し，症状緩和方法を助言したのである．

　このように，ストレスに関連した健康障害を生じやすい成人患者に対応するときには，次のような意図的な看護活動が必要である．
①患者の訴える自覚症状と関連するストレス関連疾患を考慮してアセスメントを行う．
②医師の診断が得られる状況ならば，それを共有する．
③患者自身が生活ストレスを見つめ直す時間をとれるようにする（図8-13）．
④ストレスコントロールを意識的に行うよう勧める．
⑤関連が考えられるストレス関連疾患に合わせた症状緩和方法を助言する．
⑥リラクセーションなどのストレス緩和方法（表8-5）を助言する[24]．
⑦患者の状態によっては，心療内科の受診を勧める．

ワーク・ライフ・バランスと健康障害

問：あなたの人生に対する感じ方についてうかがいます.

（各々1から7のあてはまるものに○）

1) あなたは，自分のまわりで起こっていることがどうでもいい，という気持ちになることがありますか？

1・・・・・・・・・・2・・・・・・・・・・3・・・・・・・・・・4・・・・・・・・・・5・・・・・・・・・・6・・・・・・・・・・7
まったくない　　　　　　　　　　　　　　　　　　　　　　　　　　　　　とてもよくある

2) あなたは，これまでに，よく知っていると思っていた人の，思わぬ行動に驚かされたことがありますか？

1・・・・・・・・・・2・・・・・・・・・・3・・・・・・・・・・4・・・・・・・・・・5・・・・・・・・・・6・・・・・・・・・・7
まったくなかった　　　　　　　　　　　　　　　　　　　　　　　　　　いつもそうだった

3) あなたは，あてにしていた人にがっかりさせられたことがありますか？

1・・・・・・・・・・2・・・・・・・・・・3・・・・・・・・・・4・・・・・・・・・・5・・・・・・・・・・6・・・・・・・・・・7
まったくなかった　　　　　　　　　　　　　　　　　　　　　　　　　　いつもそうだった

4) 今まで，あなたの人生には，明確な目標や目的が

1・・・・・・・・・・2・・・・・・・・・・3・・・・・・・・・・4・・・・・・・・・・5・・・・・・・・・・6・・・・・・・・・・7
まったくなかった　　　　　　　　　　　　　　　　　　　　　　　　　　　　　　　　あった

5) あなたは，不当な扱いを受けているという気持ちになることがありますか？

1・・・・・・・・・・2・・・・・・・・・・3・・・・・・・・・・4・・・・・・・・・・5・・・・・・・・・・6・・・・・・・・・・7
よくある　　　　　　　　　　　　　　　　　　　　　　　　　　　　　　　　まったくない

6) あなたは，不慣れな状況にいると感じ，どうすればよいかわからない，と感じることがありますか？

1・・・・・・・・・・2・・・・・・・・・・3・・・・・・・・・・4・・・・・・・・・・5・・・・・・・・・・6・・・・・・・・・・7
とてもよくある　　　　　　　　　　　　　　　　　　　　　　　　　　　　まったくない

7) あなたが毎日していることは，

1・・・・・・・・・・2・・・・・・・・・・3・・・・・・・・・・4・・・・・・・・・・5・・・・・・・・・・6・・・・・・・・・・7
喜びと満足を与えてくれる　　　　　　　　　　　　　　　　　　　つらく退屈である

8) あなたは，気持ちや考えが非常に混乱することがありますか？

1・・・・・・・・・・2・・・・・・・・・・3・・・・・・・・・・4・・・・・・・・・・5・・・・・・・・・・6・・・・・・・・・・7
とてもよくある　　　　　　　　　　　　　　　　　　　　　　　　　　　　まったくない

9) あなたは，本当なら感じたくないような感情をいだいてしまうことがありますか？

1・・・・・・・・・・2・・・・・・・・・・3・・・・・・・・・・4・・・・・・・・・・5・・・・・・・・・・6・・・・・・・・・・7
とてもよくある　　　　　　　　　　　　　　　　　　　　　　　　　　　　まったくない

10) どんなに強い人でさえ，ときには「自分はダメな人間だ」と感じることがあるものです．
あなたは，これまで，「自分はダメな人間だ」と感じたことがありますか？

1・・・・・・・・・・2・・・・・・・・・・3・・・・・・・・・・4・・・・・・・・・・5・・・・・・・・・・6・・・・・・・・・・7
まったくなかった　　　　　　　　　　　　　　　　　　　　　　　　　　　　よくあった

11) 何かが起きたとき，ふつう，あなたは，

1・・・・・・・・・・2・・・・・・・・・・3・・・・・・・・・・4・・・・・・・・・・5・・・・・・・・・・6・・・・・・・・・・7
そのことを過大に評価したり，　　　　　　　　　　　　　　適切な見方をしてきた
過小に評価してきた

12) あなたは，日々の生活で行っていることにほとんど意味がない，と感じることがありますか？

1・・・・・・・・・・2・・・・・・・・・・3・・・・・・・・・・4・・・・・・・・・・5・・・・・・・・・・6・・・・・・・・・・7
よくある　　　　　　　　　　　　　　　　　　　　　　　　　　　　　　　　まったくない

13) あなたは，自制心を保つ自信がなくなることがありますか？

1・・・・・・・・・・2・・・・・・・・・・3・・・・・・・・・・4・・・・・・・・・・5・・・・・・・・・・6・・・・・・・・・・7
よくある　　　　　　　　　　　　　　　　　　　　　　　　　　　　　　　　まったくない

SOCとは，Sense of Coherence（首尾一貫感覚）の略称です．SOCは，ストレスにさらされながらも，健康へのダメージを受けないばかりか，ときにはストレスを成長の糧にさえしてしまう対処力，健康保持力を測る尺度として開発されたものです．採点法は，4) 5) 6) 8) 9) 11) 12) 13) の質問は回答した番号をそのまま点数にし，1) 2) 3) 7) 10) の質問では回答した番号を逆にしたものを点数にし（1なら7点，2なら6点……，7なら1点），すべての点数の合計を求めます．この点数が高いほど，ストレス対処力が高いとされます．ただし，点数が高すぎるのも問題があるといわれています．一般の人々の平均は，54点〜58点あたりにあります．

山崎喜比古ほか編．生き方としての健康科学．有信堂高文社，1999，p.7 より改変．※なお，近年のSOC-13の項目内容は，アーロン・アントノフスキー著，山崎喜比古，吉井清子監訳「健康の謎を解く」有信堂高文社，2011年の巻末にあるものを使用されたい（https://hlth-soc.net/soc/ より）．

（山崎氏の助言により，ストレス対処能力をストレス対処力に，健康保持能力を健康保持力に修正）

図8-13　ストレス対処力・健康保持力を測る：SOC縮約版

表8-5　心身医学的な治療法

1．一般内科ないし臨床各科の身体療法	15．作業療法
2．生活指導	遊戯療法
3．面接による心理療法（カウンセリング）	16．バイオエナジェティックス療法
4．薬物療法（向精神薬，漢方など）	（生体エネルギー療法）
5．ソーシャル・ケースワーク	17．読書療法
6．自律訓練法	18．音楽療法
自己調整法	19．集団療法
筋弛緩法	20．バリント療法
7．催眠療法	21．絶食療法
8．精神分析療法	22．東洋的療法
交流分析	森田療法
9．ゲシュタルト療法	内観療法
10．ロゴセラピー	針灸療法
11．行動療法	ヨーガ療法
バイオフィードバック療法	禅的療法
12．認知療法	気功法
13．家族療法	23．神経ブロック療法
14．箱庭療法	24．温泉療法

日本心身医学会教育研修委員会. 心身医学の新しい診療指針. 心身医学. 1991, 31(7), p.537-573.

4 身体活動と健康障害

　成人の身体活動の効果や身体活動を阻害する要因を理解すると，健康の維持や増進，回復を支援する看護について考えることができる．ここでは，成人期の身体活動の特徴や，身体活動が健康に及ぼす効果，身体活動に伴い生じやすい健康障害，成人期の障害者の身体活動を理解することを学習目標とする．

1 成人の身体活動と効果

1 身体活動と健康

　身体活動とは，労働を含め日常生活で営まれるすべての身体的な動きを伴う活動をいい，**生活活動**と**運動**に分類される．生活活動は運動以外の職業活動や日常動作などをいうが，本稿では生活活動を除く運動に限定し，身体活動（運動）と健康について述べる．ここでいう運動は，体力の維持・向上を目的として計画的・意図的に実践する運動，楽しみや健康を求めて自発的に行う運動，遊戯の性格をもち，自己または他人との競争あるいは山岳や岩壁などの自然の障害物との対決を含むスポーツ活動を含むものである．

　成人の1日の生活行動の調査では，週全体平均の1日の生活時間は，1次活動10.57時間，2次活動6.47時間，3次活動6.16時間であった（表8-6）[27]．健康日本21で厚生労働省が推奨する成人の身体活動の目標（例）は，生活行動と密接した運動であり，日常生活に取り入れやすく習慣化しやすいものになっている（表8-7）．令和4年度のスポーツの実施状況等に関する世論調査（スポーツ庁）によると，ウオーキング（散歩，ぶらぶら歩きや一駅歩きなど含む）の実施率が高く，次いで体操，トレーニングとなっている．

表8-6　身体活動

行動分類	生活行動	運動
1次活動	睡眠，身の回りの用事，食事	運動 スポーツ
2次活動	仕事等：通勤・通学，仕事，学業	
	家事関連：家事，介護，育児，買い物など	
3次活動	テレビ・ラジオ・新聞・雑誌，スポーツ，ボランティア活動・社会参加活動など	

表8-7　成人に対する個人目標（例）

- 日ごろから「散歩」「早く歩く」「乗り物やエレベーターを使わずに歩くようにする」など意識的に身体を動かしましょう
- 1日平均1万歩以上歩くことを目標に
- 週2回以上，1回30分以上の息が少しはずむ程度の運動を習慣に
- 最初の運動としてはまずウオーキングから

厚生労働省．健康日本21（身体活動・運動）

plus α

1万歩以上歩くことを目標とする根拠

健康日本21では，2,000kcal/週以上のエネルギー消費に相当する身体活動が推奨されている．1日平均300kcal消費するには1万歩が目安となる．

|1| 生活行動に運動を取り入れた一例

事例

　北さん，48歳，男性．地方都市に住むシステムエンジニア．自宅から職場までは，毎日車で通勤している．仕事の大半はデスクワークで運動不足であると感じており，週末に家族とサイクリングをして，日ごろの運動不足を解消していた．しかし，今年の定期健康診断で中性脂肪とLDLコレステロールの上昇が指摘され，生活習慣の見直しを勧められた．北さんは勤務のある平日にスポーツをする時間を確保するのは難しいと判断し，車通勤から自転車通勤に変更することにした．自宅から職場までは約8.2km，自転車で移動すると30〜40分である．最初は週に2回程度だったが，半年後の今は毎日自転車で通勤している．

　北さんより10歳若い小林さん（女性）は，健康診断で特に問題はなかったが，年々体重が増加していることと小走りすると息が切れることが気になっていた．小林さんは電車通勤をしていたが，北さんの自転車通勤に刺激を受けて，会社に近い駅の一つ手前の駅で下車し，毎日職場までウオーキングするようになり3カ月続いている．

　北さんや小林さんは，生活行動に運動をうまく取り入れて習慣化した．これらの身体活動は，健康の保持・増進・回復を目的とする**保健行動***といわれる行動である．保健行動は健康レベルによって五つに分類され，2人の保健行動は運動の励行や食事に気をつけるなどの**予防的保健行動**といえる．壮年期は，一生のうちで心身ともに最も安定し充実する一方で，身体機能の老化が始まる時期でもある．特に40代ではその変化を自覚するようになるため，その際に生活習慣を見直して行動変容することが，その後の向老期・老年期の健康に影響を及ぼすことになる．

用語解説 *

保健行動

健康レベルに応じて，健康増進行動，予防的保健行動，病気回避行動，病気対処行動，ターミナル対処行動がある．➡5章4節1項 p.122参照．

2 身体活動の生理的効果

　成人の身体機能は青年期に成長が完了し，30歳くらいまで維持される．その後，徐々に低下し，壮年期後期になると老化が加速する．身体機能が低下す

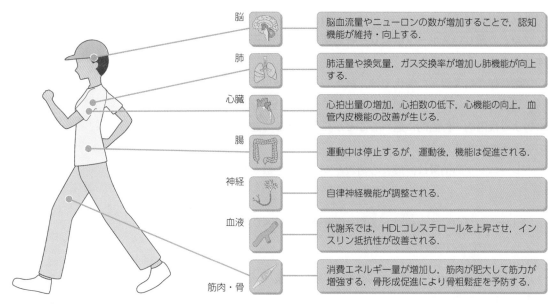

脳	脳血流量やニューロンの数が増加することで，認知機能が維持・向上する．
肺	肺活量や換気量，ガス交換率が増加し肺機能が向上する．
心臓	心拍出量の増加，心拍数の低下，心機能の向上，血管内皮機能の改善が生じる．
腸	運動中は停止するが，運動後，機能は促進される．
神経	自律神経機能が調整される．
血液	代謝系では，HDLコレステロールを上昇させ，インスリン抵抗性が改善される．
筋肉・骨	消費エネルギー量が増加し，筋肉が肥大して筋力が増強する．骨形成促進により骨粗鬆症を予防する．

図8-14　運動が身体に及ぼす効果

ると運動量や基礎代謝量が低下し，摂取カロリーが過剰になるため脂肪が蓄積し，生活習慣病のリスクファクターの一つである肥満になりやすくなる．

　肥満は，単純性肥満と症候性肥満に分類される．器質的疾患を認めない単純性肥満は，摂取エネルギーと消費エネルギーのアンバランスにより引き起こされる．すなわち，肥満の原因は過食と運動不足であるが，多くの研究から，肥満の原因は食べすぎではなく根本的な運動不足であることが指摘されている．運動には，さまざまな臓器の機能を高め，安静時におけるエネルギー消費量を高め，余分なエネルギーを体内に蓄積されにくくする効果がある．運動が身体の諸機能に及ぼす生理的効果を図8-14に示す．

3　身体活動のメンタルヘルス（心の健康）への効果

　運動中は，脳内麻薬とも呼ばれるβ-エンドルフィンが血液中に増加し，鎮痛効果や気分の高揚・幸福感などが得られるため，ストレスや抑うつ，不安などの緩和や痛みを軽減する効果がある．これらは運動によって得られる直接的な効果であるが，さらに派生的な効果として，自律神経が調整されて便秘が改善する，他者とのつながりを通して社会性や協調性，自律性を育むなどの効果もある．余暇に運動をしている人は職業ストレスが低く，うつや気分障害への対策としての効果もある．

2　成人の身体活動と健康障害

　不十分な準備運動や体力に見合わない運動，過度な運動は，さまざまな健康障害を引き起こす．ウオーキングやジョギングは，地面に着地したときの体重の負荷や衝撃の影響で，捻挫や靱帯損傷，筋の断裂（肉ばなれ）などのスポー

ツ外傷を引き起こしやすい．さらに青年期は，スノーボードやロッククライミングなどの激しいスポーツにより，脊髄損傷や頭部外傷などの重篤な障害を残すけがをすることも多い．

加齢に伴う循環器系の変化では，最大心拍数が減少する特徴がある．運動を行う場合はトレーニング心拍数を算出して運動の目安とし，過剰な運動にならないよう段階的・計画的に進めることが原則である（運動により％強度設定しているものもある）．

トレーニング心拍数は，最大心拍数と安静時心拍数から算出する．

トレーニング心拍数＝（最大心拍数－安静時心拍数）× 0.65 ＋安静時心拍数

以下，運動やスポーツに伴い発症しやすい健康障害について解説する．

1 捻挫

捻挫は，図8-15に示すような関節の支持組織に外力が加わり，関節包や靱帯に生じる軽い損傷をいう．特に可動域の少ない足関節に多く発症するが，頸椎にも注意が必要である．

2 靱帯損傷

スポーツ外傷による靱帯損傷で最も多く発症するのは，膝関節の靱帯である．膝関節には，図8-16に示すような靱帯がある．特に二つの靱帯が互いに関連し，支持し合うようになっている内・外側側副靱帯と，前・後十字靱帯が合併して損傷されることが多い．強い打撲やねじれ，過剰な伸展などの負荷が靱帯に加わることで発症する．内側側副靱

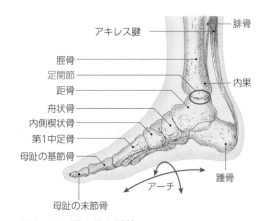

図8-15　足の骨と関節

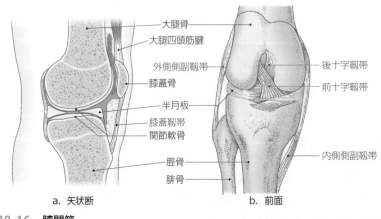

a. 矢状断　　　　　　b. 前面

図8-16　膝関節

帯はラグビー，サッカーなどの接触プレーがきっかけで断裂することが多く，前十字靱帯は，バスケットボールやスキーなどでジャンプしたときの着地や急な切り返し動作によって損傷されることが多い.

3 骨折

スポーツに関連して発症する骨折には，外傷性骨折と疲労骨折がある. 外傷性骨折は外からの強い圧力によるもの，疲労骨折は，同一部位に反復して外圧が加わることで骨改変を起こして骨折するものである.

4 外傷性脊髄損傷

外傷性脊髄損傷は，強力な外力が脊髄に加わることで，脊髄実質が断裂あるいは挫滅した状態をいう. 一度断裂すると回復できないため麻痺が残り，損傷部位によっては障害範囲が大きくなる.

5 頭部外傷

頭部外傷は，強い刺激が頭部に加わることで引き起こされるもので，頭皮裂傷，頭蓋骨骨折，脳挫傷や血腫などがある（図8-17）. 若い年代に多く，ラグビーや柔道などのコンタクトスポーツや，スノーボードなどのスピードスポーツで生じることが多い.

6 急性心疾患

急性心疾患には，急性心筋梗塞，狭心症，急性心不全がある. 十分な準備運動を行わずに一気に過剰な負荷を加えたり，自己の健康査定が不十分だったりすると，虚血性心疾患や急性心不全などの致死的疾患を発症することがある. 狭心症は，冠状動脈の狭窄により冠血流量が減少し，心筋への酸素供給が低下する症候群であり，冠状動脈が血栓等により閉塞することで心筋が壊死した状態が急性心筋梗塞である.

40～65歳におけるスポーツ中の突然死で最も多いのはゴルフプレー中のものであり，心筋梗塞が86％，次いで脳血管疾患が13％を占める. ゴルフは精神的な緊張が高まることが多く，大事な場面でのパットやドライバーショットの際の緊張が血圧を押し上げ，心臓の血管を収縮させて，心臓発作を引き起こすことになる.

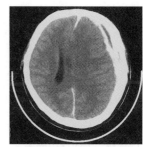

30歳男. スノーボードで転倒. 頭部打撲による硬膜下血腫. 脳挫傷もあるため，左大脳半球は腫大している. 意識消失，右半身麻痺があった（当日のCT）.

図8-17　頭部外傷例

> **事 例**
>
> 看護大学に通う陽介さんは，中学時代から所属しているサッカークラブに週1回通っている. 大学でもサッカー部に所属し，週3回練習に参加している. 走ることが好きな陽介さんは，毎日，朝と夕方に3kmほど家の近くでジョギングをしている. 母親からは，3年生になって実習も始まるため，サッカーもジョギングもほどほどにし，勉強に専念するよう促されていた. そんな矢先，ジョギングに出かけた陽介さんがいつものように川沿いの土手を走っていると，砂利道に足をとられて転びそうになった. 右膝に激しい痛みを感じてその場に座り込み，しばらく様子をみたが痛みが改善されなかったため，ゆっくり歩いて家まで戻った. 母親は，腫れあがった陽介さんの膝を見て驚き，すぐに陽介さんを病院に連れていった. 検査の結果，前十字靱帯損傷と診断された. 陽介さんは，昨日のサッカーの練習中にメンバーとボールを取り合ったときに足をねじり，膝に少し痛みを感じたことを思い出し，今朝はジョギングをやめておけばよかったと後悔し始めた.

(医) 陽介さんは看護学生だから知っていると思いますが，前十字靱帯は関節内にある靱帯なので，血流はほとんどありません．そのため，一度切れてしまったら自然治癒は難しいです．治療としては，まずは疼痛緩和と安静を目的としてギプス固定をし，筋力低下を防ぐために痛みの程度を見ながら関節可動域訓練をしていきます．手術をする場合は，すぐにはできないため，ある程度炎症が落ち着いてからになります．

(母) 手術はどうしても必要ですか……？

(医) 前十字靱帯は，損傷していても日常生活に大きな支障はないと思いますが，今後，今までのようにスポーツを続けるとすれば手術をしたほうがよいでしょう．手術をしないで長期間靱帯が損傷された状態でいると，徐々に膝がずれたり軟骨が摩耗したりすることで膝の機能が悪化していきますので，長い目でみても手術はしたほうがよいと判断します．

(陽) どのくらいで今までのようなスポーツができるようになりますか？

(医) 手術をした場合は，術後1週間は車椅子で，そのあと松葉杖を使いながらリハビリテーションを進めます．松葉杖が不要になると歩いて退院になりますが，通院でリハビリテーションをしていただき，個人差がありますが3～6カ月くらいはかかります．

(母) 看護学実習が始まるのに……．もうサッカーもジョギングもやめてね！

(陽) …….

　陽介さんは，治療やリハビリテーションを受けながら学内での講義には出席したが，実習は出席することが難しく，実習期間中は休学することになった．

3 成人期の障害者の身体活動

　日常的に身体活動の少ない障害者は，筋力低下や筋萎縮，関節拘縮，褥瘡，循環血液量や肺活量の低下などの廃用症候群を発症するリスクが高い．障害者のスポーツやレクリエーションの週に1回の実施率は微増ではあるが増加傾向にあり，2022（令和4）年の調査では，約3割であった[34]．種目は散歩などのぶらぶら歩きやウオーキング，階段昇降などの実施率が高い．年代や障害の種類に関係なく人気があり，活動種目の上位にあるのは散歩やウオーキングである（表8-8）．

　障害者のスポーツやレクリエーション実施率が増加している背景には，障害児・者を受け入れる体制が整った民間スポーツセンターの存在があるが，まだ全国的には少なく，実際にスポーツを実施しているのは通所介護施設やリハビリテーション施設，自宅などである．特に車椅子の利用者は**アクセシビリティ**に課題があり，施設を利用する人の割合は少ない．スポーツやレクリエーションを実施しない理由の一つにも「運動環境が良くない」が挙げられており，障害者が日常的にスポーツやレクリエーションに取り組むためには，バリアフリーやアクセシビリティなどの視点に基づく，環境づくりと活動の機会を計画することが重要である．2006（平成18）年に制定された**高齢者，障害者等の移動等の円滑化の促進に関する法律（バリアフリー新法）**に基づき，今後環境が整えられていくことが期待されている．

> 用語解説*
> **アクセシビリティ**
> 使いやすさや利用しやすさの意味．施設やサービスなどを支障なく利用できる度合いである．

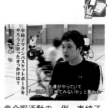

表8-8 過去1年間に行った運動・スポーツ（20歳以上，n＝3,357）

順位	肢体不自由（車椅子必要）	肢体不自由（車椅子不要）	視覚障害	聴覚障害	知的障害	発達障害	精神障害	その他
N	264	973	303	342	255	345	846	19
1位	ウオーキング 30.7%	ウオーキング 52.8%	ウオーキング 54.5%	ウオーキング 58.2%	ウオーキング 51.4%	ウオーキング 57.1%	ウオーキング 60.9%	ウオーキング 68.4%
2位	散歩 18.2%	散歩 35.1%	散歩 33.0%	散歩 39.2%	散歩 46.7%	散歩 39.1%	散歩 40.1%	散歩 52.6%
3位	身体活動を伴うリハビリテーション 15.2%	階段昇降 16.2%	階段昇降 16.2%	階段昇降 19.6%	階段昇降 17.6%	階段昇降 20.3%	階段昇降 19.4%	筋力トレーニング*2 21.1%
4位	階段昇降 8.3%	体操 7.1%	ジョギング／ランニング 8.9%	体操 10.8%	・ジョギング／ランニング ・体操 9.8%	ジョギング／ランニング 13.9%	ジョギング／ランニング 9.2%	階段昇降 15.8%
5位	体操 7.6%	ジョギング／ランニング 6.3%	なわとび 7.6%	ジョギング／ランニング 9.1%		筋力トレーニング*2 7.5%	体操 9.1%	体操 15.8%
6位	・その他の障害者スポーツ ・なわとび 6.8%	筋力トレーニング*1, *2 5.5%	体操 7.6%	筋力トレーニング*2 4.7%	・水泳 ・なわとび 5.5%	水泳 7.2%	筋力トレーニング*2 7.9%	・ヨーガ／ピラティス ・身体活動を伴うリハビリテーション ・その他 10.5%

注：1)「散歩」は「散歩（ぶらぶら歩き）」である．
　　2)「体操」は「体操（軽い体操／ラジオ体操／運動遊びなど）」である．
　　3)「その他の障害者スポーツ」は，アーチェリー／フライングディスク／ボウリング／バドミントンなどである．
　　4)「筋力トレーニング*1」は「筋力トレーニング（マシントレーニング）」である．
　　5)「筋力トレーニング*2」は「筋力トレーニング（ダンベル／自重のトレーニング）」である．
　　6)「水泳」は「【歩く・走る・泳ぐ】水泳」である．

スポーツ庁．令和4年度「障害児・者のスポーツライフに関する調査研究」．https://www.mext.go.jp/sports/b_menu/toukei/chousa04/sports/1402342_00002.htm，より一部抜粋・改変．

●余暇活動の一例〜車椅子ツインバスケットボール〈動画〉

　脊髄損傷者や他の障害者がスポーツやレクリエーションを実施しない理由としては，スポーツへの取り組みには「スポーツやレクリエーションに特に関心はない」，スポーツ実施の障壁には「金銭的な余裕がない」「体力がない」「時間がない」などを挙げている．しかし，チーム関係者や知人からの誘い，医療者からの勧めによりスポーツやレクリエーションを始めた人たちは，「障害が気にならなくなった」「自信がついた」「自分が嫌でなくなった」「外出への躊躇がなくなった」など，スポーツやレクリエーションによる効果を述べている．脳性麻痺の陸上選手である中島嘉津子さんは「自分の障害が，まさに自分自身の個性なんだと言い切れるようになったのは，私の場合，スポーツに出会ってからです」と言っている．障害者スポーツの種類は急増し，車椅子バスケットボールや車椅子スキー，アンプティサッカーなど激しいスポーツにも多くの障害者が参加している（図8-18）．
　スポーツやレクリエーションをすることをあきらめてしまいがちな障害者に，身体活動のきっかけをつくるのは看護職の重要な役割といえるだろう．成

人期に障害を受けた中途障害者にとって，障害を受け入れることは困難であり，受傷前の生活に執着し新たな行動を獲得するのには時間を要する．絶望状態にあるときは抑うつや無反応を示すが，看護師が心地良いと思える快適なケアを日々積み重ねることで，対象者はエネルギーを蓄積し，生きる希望を見いだしていくことができる（図8-19）．

　障害を自己の欠点ととらえて社会参加を躊躇することがないよう，看護職者は障害告知の初期の段階から対象者の揺れ動く気持ちに寄り添い，患者自身が自分の障害に向き合いながらセルフケアを獲得し，生活の場を広げて日常生活に再適応していくことを支援し，障害受容を支援する．

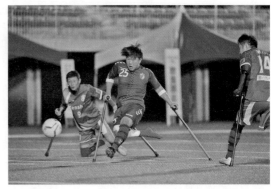

アンプティサッカーとは主に上肢，下肢の切断障害をもった選手がプレーするサッカーである．

写真提供：日本アンプティサッカー協会

図8-18　アンプティサッカー

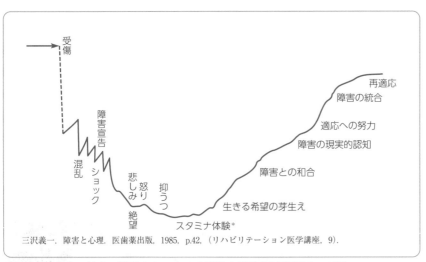

三沢義一．障害と心理．医歯薬出版，1985，p.42，（リハビリテーション医学講座，9）．

図8-19　人生の途上で障害をもつ人の典型的な障害受容過程のモデル

用語解説*
スタミナ体験
快いと思う刺激をたくさん経験し，エネルギーを蓄える体験．

事例

　看護学部3年生の都賀さんは，実習で頸椎損傷（C-7）により足，体幹，手首と手の一部に麻痺が残る26歳の啓一さんを受け持った．啓一さんは話しかけても反応がなく，体位変換や排泄介助もされるがままの状態だった．都賀さんは散歩や清拭・足浴を計画し，毎日ケアを続けた．啓一さんはそのすべてに無反応だったが，都賀さんは声をかけ続けた．ある日，都賀さんは伸びている啓一さんのひげをそろうと，ベースンに冷たい水を入れてオーバーテーブルに運んだ．実習指導者の荻さんは，オーバーテーブルの反対側に，啓一さんの全身が写るような大きな鏡を用意した．都賀さんはベッドを少しずつ起こしていき，眼をつぶったままの啓一さんに「眼を開けてください．ひげがこんなに伸びています．そりましょう」と声をかけた．啓一さんは言われるままに目を開けた．

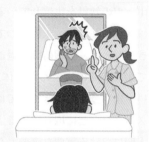

そして，目の前に映し出された受傷後の自分の姿に息をのみ，大きく目を見開き，鏡の中の自分を見つめ，しばらくしてわずかに動く手を顔に持っていこうとした．都賀さんは，「ひげ伸びましたね．そりましょう」と啓一さんの手をとり，ベースンの縁にそっと置いた．啓一さんがわずかに動く手をベースンに滑り込ませた瞬間，小さな水しぶきが上がり，啓一さんの顔に飛んだ．啓一さんはびくっとして「冷たい」という表情を見せ，ベースンの中の水を見つめた．都賀さんが初めて見た啓一さんの表情であった．カンファレンスで，ベースンになぜ水を用意したのか尋ねられた都賀さんは，「洗面器から冷たい水をすくった妻の指先から雫が落ちる様子を表現した，星野富弘さん*の詩『結婚指輪』の中の一節を思い出したから」と答えた．

　その出来事の後から，啓一さんは人が変わったように積極的にリハビリテーションに取り組むようになり，やがて笑顔でリハビリテーション専門病院に転院していった．その後は車椅子バスケットボールに参加し，積極的に生活を楽しんでいると都賀さんに報告があった．

＊星野富弘……詩人，画家．中学の体育教師であったが，クラブ活動の指導中に転落事故で頸髄を損傷し，四肢の自由を失う．

4 余暇活動におけるスポーツ

　余暇は，睡眠や食事などの生理的に必要な活動や，仕事・家事などの社会的な活動以外自由に使える時間であり，身体活動の**3次活動**に当たる．余暇時間に行われるスポーツライフには，実際に身体を動かし「する」スポーツ，観戦する「みる」スポーツ，ボランティアとしてマラソン大会やスポーツイベントの開催を「支える」スポーツなど，さまざまな形がある．最近は，eスポーツも新たなスポーツとして認知されている．eスポーツは electronic sports の略で，ビデオゲームやモバイルゲームなどの電子機器を使った対戦をスポーツ競技ととらえたものである．

　余暇時間における成人の活動は，国内観光旅行やドライブ，外食，読書，映画鑑賞・ビデオ鑑賞が上位を占める．スポーツは，ジョギングやランニング，サイクリング，エアロビクス，ヨガなどの実施率が高い．また，スポーツを観戦する「みる」スポーツの参加者や，スポーツボランティアとして「支える」スポーツの実施者も増えつつある．スポーツ庁Web広報マガジンDEPORTAREによると，「支える」スポーツの実施者は，「する」スポーツの実施頻度が高い人でもある[36]．スポーツを実施する理由は，「健康のため」「楽

plus α

eスポーツ

体を大きく動かして行うものではないためスポーツではないという意見もあり，今後はeスポーツの心身に与える効果を評価していくことで，その位置づけが明確になってくるだろう．

しみ・気晴らし」「体力増進・維持」「友人・仲間との交流」などであり，スポーツの効果を実感していることがうかがえる．

　人間の基本的欲求の一つである自己実現や健康モデルで示される「豊かに生きる」とは，余暇時間の過ごし方にも影響を受ける．家事や労働に疲弊しきって余暇時間のほとんどを休息に充てることは，決して豊かな生活とは言えない．より豊かに生きる上では心身を活性化し，社会的交流を深める効果のあるスポーツなどに取り組めるようワーク・ライフ・バランスを整えることも，成人期における重要な課題となる．

■ 引用・参考文献

1) 内閣府．「仕事と生活の調和」推進サイト．http://wwwa.cao.go.jp/wlb/index.html，（参照2023-11-15）.
2) 労働政策研究・研修機構．労働政策研究報告書No.151：ワーク・ライフ・バランス比較法研究〈最終報告書〉. 2012年.
3) 島津明人．ワーク・ライフ・バランスとメンタルヘルス：共働き夫婦に焦点を当てて．日本労働研究雑誌. 2014, 56 (12), p.75-84.
4) 岸野早希．中小企業におけるワーク・ライフ・バランスに関する一考察．流通科学大学論集．流通／経営. 2019, 31 (2), p.43-53.
5) 澤田幹．がん罹患者に対する治療と仕事の両立支援：先進企業事例からの示唆．金沢大学経済論集. 2020, 40 (2), p.30-65.
6) 三田泰雅．企業における「働き方改革」への取り組み．四日市大学論集. 2020, 32 (2), p.359-370
7) 林治子ほか．ワーク・ライフ・バランスと身体的健康：ポジティブ／ネガティブ・スピルオーバーとバイオマーカーとの関連．東京女子大学紀要論集. 2016, 66 (2), p.271-288.
8) 厚生労働統計協会．国民衛生の動向. 2022/2023.
9) 佐々木徹．働く人の心の健康づくり：指針と解説．中央労働災害防止協会, 2002.
10) 河野啓子．産業看護学．第2版，日本看護協会出版会, 2020.
11) 森晃爾総編集．産業保健マニュアル．第7版，南山堂, 2017.
12) 厚生労働省労働基準局．労働衛生のしおり．中央労働災害防止協会, 2019.
13) 厚生労働省安全衛生部労働衛生課．衛生管理．上巻：第1種用．第5版，中央労働災害防止協会, 2020.
14) 佐々木徹．VDT作業を楽しく：厚生労働省ガイドラインに基づくVDT作業従事者用テキスト．中央労働災害防止協会, 2019.
15) ハンス・セリエ．現代社会とストレス．原書改訂版．杉靖三郎ほか訳．法政大学出版局, 1988.
16) リチャード・S・ラザルスほか．ストレスの心理学：認知的評価と対処の研究．本明寛ほか監訳．実務教育出版, 1991.
17) 山崎喜比古ほか編．生き方としての健康科学．有信堂高文社, 1999, p.22-29.
18) 本明寛．Lazarusのコーピング（対処）理論．看護研究. 1988, 21 (3), p.17-22.
19) 牛島定信ほか．"重度ストレス反応と適応障害の成因"．精神性障害・ストレス関連障害．田代信雄ほか編．中山書店, 1997, p.49-65, （臨床精神医学講座, 5）.
20) 朝倉隆司．"職業性ストレスの疫学"．産業精神保健の基礎．加藤正明．中山書店, 1998, p.324-344, （産業精神保健ハンドブック, 1）.
21) 前掲書3), p.23-24.
22) 東京都健康づくり推進センター編．ストレス教室の開き方：健康日本21 こころの健康づくりを実践するために．保健同人社, 2001.
23) 村林信行．働く人の心療内科：心とからだが疲れているあなたへ．双葉社, 2001, （聖路加国際病院健康講座）.
24) 堀史郎．疲労　原因と治療：毎日のチェックとケアで疲れをためない．池田書店, 2001.
25) 島津明人編著．職場のストレスマネジメント：セルフケア教育の企画・実施マニュアル．誠信書房, 2014.
26) 高橋祥友ほか．自殺予防へのプロの対応：医療従事者のための早期発見と治療．医学と看護社, 2013.
27) 総務省．令和3年社会生活基本調査．生活時間及び生活行動に関する結果－結果の概要．https://www.stat.go.jp/data/shakai/2021/pdf/gaiyoua.pdf, （参照2023-11-09）.
28) 厚生労働省．健康日本21（身体活動・運動）．https://www.mhlw.go.jp/www1/topics/kenko21_11/b2f.html, （参照2023-11-09）.
29) 青木純一郎ほか編著．日常生活に生かす運動処方．杏林書院, 1982, 320p.
30) 竹中晃二．運動を用いたストレス・マネジメント：ストレス反応から見た効果．体育の科学, 1991, 41 (8), p.618-623.
31) 笹川スポーツ財団．スポーツ白書2017：スポーツによるソーシャルイノベーション. 2017, 345p.
32) 実験医学．羊土社, 2019, 37 (8).
33) 日本生産性本部余暇創研．"レジャー白書2019：市場規模71兆9,140億円，前年比0.1％増"．https://www.jpc-net.jp/research/assets/pdf/R10attached.pdf, （参照2023-12-22）.
34) スポーツ庁．令和4年度「障害児・者のスポーツライフに関する調査研究」．https://www.mext.go.jp/sports/b_menu/toukei/chousa04/sports/1402342_00002.htm, （参照2023-11-22）.
35) 三沢義一．リハビリテーション医学講座9：障害と心理．医歯薬出版, 1985, p.42.
36) スポーツ庁．Web広報マガジンDEPORTARE．https://sports.go.jp/special/value-sports/participation-in-sport-and-physical-activity.html, （参照2023-11-09）.

重要用語

ワーク・ライフ・バランス	メンタルヘルスの四つのケア	身体活動
労働政策	ストレスチェック	生活活動
福利厚生制度	ストレス	運動
組織文化	全身適応症候群	スポーツ活動
職業性疾病	ストレッサー	肥満
作業関連疾患	恒常性（ホメオスタシス）	メンタルヘルス
災害性疾病	PTSD	スポーツ外傷
職業病	ストレス関連疾患	障害者
業務上疾病	健康日本21	レクリエーション
過労死	トータルヘルスプロモーション	余暇
労働衛生チーム	心療内科	

◆ 学習参考文献

❶ 大久保利晃編. 産業保健活動事典. バイオコミュニケーションズ, 2014.

産業保健に携わる50人以上の専門家によるQ&A集. 産業保健業務を総括管理, 作業環境管理, 作業管理, 健康管理の四管理に分類し, 具体例を交えてまとめられている.

❷ 川上憲人. 基礎からはじめる職場のメンタルヘルス：事例で学ぶ考え方と実践ポイント. 大修館書店, 2017.

企業の中におけるメンタルヘルス問題の対策に焦点を当て, 心の健康問題を発生させない職場づくりや, 休職者のケア, 困難事例の対処について実践的に述べられている.

❸ 高橋祥友. 医療者が知っておきたい自殺のリスクマネジメント. 医学書院, 2002.

ストレスへの対処行動がうまくいかないときの自殺の問題は避けて通れないだろう. 著者は精神科医であるが, 自殺の危険を察知したり, 打ち明けられるのは, むしろ精神科医ではないことが多いという前提に立ち, 自殺したいと打ち明けられたときの対応, 自殺が起こってしまったときの対応などを詳細にわかりやすく解説している.

❹ 高田裕志. 職場におけるメンタルヘルスと心身医療. 筒井末春監修. 新興医学出版社, 2002.

職場におけるストレス関連健康障害を概説し, 職場におけるメンタルヘルス・ケアと個人のストレスマネジメントを具体的に読みやすく整理, 解説している.

❺ 東京都健康づくり推進センター編. ストレス教室の開き方：健康日本21 こころの健康づくりを実践するために. 保健同人社, 2001.

現役の保健師と臨床心理士によってまとめられた, 地域や職場で健康教育を行うときのガイドブック. コンパクトに具体的な情報が入っている.

9 セクシュアリティーとジェンダーに関連する健康障害

学習目標

- 成人期の性生活と健康障害の関連を理解する.
- 成人が健康障害時にパートナーとの関係において性生活を営んでいることを知る.
- 性生活に関連した健康障害の予防と治療に関わる保健医療の場と職種を理解する.
- 性生活に関連した健康障害を考慮した看護方法を理解する.

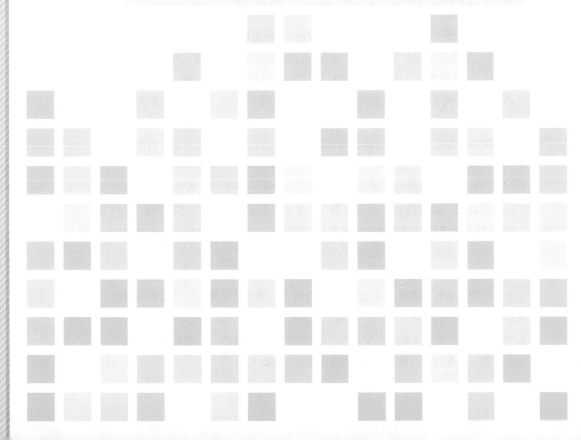

1 セクシュアリティーと健康に関連する概念

1 セクシュアリティー

　セクシュアリティー（**sexuality**）は，人間の性，性生活を包括する概念として近年用いられている．セクシュアリティーと従来の「性」または「セックス」との相違について，カルデローン（Calderone, M.S.）は「セックスは脚の間にあるが，セクシュアリティーは耳の間にある」と表現しているのが象徴的である．また，世界性科学学会会長を務めたコールマン（Coleman, E.）は「セクシュアリティーは，人間一人ひとりの人格に不可欠な要素であり，触れ合うことの欲求，親密さ，情緒的表現，喜び，やさしさ，そして愛など，人間にとって基本的なニーズが満たされることによって十分に発達する．また，セクシュアリティーは個人的ならびに社会的構造間の相互作用によって築かれるもので，その健全な発達は個人的，対人的，社会的に良好な状態であるために欠かすことのできないものである」と述べている．すなわち，保健医療や性教育の分野におけるセクシュアリティーとは，人間の身体の一部としての性器や性行動のみでなく，人の心理的・社会的側面までをも包含した人間の生き方そのものを意味している．

　ただし，社会学系の研究分野では，セクシュアリティーは「性的指向，性欲，性行動」と解釈されている．

2 リプロダクティブ・ヘルス／ライツ

　リプロダクティブ・ヘルス／ライツ（**reproductive health/rights**）とは，「性と生殖の健康とその権利」を指し，国際人口開発会議（カイロ会議，1994年）で採択され，世界女性会議（北京会議，1995年）以降，国際的にはこの概念を基盤とした健康政策等が具現化されつつある．概念発生のルーツは，1960〜70年代にかけての草の根的な「女の健康運動」である．その後，世界的関心の高まる中で，女性のみでなく生涯におけるすべての人を含む概念として発展し，セクシュアル・マイノリティ，障害者，高齢者をも広く含む．ただし，カイロ会議での草案には「セクシュアル・ライツ」も含まれていたが，人工妊娠中絶の議論によって取り除かれた経緯がある．日本では1999（平成11）年に男女共同参画社会基本法が施行され，地方自治施策にも女性の生涯にわたる健康支援が盛り込まれつつある．

　リプロダクティブ・ヘルス／ライツのライツ（権利）は，生涯にわたるヘルスケアを得る権利，性と生殖に関することを自分で決める権利，すなわち自己決定の権利ということである．平易な表現では，「わたしのからだはわたしのもの，わたしが決める権利」であり，私のからだや人生のことを私自身が決めるのは最も基本的な人権である，という意味である[1]．

リプロダクティブ・ヘルス

　人間の生殖システムの機能と（活動）過程のすべての側面において，単に疾病，障害がないというばかりでなく，身体的，精神的，社会的に完全に良好な状態にあることを指す．したがって，リプロダクティブ・ヘルスは人々が安全で満ち足りた性生活を営むことができ，生殖能力をもち，子どもを産むか産まないか，いつ産むか，何人産むかを決める自由をもつことを意味する．

3 セクシュアル・ヘルス／ライツ

　セクシュアル・ライツ（sexual rights）は，性に関する権利という意味で使われ，すべての人間が生来保有する自由・尊厳・平等に基づく普遍的な人権であって，これらが認められ実現することによりセクシュアル・ヘルス（性的健康）が得られるという考え方である．具体的には，性的な事柄に関し，個人が自由に決定し，責任を負い，リプロダクティブ・ライツのほか，妊娠を目的としない性の権利，セクシュアル・マイノリティの権利などを包括しているとされる．歴史的には，この権利は広く女性・男性を守り，さらに性暴力，望まない性的関係，望まない医学的干渉，強制された家族計画，安全でない避妊方法などから女性を保護してきた．

　国際家族計画連盟は2008年にセクシュアル・ライツ：IPPF宣言を採択し，この権利の範囲を具体的に示している（表9-1）．

表9-1　セクシュアル・ライツ（性の権利）：IPPF宣言

国際家族計画連盟

第1条	性別，セクシュアリティ，ジェンダーを理由としたあらゆる形態の差別から法的に自由であることが平等に守られる，平等の権利
第2条	性別，セクシュアリティ，ジェンダーにかかわらず，すべての人が参画することができる権利
第3条	生命，自由，安全，身体的保全への権利
第4条	プライバシーの権利
第5条	自律の権利とその法的認知
第6条	思想，意見，表現の自由の権利，集会する権利
第7条	健康でかつ科学的進歩の恩恵を受ける権利
第8条	教育と情報を受ける権利
第9条	結婚するかしないか，家庭を築くかどうか，子どもを持つか持たないか，またどんな方法でいつ持つかを決定する権利
第10条	説明と救済を受ける権利

性の権利（セクシュアル・ライツ）：IPPF宣言エグゼクティブサマリー（松本清一編著．生きる知恵としての性教育．自由企画・出版，2009，p.21-23）より抜粋．

4 ジェンダー

　ジェンダー（gender）とは，社会的性役割や身体把握*など，文化によってつくられた性差をいう．元来は言語学の用語で，名詞を性別化して分類する文法的性別を意味するが，文化人類学，心理学，女性学等でさまざまな解釈がなされながら用いられている概念である．1980年代後半以降では，ジェンダーは人種，民族，階級，宗教，年齢などの階層秩序に関わりながら，抑圧の構造をより強化しているとされてきている．一方で，生物学的性別を意味するセックス，社会的・文化的性別としてのジェンダーと分けるとする考え方から，むしろ社会的・文化的に形成された性別や性差についての知識，すなわち

用語解説 *
身体把握

身体に関して文化によってつくられた性差とそれを計る尺度．例えば，実際には男性よりも身長の高い女性がいるにもかかわらず，男性のほうが身長の平均値が高いため，身長が高い人＝男性と考える．男女の身長差のほか，体重差や筋力・運動能力の違いなどがある．

セックスもジェンダーに含まれることになる考え方に移行してきている.

　しかし，国際的に社会的指標として用いられているジェンダー指標では，男女平等を測定することを前提としてジェンダー開発指標（gender development index：GDI）およびジェンダー・エンパワメント測定（gender empowerment measurement：GEM）が知られている．すなわち，ジェンダーの視点という場合，性別格差，差別を撤廃する視点としての意味をもつ．類似の用語でジェンダー・フリーとは，ジェンダーの制度的・心理的障壁を外し自由になること，男女の性別間の不平等の是正を図り，ジェンダーに基づいた認識の呪縛から自由になることを意味する[2]．

5 自己決定ということ

　リプロダクティブ・ヘルス／ライツ，セクシュアル・ライツの底辺に流れる性と生殖に関する**自己決定**について，鈴木らは，「人はひとり分を生きる」と端的な表現をしている．すなわち，「ひとり分の自分が過不足なく生きられるということは，男女という性によって規定されず，婚姻制度の利益不利益に左右されず，心に余裕があり，金銭的には正当に稼ぐことができ，政策決定の場に参加でき，自分のことを自分で選択できるということ」であるとし，セクシュアリティーの関連問題を考える際に多くの示唆を与える定義である[3]．

6 性的健康と看護職の責務

　人々の健康により深く関わり，支援していく看護職の責務として，リプロダクティブ・ヘルス／ライツ，セクシュアル・ヘルス／ライツは当然視野に入れられるべきであろう．これらを実現していくためには，人々が十分な教育の機会を得，必要なサービスやケアを利用でき，自らの権利を自覚し，よりよい自己決定が支えられ，各自の意思決定ができることが重要となる．同時に，支援の場でのインフォームドコンセントが徹底され，ケアの質が保証されることが必須である．また，何よりもこの概念を理解した保健医療従事者が存在することが鍵となり，看護職はまさにその役割を担う者である．これらの視点を生かして従来の看護活動を再構築し，新たな視点で取り組むことが看護職として期待されている．

　厳密に言うと，リプロダクティブ・ヘルス／ライツ，セクシュアル・ヘルス／ライツは成立経緯により錯綜している側面がある．こうした背景には，人工妊娠中絶や同性愛の是非に関する対立があった．以下では双方を包含し，かつ生殖に関連した部分以外に焦点を当てて**性的健康**として展開することにする．

2　性的健康の指標および実態

1　リプロダクティブ・ヘルスの指標の国際比較

　「世界人口白書 2023」（2023年発表）では，避妊実行率および家族計画の
アンメットニーズ（未充足ニーズ）の割合（%）をリプロダクティブ・ヘルス
の指標としている．先進地域では，15〜49歳の女性のすべての方法での避妊
実行率は58%（日本47%），近代的避妊法（診療施設による方法あるいは配布
による方法）の実行率は52%（日本40%）である．

　家族計画のアンメットニーズを見ると，世界全体では9%であり，後発開発
途上地域における出産可能年齢の女性の15%は避妊のニーズが満たされてい
ない[4]．

2　望まない妊娠

　人工妊娠中絶数が望まない妊娠の一つの指標となる．2022（令和4）年の厚
生労働省調査による人工妊娠中絶数は122,725件で，実施率（女子人口千対）
は5.1であり，中絶実施率を年齢別にみると，20〜24歳が10.0，25〜29歳が
8.4，30〜34歳が7.1と高く，中絶全体の約94%が妊娠満11週内に行われて
いる．一方，20歳未満の人工妊娠中絶率は71.8%となっている．性交経験の
低年齢化と望まない妊娠の増加については，対策が必要な問題である[5]．

3　性感染症

　性感染症[*]（sexually transmitted infection：STI）とは，性行為ま
たは性行為に類似する行為によって感染する疾患，性器クラミジア，淋病のほ
か，HIV感染症など各種ウイルスが原因となる疾患などがある．その他，こ
れまでは性交による性器に限局した感染が，性行為の多様化により性器から
口，口から性器というように全身感染症の様相を呈してきた．近年の特徴とし
て，2010年以降，梅毒は増加しており，今後の動向に注意する必要がある．

　性感染症の中には，自覚症状が少なく感染に気づかないまま悪化するものも
ある．また，感染者本人の心身および社会的健康問題以外にも，将来の生殖機
能や次世代への影響，性的パートナーへの感染伝播といった複雑で多様な問題
が生じうる．ここでは，世界中に蔓延し深刻な事態を引き起こすHIV感染と，
日本で最も罹患率の高いクラミジア感染症について述べる．

■1■ ヒト免疫不全ウイルス

　HIVウイルス（human immunodeficiency virus）は，**AIDS**（**後天性免
疫不全症候群**：acquired immunodeficiency syndrome）の原因ウイルス
で，血液を介してだけではなく性的な接触により感染する．AIDSを発症した
場合，重篤な進行性致死性免疫不全に至る．日本国内の2022（令和4）年の

HIV感染者報告数は632人，AIDS患者報告数は252人であり，日本国籍男性が大半を占めている．HIVの感染経路は同性間の性的接触が最多（70.1％）で，次いで異性間の性的接触（約15.8％）となっている．いずれの年齢階級においても，日本国籍男性のHIV感染者の主要な感染経路は，同性間の性的接触の割合が最も高い．AIDS患者においても同性間の性的接触が50.4％を占めている[6]．

2 性器クラミジア感染症

性器クラミジア感染症は，*Chlamydia trachomatis* という細胞偏性寄生性球菌による感染症である．かつては眼のトラコーマとして大流行したが，衛生状態の改善により最近では影を潜めている．現在では，トラコーマ結膜炎と性器感染症を引き起こすクラミジアはタイプが別であるとされている．

男性の場合，軽い排尿時痛や性器からの排膿がみられるが，症状が軽いため放置することにより尿道炎や精巣炎に進行し，不妊の原因となることがある．女性の場合，軽い下腹部痛や帯下の増加，排尿時痛，月経不順などの症状がみられるが，自覚症状がないことも多い．そのため，子宮頸管炎や卵管炎を起こし，不妊症や子宮外妊娠の原因になることがある．妊娠中に感染すると流早産の原因となったり，子宮頸管に感染があると，分娩時の産道感染により新生児結膜炎・肺炎の原因ともなる．国立感染症研究所による定点観測（2021年）では，4種の性感染症（性器クラミジア感染症，性器ヘルペスウイルス感染症，尖圭コンジローマ，淋菌感染症）の中でも，性器クラミジアは男性が15,458人（50.7％），女性が14,545人（59.3％）で，男女ともに最も多い[7]．

4 性暴力

角田[8]によれば，**性暴力**という言葉は1980年代ごろから性犯罪の被害を女性側が告発し闘う中で使われてきたもので，性暴力はセクシュアリティーと暴力の交点に起きる犯罪であるとしている．鈴木らは，「性暴力とは，相手から同意が与えられていない，相手が望まないすべての『性』を理由にした犯罪行為である」[3]としている．具体的には，強制性交等，痴漢，子どもへの性的虐待，ドメスティック・バイオレンス（後述），相手の同意のない夫婦間の性行為，デートレイプ，セクシュアル・ハラスメント，性的少数者への排除等を含む．

1 性犯罪

令和4年版犯罪白書では，2021（令和3）年の強制性交等*の認知件数は1,388件，前年と比較して56件（4.2％）増加し，強制わいせつ認知件数は4,283件，前年と比較して129件（3.1％）増加した[9]．これらの犯罪はかつて親告罪*であるため被害者が親告しないかぎり犯罪として認知されず，実際の被害の実態は相当な数に上ると推測されてきた．しかし2017年（平成29）の刑法改正で親告罪の規定が削除され，告訴がなくても起訴することができる

ようになった．また，2023（令和5）年には，不同意性交等罪*になった．多くの犯罪被害の中で，性犯罪は最も**心的外傷後ストレス障害**（post-traumatic stress disorder：**PTSD***）の発生率が高く，心身および社会的生活への影響は大きい[10]．なお，デートレイプは恋人，同僚など見知っている男女間で，相手の同意なしに強要する性交をいう．

2 ドメスティック・バイオレンス

2001（平成13）年4月に配偶者からの暴力の防止及び被害者の保護等に関する法律（以下，DV防止法と略す）が公布され，過去2回の改正に加え，2013（平成25）年6月に一部改正され，適用対象が拡大されている（➡p.210参照）．いわゆるドメスティック・バイオレンスに関連する法律は，他の先進国や近隣の韓国，台湾に遅れて制定・運用されている．

ドメスティック・バイオレンス（domestic violence：**DV**）とは，本来は配偶者だけでなく恋人，あるいは身近な人からの暴力という意味を含むため，訳さずにそのまま使われている．それまでの「法は家庭に入らず」から，家庭内であっても基本的人権を踏みにじる暴力は許されないことが法的根拠を得たと言える．

2020（令和2）年の内閣府男女共同参画局による全国での無作為調査（男女間における暴力に関する調査）[11]において，配偶者からの身体的暴力について女性の17.0％，男性の12.1％が「あった」と答えていた．また心理的な攻撃については女性の14.6％，男性の10.1％，経済的圧迫については女性の8.6％，男性の2.8％，性的な行為の強要については女性の8.5％，男性の1.3％が「あった」と答えていた．さらに，被害に遭った女性の18.2％（5人に1人）は「命の危険を感じるくらいの暴力」を受けていた．内閣府男女共同参画局の報告では，配偶者暴力相談支援センターへの相談件数は，2002（平成14）年度の35,943件が，2022（令和4）年度には約3.4倍の122,010件と増加している[12]．また，被害を受けたことがある家庭の約3割は子どもへの被害があったと報告されている[11]．このように，男女間，特に男性から女性への暴力が蔓延している実態および世代間への暴力の連鎖が危惧されている．

ドメスティック・バイオレンスの具体的な内容を**表9-2**に示す．その本質は，パワーとコントロールが車輪の中心になり，あらゆる種類の暴力を駆使し，外輪として身体的暴力という形態をとって，主に男性が女性を支配していくことになる（**図9-1**）[13]．

また，親密な関係にある若者の間の暴力を**デート・ドメスティック・バイオレンス**と呼ぶ．若者層の問題だからといって決して軽視できない．本質的には大人のドメスティック・バイオレンスと同質の暴力である．近年，子どもの虐待の問題がクローズアップされているが，子どもを虐待する母親の中には夫から暴力を受けている者が相当数おり，母子関係だけでなく夫婦関係をも含めて，家族内での暴力に注目する必要性が指摘されている．

用語解説 *

不同意性交等罪

2023年7月に施行され，「強制性交等罪」からの主な改正点としては，性交同意年齢が「13歳」から「16歳」に引き上げられたこと，公訴時効の時効期間が延長されたことである．また，不同意性交等罪の成立要件としては，①暴行または脅迫，②心身の障害，③アルコールまたは薬物の影響，④睡眠その他の意識不明瞭，⑤同意しない意思を形成，表明または全うするいとまの不存在，⑥予想と異なる事態との直面に起因する恐怖または驚愕，⑦虐待に起因する心理的反応，⑧経済的または社会的関係上の地位に基づく影響力による不利益の憂慮などと具体的に示されることになった．

用語解説 *

PTSD

外傷的出来事に遭遇した後，「再体験」「回避・麻痺」「過覚醒」という一連の症状が存在するときに診断される疾患の概念．

表9-2 パワーとコントロールが支配する女性への暴力

身体的暴力	平手で打つ・首をしめる・髪を引っぱる／押す・殴る・ける・つかむ／刃物・武器を使う／打ちのめす・投げつける／腕をねじる・つまずかせる・かみつく
社会的隔離 （孤立させる）	誰と会い話をし，何を読みどこへ行くかなど，女性の行動を管理したり，制限したりする. 仕事・学業など女性の社会活動を制限する. 女性の行動を制限するのに愛情，嫉妬を言い訳にする／して正当化する.
心理的暴力， 言葉による暴力	女性の悪口を言ったり，欠点をあげつらったり，女性自身が気が変になったのではないかと思わせたりする. 女性に恥ずかしい思いをさせたり，罪悪感を感じさせる.
経済的暴力	女性が職に就いたり，仕事を続けたりすることを妨害する. 家計の管理を独占し，女性に必要なお金を乞わせたり，小遣い程度（あるいは，とても生活していけないほど少額）しか渡さなかったりする. 収入や財産について女性に何ひとつ知らせない.
性的暴力	女性の望まない性行為を強要する. 女性の胸や性器などを傷つける. 女性を，性欲を満たす対象として扱う.
子どもを利用 した暴力	子どもに申し訳ないと女性に思わせる. 自分の言いたいことを子どもに言わせたりするなど，子どもを通して女性を攻撃する. 離婚・別居の際，子どもに会いにくる機会を利用して，女性に嫌がらせをする. 「子どもを取り上げるぞ」と脅す. 子どもの前で女性を非難・中傷する.
強要，脅迫， 威嚇	「危害を加えるぞ」と脅かしたり，実際に危害を与える. 「別れるぞ」「自殺する」などと言って脅す. 女性に告訴を取り下げさせる. 目つきや顔の表情，態度で女性をおびえさせる. 物をたたきつけたり，女性の持ち物や大切にしている物を壊したり，ペットを虐待したりする. 刃物をちらつかせる.
男性の特権を ふりかざす	女性を使用人のように扱う. 一方的に重要な決定を下す. 一国一城の主のようにふるまう. 性役割を一方的に決めつける.
過小評価，否 認，責任転嫁	暴力の深刻度（意味）や女性の心配な気持ちを過小評価する. 暴力はなかった，ふるわなかったと言い張る. 暴力の責任を回避したり，女性のせいにしたりする.

3 セクシュアル・ハラスメント

セクシュアル・ハラスメント（sexual harassment）は，英語からの直訳では「性的嫌がらせ」と表現されている．しかし，これでは本来の意味が十分に通じないということから，そのままセクシュアル・ハラスメント，あるいは略してセクハラという語で社会的関心を集めている．英語の"harassment"は単なる「嫌がらせ」というよりも，「絶えず攻め立てて悩ます」というような深刻な事態を表現している語である．

1999（平成11）年の改正男女雇用機会均等法（雇用の分野における男女の均等な機会及び待遇の確保等に関する法律）で，使用者に対してセクシュアル・ハラスメント防止と適切な対応を義務づけたのが，初めての法的対応となった．マッキノン（MacKinnon, C.A.）によるとセクシュアル・ハラスメントとは，「不平等な権力関係を背景とした望まない性的欲求の強要」である．類似の言葉として，大学などで同様な事態が起こる場合は，キャンパス・セクシュアル・ハラスメントと呼ばれている．教師による児童や生徒に対す

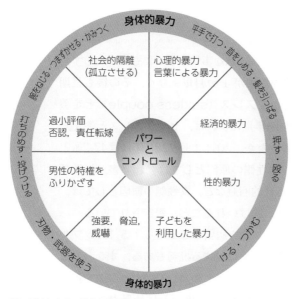

身体的暴力

平手で打つ・首をしめる・髪を引っぱる

押す・殴る

ける・つかむ

身体的暴力

刃物・武器を使う

打ちのめす・投げつける

蹴飛ばす・つまずかせる・かみつく

社会的隔離 （孤立させる）	心理的暴力 言葉による暴力
過小評価 否認，責任転嫁	経済的暴力
男性の特権を ふりかざす	性的暴力
強要，脅迫， 威嚇	子どもを 利用した暴力

パワー
と
コントロール

「夫（恋人）からの暴力」調査研究会. ドメスティック・バイオレンス
：実態・DV法解説・ビジョン新版. 有斐閣, 2002, p.17, （有斐閣選書）.

図9-1　パワーとコントロールの車輪

る，あるいは児童や生徒間，教職員と保護者間で起きるセクシュアル・ハラス
メントをスクール・セクシュアル・ハラスメントという．いずれも実態の全容
は解明されていない．被害に遭った女性や児童，生徒，保護者が裁判に訴える
ケースが増えつつあるが，氷山の一角といえる[14, 15]．

5　性同一性障害

　身体の性と心の性が一致せず，生物学的な性とは別な性に自分が属している
と確信している状態を，**性同一性障害（gender identity disorder）**とい
う．外科手術により心の性と同じ身体を望む人をトランスセクシュアル
（transsexual：TS），手術までは欲しない人をトランスジェンダー
（transgender：TG）と呼ぶ．この両者を合わせてTGという場合もある．

　国内外の動きとして，性については本来個性や多様性があり，各々が自分ら
しく生きる権利が保障される必要性が提言されている．そのため，性的指向
（sexual orietation），性的自認（gender identity），性表現（gender ex-
pression），性的特徴（sexual characteristics）の頭文字をとったSOGIESC
（ソジースク）という用語が使われている．また，レズビアン（lesbian），ゲ
イ（gay），バイセクシュアル（bysexual），トランスジェンダー
（transgender）の頭文字をとってLGBT（エルジービーティー）といい，日本でも定着しつつある[16]．

6 セックスレス

1994（平成 6 ）年に日本性科学学会が，特殊な事情がないにもかかわらず，カップルの合意した性交あるいは性的接触が 1 カ月以上なく，その後も長期にわたることが予想されることを**セックスレス**（sexless couple）と定義した．日本家族計画協会の調査（2016年）によれば，セックスレスと答えた者は2004（平成16）年に31.9％であったが，2016（平成28）年には47.2％と増加傾向にあると報告している[17]．男性側の原因としては勃起障害，性欲低下，回避性パーソナリティ障害による性的回避など，女性側の原因としては，性交を拒否する性嫌悪症，性交疼痛症，腟けいれんなどが報告されている．

しかしながら，カップル間のセックスレスを病気としてとらえる「カップルならばセックスして当たり前」という価値観に対する批判もある．すなわち，女性の性に対する態度の変化の中には，妻のおつとめとしてのセックスを拒否するようになったこと，夫婦間でも女性が望まない性行為は性暴力であること，妻も性を楽しみたいが夫が協力的でない，というような理由でセックスレスが問題化する場合も少なくないからである．つまり他の問題同様，ジェンダーが根深く横たわっている．

セックスレスへの対応としては，夫婦・家族療法がある．また，女性の心理的問題にフェミニズムの視点から取り組むフェミニストカウンセリング*からのアプローチも利用されている．

以上のように，「性」に関する健康障害は多岐にわたる．次節では社会問題としてクローズアップされてきた，ドメスティック・バイオレンスを中心に考えてみる．

用語解説 *
**フェミニスト
カウンセリング**

女性の生きづらさは個人の問題ではなく社会の問題であるというフェミニズムの視点に基づいた，女性のための女性によるカウンセリング．特に暴力の被害者に有効とされる．

3 性に関連する健康障害の予防および対応

1 一次介入：暴力を生み出さない社会をつくる（予防）

アメリカ公衆衛生学会では，公衆衛生の問題として暴力をとらえ，「健康問題と関係深く，原因・誘引の解明を行い，予防または危機介入の可能性がある」と声明を出している．つまり，保健医療／看護職者の役割として，問題の明確化および発見，被害に遭った人への対応，予防および危機介入が求められているわけである．

2 二次介入：問題の発見・明確化

カナダのブリティッシュ・コロンビア州で，性暴力被害に遭った人へのカウンセリングを長年行っているジンガロ（Zingaro, L.）は，性暴力とは自分と

他者との信頼を裏切ることであり，まず大切なことは暴力がなかったことにしないこと，と述べている[18]．加害者または暴力の容認者は，暴力などなかった，何でもないこと，本人も望んでいた，というような理由をつける．こうした状況が，問題の発見を阻む．

　問題の発見を左右する要因の一つとしては，看護職の理解が挙げられる．自分の中に，強姦（強制性交等）に遭う人はこういう人に違いない，DV被害者はこのようなタイプである，親から虐待を受けた子どもが親を慕うわけがない，などの固定観念が強いと自分の枠に相手を当てはめて理解しようとするため，問題の発見が難しくなる．被害に遭った当事者も，問題に気づいていないことがしばしばある．このことも一因となるため，暴力被害によって人はどのような状況に追い込まれるのか，パワーとコントロールの車輪（➡p.207 図9-1参照）の理解が重要である．

　暴力被害を受けた女性や子どもが，保健医療を受けられる確率は20％前後といわれている．図9-2は，アメリカでの疫学研究に基づいて描かれた外傷ピラミッドと呼ばれる図である．例えば，子ども虐待では，死亡が1例報告された場合，その背後には入院は45例，救急外来には1,500例の虐待を受けた子どもたちがいる．2022年3月末までの1年間の日本における子ども虐待による死亡数*74人（虐待死と心中を含める）[19]をこの計算式に当てはめると，111,000人の子どもたちが虐待被害で救急外来に来ていることになる．家庭内にいる子どもたちの数はさらに多くなる．女性への暴力に関しても同様の推測ができる．

　看護職は比較的身近で性暴力被害者，DV被害者，子ども虐待被害者に関わっているという研究報告がされている．一事例の問題を発見し，明確化することは，前述のピラミッドの底辺に関わることにもつながる．

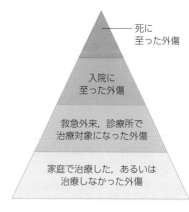

The National Committee for Injury Prevention and Control. Injury Prevention Meeting Challenge. American Journal of Prevention Medicine. 1993, p.37 より翻訳.

図9-2　外傷ピラミッド

1 医療施設での暴力を疑うサイン

　DV被害者が受診する可能性のある診療科は広範囲にわたる．中でも産婦人科外来で，助産師の面接や医師の問診等でDVと認識できたケースが，全体の76.8％とする報告がある[20]．女性と子どもに対する暴力を疑うサインを表9-3に示す．

2 保健医療機関における法的責務

　2001（平成13）年に制定・施行されたDV防止法（表9-4）では，医療関係者の責務として，被害者を発見した場合は配偶者暴力相談支援センターまたは警察官に，本人の意思を尊重した上で通報することや，被害者に対して配偶者暴力相談支援センター等の利用について情報提供することが規定されている．これらの理解が，看護職として必須条件となる．本法は2007（平成19）年に

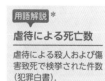

用語解説＊
虐待による死亡数
虐待による殺人および傷害致死で検挙された件数（犯罪白書）．

コンテンツが視聴できます（p.2参照）

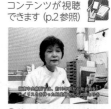

●ドメスティック・バイオレンス～医療機関でできること〈動画〉

表9-3　女性と子どもに対する暴力を疑うサイン

女性に対する暴力（DVなど）	子ども虐待
〈身体的暴力〉 • 多様な外傷：打傷，捻挫，軽い裂傷，骨折，腹部の傷，殴られた・打たれた・蹴られた・火傷を負わされた・刺された傷・階段から突き落とされた・壁に打ちつけられた・建物から投げ出された・車ではねられたり引かれたりした傷 　＊けがの多い箇所は，頭，顔，首，普段服で隠されている胸，乳房，腹部など • 痛みの訴え：執拗な頭痛，胸部の痛み，背中の痛み，腰痛や腹痛 • ストレスに関連した身体症状：睡眠障害，食欲障害，気力の低下や疲労，集中力の低下，性機能障害，動悸など • 慢性疾患の悪化 〈精神的暴力〉 • 精神症状：不安やうつ症状 • 夫（またはパートナー）が罵倒する，育児に非協力，子ども虐待 〈社会的暴力〉 • 夫（またはパートナー）が待てない，受診中に電話をかけて催促する，行動を監視あるいは制限する 〈経済的暴力〉 • 夫（またはパートナー）が生活費（診療費）を渡さない，働かない，妻を働かせない 〈性的暴力〉 • 性感染症を故意に感染させる，切迫流早産を生じさせる，望まない妊娠・中絶，セックスの強要，不正出血を生じさせるなど	〈身体的虐待〉 • 殴る，蹴る，熱湯につける，たばこの火を押しつける，階段から突き落とすなど 　＊不自然な傷や事故，受診経過，説明，言動に要注意 〈保護の怠慢ないし拒否（ネグレクト）〉 • 栄養不良，体重増加不良，低身長，発達障害（運動・精神・情緒）など 　＊不自然な成長や発達の遅れ，不適切な養育のサインに要注意 〈心理的虐待〉 • 不安，おびえ，うつ状態，凍りついたような無感動や無反応，強い攻撃性，習慣異常など，日常生活に支障を来す精神症状を生じさせられている 　＊不自然な親子関係に要注意：親と目を合わせない，親の前では表情が少なくおびえている，など 〈性的虐待〉 • 人の身体の一部や人形を使ったオナニー，他人の性器を触ろうとするなど，年齢不相応な性的言動

表9-4　配偶者からの暴力の防止及び被害者の保護等に関する法律（抜粋）

（定義）
第一条　この法律において「配偶者からの暴力」とは，配偶者からの身体に対する暴力（身体に対する不法な攻撃であって生命又は身体に危害を及ぼすものをいう．以下同じ．）又はこれに準ずる心身に有害な影響を及ぼす言動（以下この項において「身体に対する暴力等」と総称する．）をいい，配偶者からの身体に対する暴力等を受けた後に，その者が離婚をし，又はその婚姻が取り消された場合にあっては，当該配偶者であった者から引き続き受ける身体に対する暴力等を含むものとする．
　2　この法律において「被害者」とは，配偶者からの暴力を受けた者をいう．
　3　この法律にいう「配偶者」には，婚姻の届出をしていないが事実上婚姻関係と同様の事情にある者を含み，「離婚」には，婚姻の届出をしていないが事実上婚姻関係と同様の事情にあった者が，事実上離婚したと同様の事情に入ることを含むものとする．
（配偶者からの暴力の発見者による通報等）
第六条　配偶者からの暴力（配偶者又は配偶者であった者からの身体に対する暴力に限る．以下この章において同じ．）を受けている者を発見した者は，その旨を配偶者暴力相談支援センター又は警察官に通報するよう努めなければならない．
　2　医師その他の医療関係者は，その業務を行うに当たり，配偶者からの暴力によって負傷し又は疾病にかかったと認められる者を発見したときは，その旨を配偶者暴力相談支援センター又は警察官に通報することができる．この場合において，その者の意思を尊重するように努めるものとする．
　3　刑法（明治四十年法律第四十五号）の秘密漏示罪の規定その他の守秘義務に関する法律の規定は，前二項の規定により通報することを妨げるものと解釈してはならない．
　4　医師その他の医療関係者は，その業務を行うに当たり，配偶者からの暴力によって負傷し又は疾病にかかったと認められる者を発見したときは，その者に対し，配偶者暴力相談支援センター等の利用について，その有する情報を提供するよう努めなければならない．

一部改正され，保護命令制度の拡充，市町村に対する基本計画策定の努力義務等が定められ，2008（平成20）年1月から施行された．2013（平成25）年7月には，適用対象を生活の本拠を共にして交際している相手（事実上婚姻関係と同様の事情にある者）からの暴力およびその被害者にまで拡大されることとなった．

❸ 医療チームでの対応

現場のチームで既存の資料や講習会報告，地域での男女共同参画事業情報を もとに話し合っておく．特に緊急時の対応はシミュレーションしておく．病院 内では，被害に遭った当事者（以下，当事者）に対応する際に，受け付けから 診療，保険料の支払い，帰院までの流れで，一つひとつ問題となることを洗い 出しておく．例えば，加害者が医療スタッフに暴力的なクレームをつけた際の 対応方法，病院内での緊急連絡網のチェック，また，保険証を持参していない 場合は支払いをどのようにすべきかなど，具体的な要件の検討が必要である． 警察や配偶者暴力相談支援センター，他の支援団体との連絡の取り方も準備し ておく．

米国では，虐待の発見のためにスクリーニングを日常業務化し，実践的マ ニュアルが用いられている．保健医療チームとしての対応を準備することが求 められている．

❹ 接し方

看護職個人レベルでの具体的な接し方として，いくつか配慮する点がある． 当事者にとって安心できる存在となるような支援者として自己を紹介し，安全 な場所を提供する．個々の施設の制約があっても，基本的に本人が安心と安全 を感じられるように配慮する．相手の言うことを否定したり，責めたりするこ とは禁忌である．暴力や虐待被害に遭っている人は，加害者から意思を踏みに じられたような対応をされているため，当事者の一つひとつの言動を尊重し， 必ず同意を得ることが大切である．

3 危機介入

❶ 状況の査定および介入

安全状況の査定が，最も優先される．特に主訴をよく聞く．身体的検査ある いは衣服の状態などが証拠となるため，記録として記述したり外傷の写真を 撮ったりする．危機状況が査定された場合，**危機介入**が必要となる．目安とし ては，暴力の頻度や深刻化の程度，加害者の脅迫の度合い，加害者の行動が予 測可能か，などである．また，介入の方法を選ぶ際の目安は，当事者の安全の 程度や本人が感じている自分の腕力や能力の程度，加害者の責任の明確化など である．

❷ 安全計画

次に，当事者と安全計画を立てる．逃げる場所や当面のお金，必要書類，鍵 類，子どもの着替えなどの具体的な内容が含まれる．その際に，法的権利や保 護命令等に関する警察・裁判所等での手続きの手順やシェルター*の紹介，支 援団体，自助グループの紹介などの情報提供が必要である．また，入院という 選択肢が可能であるならば，一つの重要な危機介入の手段となる．その間に， 入念な問診や観察，関係機関との連絡調整を図ることができ，被害者は加害者

用語解説*
シェルター

Shelter．避難所．暴力 を受けた当事者が緊急に 避難できる施設．現在で は一時保護だけでなく当 事者の自立へのサポート などさまざまな援助も 行っている．

211

から離れることで，短時間でも強烈なストレッサーから距離を保つことができる．睡眠，飲食などの基本的欲求すら満たされない状況では，真の意思決定をするのは難しい．

❸ 関係機関への照会

DV防止法では通報は義務ではなく，本人の意思を尊重することが優先される．実際には支援活動を行っている施設でも，関係機関への照会は一昼夜でできるものではなく，地域や施設の担当者と集まる機会をもったり，職員研修を積んだりする中で，関係機関との連携を確実に積み上げていく必要がある．その中には警察，児童相談所，配偶者暴力相談支援センター，婦人相談所，福祉施設，民間シェルター，保健所，他の医療機関などさまざまな施設が含まれる．

❹ 医療機関からの退院，帰宅

一度の受診ですべての問題が解決することは難しい場合が多い．当事者の気持ちを受け止め，次にも受診できること，医療を受けるのは自分の権利であることを伝える．シェルターや相談窓口など，使用可能な援助資源に関する情報の開示は注意深く行う．例として，財布に入るくらいの小さなメモにしておく，女性トイレに掲示しておくなどの工夫がある．子ども虐待の場合は，児童相談所などの子どもをめぐる関連機関との連携が不可欠である．

❺ 地域の保健センター等での支援

保健センターでのさまざまな健康相談，医療機関および保健師等との有機的な連携は，各地域での多様な機関とのかかわりをもつ際に有効である．エコマップ*を作ることも，たいへん参考になる．

4 暴力被害の予防と新たな動き

長い人類の歴史の中で，温存され継続し続ける女性への暴力の終結に向けては，国家，社会，地域のさまざまな分野における調整が必要であることが国際的にも認知されている．広くは，女性や女児の地位向上や適切な法律づくり，支援者研修やネットワーキング，各年齢層を対象にした対暴力教育，DV加害者更生プログラムなどさまざまである．

2010（平成22）年には性犯罪・性暴力被害者への包括的支援の必要から，民間（性暴力救援センター）および行政（ハートフルステーション・あいち）によるワンストップ支援センターが設置された．ここでは，被害者が必要とする各種相談，医学的診察と検査，関連機関への連絡・照会等の支援の提供を目指している．類似のセンターは，2020年では全国に53カ所となり，この動きは広がりつつある[21]．看護職がその役割をどのように果たしていけるか，今後とも実践と研究に裏づけられた積み重ねが必要とされる．中でも，北米で普及している「性暴力対応看護師」を日本においても養成し，日本フォレンジック看護学会で日本版性暴力対応看護師の認定を始めた[22]．こうした地道な積み重ねに一層期待したい．

4 事例で考えるDVとジェンダー

1 DV事例におけるジェンダー

事例

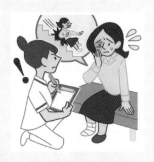

夏風みずきさんは総合病院に勤務する看護師で，臨床経験は15年目．現在，整形外科外来に勤務している．前年度に，性暴力対応看護師の研修を受けた．ある日の金曜日，外来受付が終わりそうな時間に，秋風みなみさん（40歳，女性）が足を引きずって一人で来院した．見ると右目周囲が少し腫れている．夏風さんは問診票の記入を依頼した．この病院の整形外科，産婦人科では全員に日本版WAST-Short（woman abuse screening tool-short）も併せて書いてもらっている．秋風さんのシートでは，パートナーとの普段の関係については「とても緊張感がある」，パートナーとの言い合いの仲直りは「とても困難である」にチェックされていた．

夏風さんは，医師の診察補助を担当した．秋風さんは今朝，階段を踏み外して転げ落ちたと語った．家族は会社員の夫と小学校6年生の男児で，本人は週4日，近隣の薬局でパートをしている．医師の診断では骨折はなく打撲症だったが，医師と夏風さんは前述のチェックリストの結果に確認の必要があるという点で一致していた．湿布薬が処方され，夏風さんは処置室で秋風さんの足の打撲部分に手当てを行った．夏風さんは秋風さんと少し雑談をしながら，秋風さんをねぎらった．そして，「お時間が少しありましたら看護相談室で10分くらいお話ししませんか？　家での傷の手当など，もう少し詳しくお話しできますよ」と声をかけた．

秋風さんの了解が得られたため，個室になっている看護相談室で傷の手当ての方法を話した後に，「今日の足の打ち身や右目周囲の腫れは，ご自分でなく誰かに故意にされたようにも見えますが，どうでしょうか？」と聞いたところ，ぽつりぽつりと次のように話してくれた．

「子どもが学校に行った後に，階段の上から夫に突き飛ばされて転げ落ちました．普段はいい人なのですが，何か気に入らないことがあると豹変して時々暴力を振るわれています．けれども男の人は家族のために外で頑張ってくれているので，妻の私が受け止めなければ，と思っています．夫もそれが女の役目だといつも言っています．それに，子どもの前では暴力は振るわないし，子どもにはとてもいい父親なので，子どもが大きくなるまでは別れたくないです．実家は両親が他界しているので頼れません．これまで誰にも相談したことはありません．」

　夏風さんは秋風さんにどのように対応していったらよいだろうか．以下でこの事例に沿った対応などについて解説する．

2 事例における看護ケアの視点と解説

1 ジェンダーの視点

　内閣府による2021（令和3）年の男女間における暴力に関する調査報告書では，女性の10.3％，男性の4.0％が配偶者からの被害経験が何度もあった．警察庁の「配偶者間（内縁を含む）における犯罪の性別被害者の割合（令和2年・検挙件数）」によれば，検挙件数6,759人中88.9％は女性の被害（殺人〈未遂を含む〉，傷害，暴行）であり，圧倒的に女性が被害を受けている現状がわかる．すなわち，圧倒的に男性が加害行為を行い，女性が被害を被っている．国際的にみても同様の状況である．

文化的・社会的・心理的性差を指すジェンダーという言葉，その意味を理解しても，実態を理解することは難しい．なぜなら，ジェンダーの構造は社会の中で，すなわち私たちの意識の中で，あまりにも当たり前のこと，変えようもないこととして根を下ろしているからである．秋風さんは明らかに夫から暴力を受けていることがわかる．多くの被害者は，自分から暴力を受けたことを話さない．なぜなら，本人が自分の状況に気づかないからである．恋人同士，夫婦間ならば「殴られても仕方がない」「これは愛情の現れ」などと，必死に暴力の意味を自分なりに理由付けしている．中には，猛烈な暴力の間は解離という防衛機制を用いて，夫や恋人からの暴力や恐怖，不安に対して，自分の感覚を遮断している場合もある．そこにはジェンダーの構造が見え隠れする．

なぜ，このような事態が起こるのだろうか．加害者プログラムを提供する「アウェア」を主催する山口は，DVはDV加害者が親密な関係の人に対してゆがんだ価値観をもっていることの問題であると指摘する．すなわち，自分が行っていることを暴力とは考えていない．山口は，加害者の特有の共通点を表9-5のように挙げている．当事者のみならず支援者もこのような意識を共有していないか確認しなければ，DV被害者への支援は難しい．

2 スクリーニングの必要性

スクリーニングは，当事者が暴力と気がついていない場合が多く，医療現場で暴力の早期発見の機会を逃さないためには必須である．夏風さんの勤務する病院では，DV被害者が比較的多いと考えられる産婦人科，整形外科等ではルーティンで患者全員にDVに関する質問をしている．また，夏風さんは性暴力対応看護師の研修を受け，ジェンダーについて理解している．医師とスクリーニング結果について共有できていることもわかる．

3 ラポール*をつくり，安心して個別に話せる場を用意する

多くの被害者はDV被害の自覚がなく，DVだと気がついても自分が悪い，恥ずかしいと思っている人が多い．親しい者からの暴力は日常的に繰り返され，被害者は自己評価が低くなる．暴力を振るう相手の理屈のままにマインドコントロールされている状態である．秋風さんのような被害者が心を開き，安心して話せる場や機会を用意することが重要である．

その際に，本人の意思を尊重することを大前提とする．暴力被害者は自分の意思を踏みにじられているため，一つひとつのやりとりで意思を尊重することがすでに回復支援となることを自覚する．

表9-5　DV加害者に特有の共通点

①自分は常に正しいと信じ込んでいる．
②（男としての）特権意識をもっている．
③女性を見下す意識をもっている．
④所有意識をもっている．
⑤コントロールする権利があると考えている．
⑥自分を正当化する．
⑦自分のDV行為を相手のせいにする．
⑧DV行為を否定したり矮小化（わいしょうか）したりする．
⑨ものごとを自分に都合よく解釈し記憶する．
⑩外面（ソトヅラ）がいい．

山口のり子．DV加害者を知ることで母子を守る．助産雑誌．2018，72（5），p.335-339 より．

用語解説*
ラポール

rapport．相互理解．人間関係の基盤となる調和，一致，信頼，尊敬といった感情的共感が成立すること．

4 ダイレクトに疑問を尋ねてみる

　暴力被害の有無について，看護師として観察したことを遠まわしではなくダイレクトに尋ねたほうが，打ち明けるきっかけになる．話を遮らずしっかり聞く．同時に暴力のサイクル，生命に及ぼす危険な兆候の有無，子どもや他の家族への暴力の有無，支援者の有無等の正確な状況把握を行う．また，ねぎらいの言葉をかけ，話しにくいことを話してくれた感謝を述べる．さらに，「あなたは悪くない」「暴力を受けてよい人は誰もいない」「あなたが暴力を受ける理由は何一つない」ことも伝える．

5 傷の観察と記録

　後ほどDVの有無の証拠になる可能性があるため，看護記録としてもできる限り傷の観察や記録を正確に行う．被害者である秋風さんの同意を得た上で写真を撮ることなども考える．

6 安全確認や必要な情報提供，今後のプランを共に考える

　安全確認を行い，DV被害者がいつでも利用できる地域の情報および，今後もつながれる支援窓口やカウンセリング施設，緊急連絡先の情報を提供する．これらの情報は加害者である夫には知られないような方法で提供する．

■ 引用・参考文献

1) リプロダクティブ法と政策センター．リプロダクティブ・ライツ：世界の法と政策．房野桂訳．明石書店，2001．
2) 井上輝子ほか編．岩波女性学辞典．岩波書店，2002，p.163-169．
3) 鈴木隆文ほか．ドメスティック・バイオレンス．教育史料出版会，2004．
4) 国連人口基金．世界人口白書2023．https://tokyo.unfpa.org/ja/SWOP，（参照2023-11-15）．
5) 厚生労働省．令和4年度衛生行政報告例．https://www.mhlw.go.jp/toukei/list/36-19.html，（参照2023-12-06）．
6) 厚生労働省．令和4年エイズ発生動向年報．
7) 性感染症報告数（2004年〜2021年）．https://www.mhlw.go.jp/topics/2005/04/tp0411-1.html，（参照2023-12-06）．
8) 角田由紀子．性差別と暴力．有斐閣選書，2001．
9) 法務省．令和4年版犯罪白書．
10) 加納尚美ほか．フォレンジック看護：性暴力被害者支援の基本から実践まで．加納尚美ほか編．医歯薬出版，2016，192p．
11) 内閣府男女共同参画局．男女間における暴力に関する調査．https://www.gender.go.jp/policy/no_violence/e-vaw/chousa/h11_top.html，（参照2023-11-15）．
12) 内閣府男女共同参画局．配偶者暴力相談支援センターにおける相談件数等（令和3年度分）https://www.gender.go.jp/policy/no_violence/e-vaw/data/pdf/2021soudan.pdf，（参照2023-12-22）．
13) 「夫（恋人）からの暴力」調査研究会．ドメスティック・バイオレンス－実態・DV法解説・ビジョン 新版．有斐閣，2002，p.17，（有斐閣選書）．
14) 第二東京弁護士会編．セクシュアル・ハラスメント法律相談ガイドブック．明石書店，2001．
15) 男女共同参画局．セクシュアル・ハラスメント対策の現状

と課題．http://www.gender.go.jp/kaigi/senmon/boryoku/houkoku/pdf/honbun_hb009.pdf，（参照2022-12-13）．
16) LGBT法連合会編著．日本と世界のLGBTの現状と課題．かもがわ出版，2019，160p．
17) 日本家族計画協会．「第8回男女の生活と意識に関する調査」結果（概要）．2016．
18) 性暴力被害と医療を結ぶ会編．伝えてくれてありがとう．2000，p.3．
19) 厚生労働省．子ども虐待による死亡事例等の検証結果等について（第19次報告）．https://www.cfa.go.jp/councils/shingikai/gyakutai_boushi/hogojirei/19-houkoku/，（参照2023-11-09）．
20) 加藤治子．DVの早期発見と予防：産婦人科医師の立場から．ペリネイタルケア．2002，21（2），p.100-104．
21) 性暴力被害者支援ワンストップセンター．http://purplelab.web.fc2.com/onestopcenter.html，（参照2023-11-15）．
22) 日本フォレンジック看護学会ホームページ．https://jafn.jp/，（参照2022-12-13）．
23) 日本フォレンジック看護学会．日本版性暴力対応看護師（SANE-J）教育ガイドライン．https://jafn.jp/?page_id=2003，（参照2022-12-13）．
24) キタ幸子．暴力被害を受けた妊婦と子どもを守る：助産師は今，何ができるか．助産雑誌．2018，72（5），p.324-330．
25) 内閣府男女共同参画局．男女間における暴力に関する調査 平成30年3月．http://www.gender.go.jp/policy/no_violence/e-vaw/chousa/pdf/h29danjokan-gaiyo.pdf，（参照2023-12-22）．
26) 伊藤公雄ほか．女性学・男性学：ジェンダー論入門．第3版．有斐閣，2019，356p．

重要用語

セクシュアリティー	自己決定	セクシュアル・ハラスメント
リプロダクティブ・ヘルス／ライツ	性感染症	性同一性障害
セクシュアル・ライツ	性暴力	LGBT
ジェンダー	ドメスティック・バイオレンス	セックスレス

◆ 学習参考文献

❶ 宮地尚子．トラウマ．岩波新書，2013.
　ジェンダーやセクシュアリティーの視点も含めたトラウマについての見方，考え方，ケアについて解説されている．

❷ 角田由紀子．性と法律－変わったこと，変えたいこと．岩波新書，2013.
　性をめぐる法の問題点を弁護士としての経験から明らかにし，各領域の支援者としての展望が提言されている．

❸ 森田ゆり．ドメスティック・バイオレンス．愛が暴力に変わるとき．小学館，2007.
　ドメスティック・バイオレンスを健康問題として位置づけ，包括的なサポートに向けてわかりやすく解説されている．

❹ 斎藤梓，大竹裕子．性暴力被害の実際．金剛出版，2020.

❺ 山本潤．13歳，「私」をなくした私：性暴力と生きることのリアル．朝日新聞社，2017.

10 更年期にみられる健康障害

学習目標

- 更年期の健康障害について理解する.
- 更年期障害の予防と治療について理解する.
- 更年期障害に対するチームアプローチについて理解する.

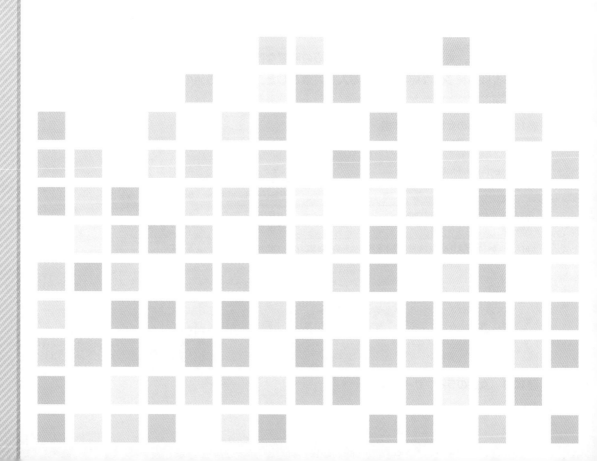

1 更年期障害とは

1 「更年期」とはいつを指すのか

日本産科婦人科学会の定義によれば，**更年期**とは閉経の前後5年間を指す．日本の女性における閉経年齢の50パーセンタイル値*は約50歳であり（表10-1），主に45〜55歳を指すことが多い（図10-1）．

更年期という言葉はclimactericに対応する表現であり，新たな出発，あるいは転換期を意味している．つまり，非生殖期を新たに生きる，仕切り直しの時期といえる．生殖期の終わりという悲観的なとらえ方ではなく，新たな人生における新たな時期の始まりであるという，前向きなとらえ方をもとに支援していきたい．

近年，欧米では更年期の表現は用いられなくなった．その代わり，**閉経**に焦点を当てた用語である閉経期や周閉経期が用いられている．閉経は月経周期や妊娠，産褥に続いて生じる最終的かつ最大の内分泌（ホルモン）の変動であり，特にエストロゲンの減少とその影響に焦点を当てた治療およびケアがなされる傾向にある．

用語解説＊
パーセンタイル値
データを小さいほうから大きいほうへ順に並べて，全体を100個に区切った場合にどこに位置するかを示す数値．50パーセンタイルは小さいほうから50個目のところにあるデータで，中央値を示す．

2 更年期症状と更年期障害

更年期に現れる多種多様な症状の中で，器質的変化に起因しない症状を**更年期症状**と呼び，これらの症状によって日常生活に支障を来す病態を**更年期障害**という．

現時点では，更年期障害と診断するための明確な臨床基準は存在しない．更年期障害は多種多様な症状を有する人を対象とした，生理的数値のみでは表せ

表10-1　日本の女性の閉経年齢

方　法		年　齢
Cross-sectional Probit Analysis n = 1,121	10%タイル 50%タイル 90%タイル	45.34歳 50.54歳 56.34歳
既閉経者の記憶に基づく閉経年齢 n = 456	平均 標準偏差	49.47歳 3.53歳

玉田太朗ほか．本邦女性の閉経年齢．日本産科婦人科学会雑誌．1995, 47 (9), p.947-952. より作成

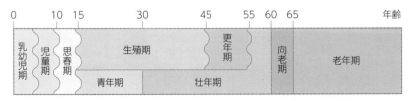

図10-1　女性のライフサイクル

ない概念といえる．したがって，看護職をはじめとした医療関係者は，対象者の家庭・職場をはじめとした環境要因，性格傾向や情緒的反応などの心理的要因，そして文化・行動様式などの社会的要因まで視野に入れたケアを行うことが必要である．

2 更年期障害の原因

1 女性のからだ（卵巣機能の低下によるホルモンの変動）

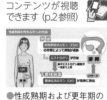

コンテンツが視聴できます（p.2参照）

●性成熟期および更年期の性ホルモン分泌〈アニメーション〉

更年期には全身機能の変化がみられ，それらはQOLに影響する．多くの臓器・器官において何らかの変化がみられるが，特に性ホルモンの分泌の変化による作用が女性においては重要である．性ホルモンの分泌のしくみを図10-2に示す．

更年期前後になると急速に卵巣機能が衰退し，卵胞ホルモンであるエストロゲンと黄体ホルモンであるプロゲステロンの分泌が低下する．視床下部－脳下垂体がその低下を調整するために，卵胞刺激ホルモン（FSH）や黄体化ホルモン（LH）を大量に分泌するが，卵巣機能が低下しているため，エストロゲンは十分に分泌されない．ホルモンのバランスが崩れた状態は自律神経の失調に結びつき，交感神経・副交感神経系の調和が乱れ，さまざまな症状や障害を引き起こす（図10-3）．

自律神経の失調によって引き起こされる，血管運動神経症状（自律神経失調症状）を図10-4に示す．卵巣機能の低下をベースにした身体的な変化だけで

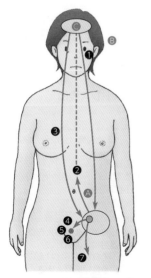

性成熟期の性ホルモンの分泌

❶ 脳の視床下部より
ゴナドトロピン放出ホルモン（GnRH）が下垂体に作用．下垂体から卵胞刺激ホルモン（FSH，LH）が分泌されて卵巣を刺激する

❷ 卵巣において，卵子が成熟するにつれ，多量のエストロゲンを分泌する

❸ 血中のエストロゲン濃度が一定になると，

❹ LHが高まり排卵される

❺ 卵子放出後，卵胞は黄体となり，エストロゲンとプロゲステロンを分泌する

❻ 受精しないと黄体は萎縮する

❼ エストロゲンとプロゲステロンは低下し，月経が開始する

更年期になると

Ⓐ 卵巣の機能が低下し，血中エストロゲンやプロゲステロンが低下し，

Ⓑ 卵胞刺激ホルモンや黄体化ホルモンが大量に分泌され，

Ⓒ 脳の自律神経中枢に影響する

図10-2　性成熟期および更年期の性ホルモンの分泌

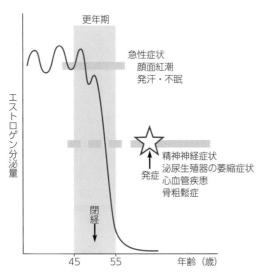

図10-3　閉経後エストロゲン欠落症の出現と年齢

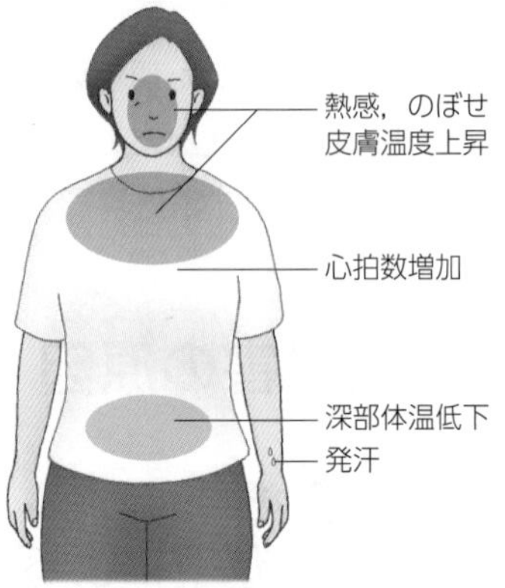

図10-4　血管運動神経症状（自律神経失調症状）

はなく，ライフサイクルに特有の問題，環境要因や社会的要因，心理的要因などが複雑に絡み合って，更年期症状が現れる．

2　更年期障害に関連する心理的要因・社会的要因

　更年期障害には心因性のものも多く，更年期，すなわち人生の転換期における女性を取り巻く環境やライフサイクルに起因している場合がある（図10-5，表10-2）．

　ライフサイクルに付随して生じる**ストレッサー***や，少子高齢化等の現代社会の特徴から生じるストレッサーは，自律神経をはじめとした全身への影響を及ぼすため，女性のライフサイクルや社会的背景を踏まえた上でのケアが必要となる．

　閉経に伴う血管運動神経症状（自律神経失調症状）は，不定愁訴として現れ

用語解説 *
ストレッサー

人にストレスを感じさせる原因となる刺激．寒さや騒音などの物理的なもの，薬害や栄養不足など化学的なもの，病気，けがなどの生物的なもの，人間関係のトラブルなど精神的なものがある．

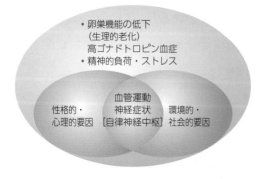

図10-5　更年期障害の成因

表10-2　更年期女性の社会的ストレス要因

ライフサイクルに付随するもの
1. 子どもの養育が終了することによる虚脱感（空の巣症候群）
2. 肉親や子どもとの別れ・別居
3. 職場における管理職的立場への昇進
4. 加齢による身体の不調に対する不安
5. 夫の離職や病気による経済的不安定

現代社会に特にみられるもの
1. 少子化：子どもとの絆の減少からくる喪失感の大きさ
2. 経済状況悪化：効率重視による雇用環境の厳しさ
3. 高齢化：老親の介護を担うこと，それを期待されること
4. 晩婚化：子どもが小さいことによる負担感の大きさ
5. 離婚・未婚：家族によるサポートが得られないこと

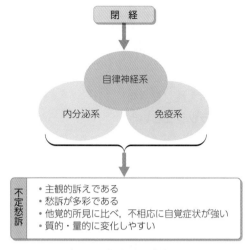

図10-6　閉経と不定愁訴の関連

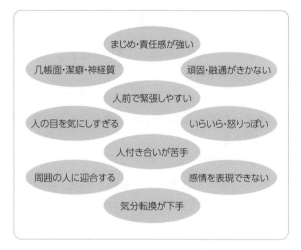

図10-7　不定愁訴をきたしやすい性格・心理傾向

ることが多いが，不定愁訴の発現には性格・心理的要因も関与しているとされる（図10-6，図10-7）．

3 男性の更年期障害

　近年，男性においても女性の更年期障害に似た病態が現れることが注目されている．女性では最終的かつ最大の内分泌（ホルモン）の変動が生じるのに対して，男性では加齢による男性ホルモン（テストステロン）の段階的減少が生じ，この男性ホルモンの減少がさまざまな更年期障害を引き起こすと考えられている．精神神経症状をはじめとして，ストレッサーによる全身への影響が出やすい時期が男性の場合も45〜55歳前後である．

　男性の更年期障害の症状としては，ほてりや冷え以外に，精神的には抑うつ症状や不眠，体力的には筋力の衰えや倦怠感，性的には性欲減退，ED*（erectile dysfunction）などの症状が現れる．近年，男性ホルモンが減少して更年期障害の症状が出る病態を，加齢男性性腺機能低下症候群（LOH症候群）と呼ぶこともある．

　女性にとっても男性にとっても更年期とされる45〜55歳あたりは，家庭や職場における環境面で，子どもの進学や就職，昇進に伴う責任の増大，リストラ，親の介護などの困難な課題を抱えることが多く，特に経済状況によっては，大きくかつ長期的なストレッサーとなり得る．男性にとっても女性にとっても，仕切り直しが必要な時期である．

plus α
更年期指数

更年期障害の程度を数値化するための代表的な尺度に，クッパーマン指数がある．ほかにも，小山嵩夫による簡略更年期指数（SMI），本庄英雄らによる日本女性の更年期症状評価表などがある．また，抑うつの程度を数値化するために，ツング（Zung）によるSDS（自己評価式抑うつ尺度）がしばしば用いられ，更年期症状により低下する．QOLを盛り込んだ尺度も開発されている．

用語解説 *
ED

勃起機能の低下を表す用語で，インポテンス（性的不能）に代わって定着した．

3 更年期の症状

更年期症状の現れる時期，代表的な症状について図10-8，図10-9に示す.

a 血管運動神経症状

　自律神経性の代表的な症状である．ほてりや動悸，のぼせ，冷え性，異常発汗，めまいなどがある．急にのぼせやほてりを感じる**ホットフラッシュ**という発作が起こる.

b 精神神経症状

　心因性の症状が含まれる．頭痛，不眠，耳鳴り，疲労感，倦怠感，イライラ，不安，認知機能低下，抑うつなどがみられる.

c 泌尿生殖器症状

　頻尿，腟乾燥感，かゆみ，不正出血，性交痛，性欲減退，帯下増加，尿失禁などがみられる．近年，泌尿器の問題だけではなく，性機能障害をも包含する複合的な疾患として**閉経関連泌尿生殖器症候群**（genitourinary syndrome of menopause：**GSM**）が提唱されている.

d 運動器症状

　肩こり，腰痛，関節痛などがある．関節の可動域（range of motion：ROM）が狭くなり，四十肩や五十肩などの痛みがみられることがある.

e 消化器症状

　胃もたれや食欲不振，悪心，便秘，腹部膨満感などがある.

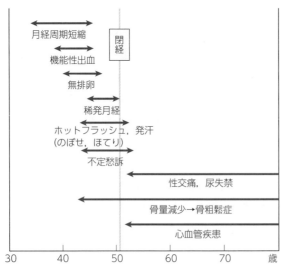

図10-8　更年期症状の現れ方

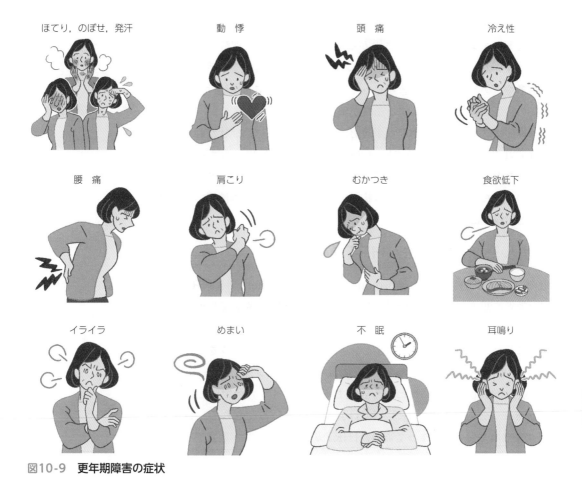

ほてり，のぼせ，発汗 　　　動 悸 　　　頭 痛 　　　冷え性

腰 痛 　　　肩こり 　　　むかつき 　　　食欲低下

イライラ 　　　めまい 　　　不 眠 　　　耳鳴り

図10-9　更年期障害の症状

4　更年期障害の予防と治療

1　更年期症状の軽減と障害の予防

　更年期障害の予防には，生活習慣の改善に早くから取り組んでおく必要がある．ストレッサーに対するコーピング・スキルを高め，うまくストレスをマネジメントするように心がけておく．これらはエストロゲンの急激な減少による急性症状の軽減だけでなく，遅発症状といわれる動脈硬化等の心血管疾患の予防にも役立つ．生活習慣による予防では，食生活および運動が鍵となる．

　閉経後の骨粗鬆症については，思春期からの予防という息の長い生活習慣が問われる．骨粗鬆症の予防には，最大骨量（peak bone mass：PBM）をできるだけ高めておくことが重要である．性成熟期の入り口である思春期の食生活や運動をはじめとして，その後の妊娠・授乳期等を含む生活習慣が影響するからである．

　更年期症状に悩まされている人は，不安にさいなまれていることが多い．ま

➡ストレス・コーピングについては，13章2節p.261参照.

223

ずは更年期症状のある人が，自らの言葉で不調や不安について話すことができる環境と関係を築き，傾聴することが基本となる．「他人に理解してもらえないのではないか」「なぜ私だけが苦しむのか」といった孤立感や不安感がある場合も多く，ケアする立場の者がじっくりと相手の言葉に耳を傾け，基本的にすべての言葉を肯定的に受容する態度が望ましい．

　更年期症状はケアする立場の者が適切にサポートすれば，症状が軽減することが知られている．ケアする立場の者が更年期を悲観的にとらえるのではなく，新たな出発あるいは転換期と前向きにとらえることが必要である．更年期は，その後の長い人生を新たに生き抜くアイデンティティを再構築できる機会であると前向きにとらえたい．

2 ホルモン補充療法（HRT/MHT）

　近年，**ホルモン補充療法**（hormone replacement therapy：**HRT**）のリスクと効果に関する評価が二転三転した．現在では閉経後も長期に使用し，二次的予防効果（心疾患等のリスクの低下）を得ようとするHRTはリスクが高いとされる一方で，閉経前後のホルモン補充療法は効果がリスクを上回るとされている．閉経前後の治療に焦点を当てた**閉経期ホルモン療法**（menopausal hormone therapy：**MHT**）という表現もある．アメリカ合衆国では，更年期症状をもつ3人に1人がHRT（MHT）を受けているとされる．日本でもHRTの知名度や関心が高まっており，「HRTガイドライン」が適宜アップデートされている．

　HRTに関しては，常に最新の知見を整理しておく姿勢が求められる．更年期症状の軽減やアンチエイジングというメリットを説明するだけではなく，定期的な検査が必要であること，受けられない人や注意を要する人，そして受療期間によっては副作用が生じうることなどについて，情報を的確に提供する必要がある．目的，期間などによりプラスとマイナスをはかりにかけて，十分な情報のもと合理的に選択してもらうようにしたい．

3 漢方療法

　近年，更年期障害の治療において，漢方薬の効果が共有されてきている．更年期障害は多様な症状をもつ症候群であり，さまざまな種類がある漢方薬の中には，当帰芍薬散，加味逍遙散，桂枝茯苓丸など，更年期症状に効果が期待できるものがある．身体症状や不安，抑うつ症状が中心となる場合には，漢方薬が用いられる場合も多い．

4 向精神薬による薬物療法

　エストロゲンは，中枢神経系ではセロトニンなどの神経伝達物質に影響し，更年期症状の発現に関わっている．そのため，神経伝達物質の作用に影響する

抗うつ薬などの向精神薬が，一定の効果をもたらすことが知られている．

5 心理療法，カウンセリング

更年期障害の症状は多様であり，その原因を把握することは容易ではない．更年期症状を訴える人には，まずは傾聴に基づくカウンセリングマインド*で対応する．認知行動療法などの心理療法は，精神症状の軽減や不眠に有効とされる．心理カウンセラーや認知行動療法の専門家とも協力するとよい．

6 食事療法，運動療法

更年期症状の改善には，生活習慣の見直しが必要となる．管理栄養士による食事指導や，運動療法の専門家による運動指導（ヨガや軽い運動を含む）は，身体症状だけではなく，精神症状を含む更年期症状全体を軽減する効果があるとされている．

7 bio-psycho-socialアプローチ

日本においては，更年期は単に生理的な変化への対応が必要であるととらえられているわけではなく，家族や職場などの背景やライフステージといった社会的側面，あるいは心理的側面までも含めた全人的対応の視点が必要であると考えられている．いわゆる，生物−心理−社会（bio-psycho-social）的な視点である．

更年期外来では，産婦人科医などの医師が中心となり，看護師，管理栄養士，保健師，臨床心理士などがチームを組んで対応している場合が多い．

> 用語解説*
> ## カウンセリングマインド
> 心理的問題に直面して悩みや苦しさなどを訴えてきた人に対して，傾聴や受容などのカウンセリングの理論に基づく手法で関わろうとする人がもつべき態度や考え方．

■ 引用・参考文献
1) 日本女性医学会編．女性医学ガイドブック：更年期医療編 2019年版．第2版，金原出版，2019．
2) 吉川史隆ほか編．産婦人科疾患最新の治療 2019-2021．南江堂，2019．
3) 日本女性心身医学会編．最新女性心身医学．本庄英雄監修．ぱーそん書房，2015．
4) 日本性機能学会／日本泌尿器科学会編．ED診療ガイドライン．第3版，リッチヒルメディカル，2018．

📎 **重要用語**

更年期	ストレッサー	HRT／MHT
更年期障害	ED	更年期外来
閉経	閉経関連泌尿生殖器症候群	

◆ 学習参考文献

❶ **日本女性医学会編．女性医学ハンドブック 更年期医療編 2019年度版．金原出版，2019．**
日本女性医学会の前身は日本更年期学会であった．更年期障害については，更年期における治療だけではなく若いうちからの予防の視点も重要であることから，女性の各ライフステージの専門家が集まり，更年期に関する本書をまとめあげている．更年期以降に生じる女性の健康障害について，エビデンスをもとに包括的にわかりやすくまとめられている．

10

更年期にみられる健康障害

更年期外来の内容（例）

臨床診断

（医師）

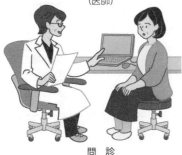

問 診

簡略更年期指数, 問診, 子宮内膜細胞診, 血液検査,
骨量測定, 腰椎・胸椎X線写真, 乳房検診

健康・栄養アセスメント

（管理栄養士, 看護師）

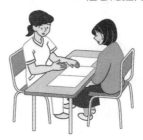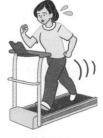

栄養アセスメント　　　　　体力テスト

・QOLアセスメント（身体的健康に対する意識, 精神的
　健康に対する意識, 生活の満足感, 社会的参加・支援）
・栄養アセスメント
　┌ 身体計測(BMI, %FAT, 上腕周囲, 上腕筋囲,
　│　上腕三頭筋皮下脂肪厚, 肩甲骨下部皮下脂肪厚,
　│　ウエスト・ヒップ比)
　├ 血液検査
　└ 安静時エネルギー消費量の測定
・体力テスト(全身持久力, 握力, 長座体前屈, 棒反応)
・ライフスタイルアセスメント
・プロセスアセスメント診

グループセッション

（医師や看護師, 保健師等医療関係者）

グループ討論

・医学的側面からみた女性の健康管理：更年期の女性
　の体の変化, ホルモン療法について
・フィットネスについて：健康のための運動, 運動の
　効果, 運動の種類・強度・頻度・時間など
・栄養について：栄養状態の自己評価方法, 栄養状態
　の改善のためになど
・休養について：自己の休養状況の評価, 休養の分類,
　睡眠について, 自由討論など
・心の健康について：臨床心理士とともに, 心と体の
　つながりを考える

パーソナルセッション

（管理栄養士, 看護師）

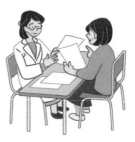

結果の説明

・アセスメント結果の説明
・問題点の把握
・生活改善目標の設定
・自己記録健康管理ダイアリーの記入方法の説明

杉山みち子ほか. 健康科学の視点に立った生活習慣病の一次予防. 第一出版, 1999, p.62 をもとに作成.

11

病みの軌跡

学習目標

◉ 病みの軌跡を知ることが，病気をもった成人の理解と看護に有効であることを知る．

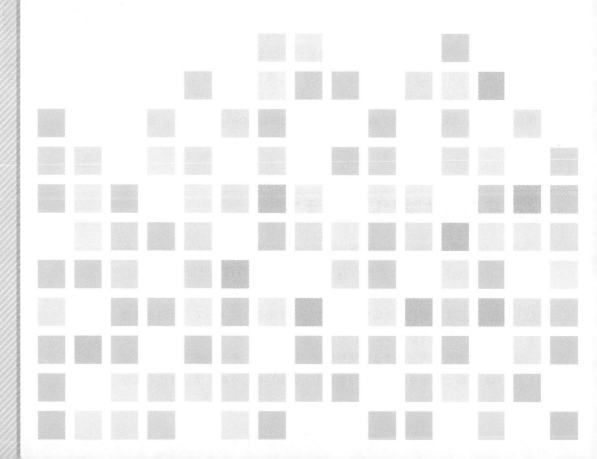

1 病みの軌跡とは－慢性の病いと人間

　生・老・病・死は，社会がどのように変化したとしても，人間にとって避けることのできない永遠のテーマであろう．人は誰でも病気になる可能性をもっており，病気はどのようなものでも慢性状況に移行する可能性がある．特に近年は，高血圧や糖尿病，冠動脈疾患などの生活習慣が原因と考えられる疾患が増加していることから，現代社会の中で生活する人々は，誰もが慢性の病気をもつ可能性があると言える．

　私たちは慢性の病気に対して，どのような思いを抱いているだろうか．「慢性」という用語は，長い間続く，なかなか変化しない，あるいは，やっかいであるなどのイメージを与えることがある．ストラウス（Strauss, A.L.）らは，慢性の病気をもつ人々を対象に調査を行い，生活の中で慢性の病気とはどのようなものであるのかを明らかにしようとした．そして発展をみたのが，**病みの軌跡**（trajectory of illness）であり，この考え方は，慢性病領域における実践と教育，および研究の方向づけとなる看護モデルを導き出す基盤となると提言している．この中で彼らは慢性の特性を「慢性性（chronicity）」と名づけ，説明している．本稿では，ストラウスらのこの考え方に基づいて，病みの軌跡の特性を著す[5,6]．

　老若男女を問わず，誰もが病気の慢性状況に苦しめられる可能性があり，人はこのような状況の予防を望み，罹患した場合には慢性状況を管理しようとする．慢性の病気の予防と管理のためには生涯にわたる毎日の活動が必要であり，その多くが家庭で行われ，家庭がケアの中心となる．すなわち，慢性状況におけるケアの焦点は治癒（cure）にあるのではなく，病気とともに生きること（living with illness）にある．それゆえ，慢性性における看護は，「患者が病みの行路を方向づけることができ，同時に生活の質を維持できるように援助すること（**支持的援助**：supportive assistance）」にある．援助者は，患者が「どこから来て，どこに行こうとしているのか」を，常に心にとめておかなくてはならない．

コンテンツが視聴できます（p.2参照）

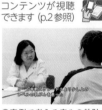

●事例で考える病みの軌跡〈動画〉

2 病みの軌跡という考え方

　病みの軌跡では，慢性の病気は長い時間をかけて多様に変化していく，一つの行路（course）をもつと考えられている．**病みの行路**（illness course）は，方向づけたり，形作ったり，あるいは調整したりすることができる．また，病気に随伴する症状を適切にコントロールすることによって，行路を延ばしたり，安定を保ったりすることが可能となる．

　慢性の病気では，病気に伴う症状や状態だけでなく，その治療方法もまた個人の身体的安寧に影響を与え，かつ生活史上の満足や日々の生活活動にも影響

を与える．例えば，血液透析を受けている場合には，食事制限や水分制限の継続を大きな負担と感じることがあるだろう．そうした心理的な負担は治療効果にも影響を与え，結果的に病みの行路に何らかの影響を及ぼす．また，がん治療を受けている人は，治療が自分の生活の質に与える影響を考え，病気そのものより，その治療が自分の生活に望ましくない状況をもたらす可能性があると判断し，治療の継続を拒否することがある．

このように，病みの行路は病気とともにある個人が，人生において何を大切にしているかによって異なってくる．

1 軌跡枠組みの発展

軌跡の枠組みは50年以上もさかのぼる古い歴史をもっている．「軌跡」という用語が慢性状況に適用されたのは，ストラウスとベノリエル（Benoliel, J.Q.）が，1960〜61年にかけてターミナルの状況にある患者のケアを研究していたときの洞察に基づく．死に臨む（dying）プロセスは一定の時間を必要とし，患者と家族，および保健医療職者は，病みの行路を方向づけるために数多くの方略を用いているというのが彼らの洞察であった．その洞察により「軌跡」という用語が導き出されたのである．

ストラウスはそれ以後も慢性状況に関する知識を集積し，慢性の病気を描き出す方法を探求すると同時に，理論的枠組みの明確化を試みた．軌跡の枠組みが実践において有用であることがわかった時点で，それは紹介された．1960年代後半〜1970年代，および1980年代にかけて，ストラウスらは病院および家庭における慢性の病気の管理に関する一連の調査に携わった．これらの研究によって，例えば痛みをもつ人は複数の慢性の病気が原因で入院していることが多いこと，数年にわたる症状コントロールの経験があることなどがわかったのである．

患者のこのような経験は，病院に入院している間の症状コントロールにも影響を与える．しかしながら，保健医療職者は患者の既往歴は知っていたとしても，病気や痛み，過去の治療に対する患者の経験についてはほとんど「何も知らない」のである．そのため，患者と保健医療職者の相互作用がうまく働かず，保健医療職者から提供されるケアに患者が満足しない場合がある．保健医療職者は，患者がそれまで行ってきた対処方法に従って現在の症状に対応していることに「気づかない」ため，このような患者の中には，「やっかいな」患者というレッテルを貼られることさえあることも明らかにされた．

家庭におけるケアに焦点を当てることにより，研究者たちは，慢性疾患を管理するときの興味深い特性を新たに導き出すことができた．患者と家族が語った長い歴史的な経験によって，異なるいくつかの軌跡の局面（前軌跡期，軌跡発現期，急性期，クライシス期，安定期，不安定期，下降期，立ち直り期*，臨死期）が導き出された．慢性の病気はこれらの局面（フェーズ：phase）を

用語解説*
立ち直り期
comeback phase
2001 年にコービン（Corbin, J.M.）が局面（phase）に加えた．それまで立ち直り期は下位局面の一つであった．

表11-1 軌跡の局面（phase）とその特徴

局面（phase）	特 徴	管理の目標
前軌跡期（pretrajectory）	病みの行路が始まる前の予防的段階．徴候や症状がみられない状況．個人あるいは地域における慢性状況に至る危険性のある遺伝的要因あるいはライフスタイル	慢性の病気の発症予防
軌跡発現期／軌跡の始まり（trajectory onset）	徴候や症状がみられる．診断の時期が含まれる	適切な軌跡の予想に基づき，全体計画を作り出す
急性期（acute）	病気や合併症の活動期．その管理のために入院が必要となる状況	病気をコントロールのもとにおくことで，今までの生活史と毎日の生活活動を再び開始する
クライシス期（crisis）	生命が脅かされる状況	生命への脅威を取り去る
安定期（stable）	病みの行路と症状が養生法によってコントロールされている状況	安定した病状・生活史への影響・毎日の生活活動を維持する
不安定期（unstable）	病みの行路と症状が養生法によってコントロールされていない状況	安定した状態に戻る．毎日の生活活動を遂行する能力の妨げとなるような状況をコントロールする
下降期（downward）	身体状態や心理的状態は進行性に悪化し，障害や症状の増大によって特徴づけられる状況	機能障害の増加に対応する．毎日の生活活動における必要な調整を行う
立ち直り期（comeback）	障害や病気の制限の範囲内での受けとめられる生活のあり様に徐々に戻る状況．身体面の回復，リハビリテーションによる機能障害の軽減，心理的側面での折り合い，毎日の生活活動を調整しながら生活史を再び築くことなどが含まれる	行動を開始し，軌跡の予想および全体計画を進める
臨死期（dying）	数週間，数日，数時間で死に至る状況	平和な終結，解き放ち，および死

ウグ，P. 編．慢性疾患の病みの軌跡：コービンとストラウスによる看護モデル．黒江ゆり子ほか訳．医学書院，1995 および Hyman, R.B. Corbin, J.M. Chronic Illness. Springer Publishing Company, 2001 をもとに筆者が作成．

移行していくものであり，またどの局面に位置しているかによって，対処しなければならない問題も，必要な調整も異なるとされている（**表11-1**）．

2 軌跡モデルの概念

1 軌跡という概念

軌跡モデルにおける主要な統合的概念は軌跡であり，これは病みの行路と同様の意味をもつが，過去を振り返ったときに初めてわかるとされている．そのほかには，軌跡の局面移行と下位局面移行，軌跡の予想，軌跡の全体計画，管理に影響を与える諸条件，軌跡の管理，生活史および生活に与える影響などがある．

2 概念の定義となるもの

軌跡（trajectory）とは病気や慢性状況の行路であり，行路を方向づけるためには患者と家族，保健医療職者がともに努力することが必要である．これには，起こりうる結果を予測し，あらゆる症状を管理し，随伴する障害に対応することが含まれる．軌跡は，不確かではっきりとわからない場合がしばしばであり，連続的曲線を成すが，それは過去の出来事を振り返ってみたときにだけわかるものである．それぞれの病気は可能性のある一つの行路をもっている

が，その細部に関しては正確に予測することはできない．その多くは，行路の方向づけのために行われる行為や，出来事の起こる順番などによっても左右される．

　軌跡の局面移行（trajectory phasing）は，慢性の病気がその行路を経るときのさまざまな変化を表す．局面とその特徴を**表11-1**に示したが，それぞれの局面にはいくつかの下位局面がある．下位局面は，病気の行路の中では毎日の絶えざる変化があること，それは続いて起こる可能性があることを示している．

　軌跡の予想（trajectory projection）は，これらの病気の行路に関する見通しを意味し，病気の意味，症状，生活史，および時間が含まれる．病気について，人々は次のような疑問を抱くことがある．これから何が起こるのか，どのくらいそれが続くのか，自分はどうなるのか，どのくらいの費用が必要なのか，自分と自分の家族にとっての意味は何か，と．例えば，がんの診断を受けた人の中には，短い人生や衰弱した人生という行路を予想することもあるだろう．病気とそのコントロールに関わる医師や看護師，患者および家族は，それぞれ独自に軌跡を予想し，どのように方向づけるべきかという考えをもつ．しかし，それらはその人の知識，経験，伝聞，そして信念によって異なったものとなる．重要なのは，保健医療職者が描いている予想と，患者や家族が描いている予想は必ずしも同一ではないことであり，保健医療職者間でもそれぞれ異なる予想をしていることである．

　ある患者は，糖尿病を発症したときに母親から「どうしてこんな病気に」と言われ，母親がもっていた「一生治らない」「将来，重い合併症が出る」という予想に影響され，心に重荷を負ったように感じ，30代になるまでコントロールがうまくいったという思いを抱いたことがなかった．いつしか「自分は健康ではない」との思いが大きくなり，糖尿病の養生法が負担になっていったのである．この患者に接した外来の看護師は面接の機会をもち，本人の今の思いを聴くとともに，健康とは何だろうと話し合うことから始めた．6カ月後に患者は自分の思いを自由に表現するようになり，それまで記録していなかった食事の記録用紙を持って外来を訪れるようになったのである．

3　軌跡管理に影響する条件

　軌跡の全体計画がどのように，どの程度遂行されるかは，さまざまな条件に影響される．

　最も重要なものは「資源」であり，これには人的資源，社会的支援，知識や情報，時間および経済力などが含まれる．その他に，医学的状態とその管理に伴う過去の経験，必要なことを実施するための動機づけ，ケア環境とその適切性（家庭あるいは医療施設が，特定の局面にある患者や家族のニーズを充足できるかどうかなど），ライフスタイルや信念，軌跡の管理に携わっている人々の相互作用や相互関係（協力的か衝突的かなど），病気のタイプと生理学的状

態の程度や症状の性質，保健医療に関わる社会的環境（地域で利用可能な支援サービスなど）などがある．

　軌跡を管理するための目標を立てるときは，これらの条件を考慮に入れながら，行うべき課題の性質を調べ，必要となるであろう資源を準備し，その状況の中で誰がどのような課題を遂行するかを調整し，どんな帰結が期待できるかを明確にしなければならない．例えば立ち直り期の目標は，病気をもった人が制限の範囲内で，以前のような生産的で満足できる生活が送れるようになることである．この場合は，生理学的な安定や回復を目指すばかりでなく，制限を緩和できるリハビリテーション的な課題と，「編みなおし*（reknitting）」と呼ばれる個人の生活史上の課題が含まれる．

用語解説*
編みなおし

それまでに自分なりに編んできた生活や自分の人生を「少しほどいて，もう一度編む」こと．例えば，不安定期や下降期のきっかけとなったところまで戻って，何が起きていたか（事象）を省察し，これからのことを考えるなど．

3　病みの軌跡の看護への適用

1　ケアについての基本的な考え方

　慢性状況におけるケアの焦点は，第一に慢性状況の予防にあり，第二に病気を管理し「病気とともに生きる方策を発見すること」にある．介入の目的は，慢性の病気を予防すること，慢性の病気とともに生きること，慢性の病みの行路の方向づけを促進することにある．

　看護においては，患者が病みの行路を方向づけることができ，同時に生活の質を維持できるように援助することが最大の目標となる．この二つの目標は支持的援助を提供することで達成される．看護職者は，高度の科学技術によるケアの提供も重要であるが，慢性状況の予防と管理においては健康教育，カウンセリング，モニタリング，調整などの熟達者でなければならない．

plus α
折り合い

折り合いをつけるためにはアイデンティティの適応のプロセスが必要になる．アイデンティティの適応は，病みの行路の変化に伴って何度も行われるため，最終的な状態というよりも，一つのプロセスと考えられている．

2　看護のプロセス

1　ステップ1：位置づけと目標設定

　看護のプロセスにおける第一段階は，患者と家族の**位置づけ**および**目標設定**である．位置づけには，過去から現在までの軌跡の局面，現在の局面の中で経験されているすべての症状や障害，管理のプロセスに参加している人々の軌跡の予想，医学的養生法と選択可能なすべてのケアを含む軌跡管理の全体計画，計画の遂行状況，「折り合い」をつけるための家族各人の関わり方，日常生活活動を遂行するための調整などが含まれる．この段階は極めて重要であり，語りを聴く基本的な技（わざ）およびライフストーリーインタビュー*などの姿勢を基盤として，本人・家族の語りに耳を傾けることから始まる．例えば，ケアを担当する看護師は，病気の始まりから今までの生活における体験をその人のペースで語ってもらうことにより，病気の発症とともに急性期，安定期，不安定期，下降期を経ていること，病気に対する思いが不安定期につながったこ

用語解説*
ライフストーリーインタビュー

個人の人生や生活についてのストーリーを「物語る・語る（telling）」のを支えるためのインタビュー法．アトキンソン（Atkinson, R.）によって提唱された．この場合のインタビューは，inter-view（……と一緒に見る）として，インタビュー者が何かを一緒に見る，あるいは誰かが語り，その語りを他者が親しみ深く，個人的な関心をもって聴くことを意味する．

となどを本人と共有する[8, 10-13]．このような局面移行を確認することで，多様な工夫をして安定期を維持していたと気づかされる場合がある．

　位置づけの次には目標設定を行うが，その際，患者と家族は管理プロセスの積極的な参加者であることから，目標設定は「共同の」課題であり，患者は選択の前に十分な情報を提供されなければならない．また，目標はそれぞれの局面に適したものでなければならない（➡p.230 表11-1 参照）．病気についての自身の思いが病気の管理に影響を与えている場合は，例えば，糖尿病について抱いている不安等について相談し，退院後の生活調整を保健医療職者とともに考えることができる，などの目標が可能である．

2 ステップ2：影響を与える条件のアセスメント

　看護のプロセスの第二段階は，**軌跡管理に影響を与える条件のアセスメント**である．その事例における管理を促進する条件や，目標に到達する能力の妨げとなる条件を明らかにする．病気が自身の人生にとって負担となっていると感じているときや，生活の中での病気管理を支援する人がいない，ストレスを感じたときの適切な対処方法がないなどが，その人の能力発揮の妨げとなることがある．

3 ステップ3：介入の焦点

　第三段階は，**介入の焦点を定める**こと，すなわち，患者が望ましい目標に到達するためには，どのような条件を操作しなければならないかを明らかにすることである．例えば，患者の軌跡の予想が不正確である場合は，不正確な点を修正したり，病気の今後に関する本人の疑問について，十分に理解できるよう専門職者と話し合ったりする．対象の能力発揮の妨げとなっている事柄を解消していくためには，思いを語ることのできる環境・関係の構築と，その維持が求められる．

4 ステップ4：条件の操作

　第四段階は，問題になっている**条件を操作する介入の段階**であり，直接的ケアやカウンセリング，教育，調整などの方法で行われる．長谷らは，本人と家族の軌跡の予想が異なっていることに気づいた看護職者が，呼吸不全で意思の表出が難しい本人に寄り添いながら思いを確認し，家族や保健医療職者に働きかけて軌跡の予想を共有し，これから先のその人なりの生活をつくるための細かな調整を行った貴重な事例を報告している[14]．

5 ステップ5：効果の確認

　第五段階は，**介入の効果の確認**である．新たな調整やコーピングが必要なときに，患者はうまく対処できているか，対処しようと努力しているか，あるいは，まだ対処できていないが，感情的にも身体的にも動き出そうとするような変わり目にあるのか，などを見極めることが重要である．

　介入の効果が十分でない場合は，「支援が不十分」あるいは「支援方法が不適切」であることが考えられる．そのような場合は位置づけから確認し直し，

支援を続ける必要がある．そのためには，定期的にその後の生活の中での体験や，困っていることを語ることのできる環境や関係の維持が重要である．

　人は病気に関することで言いづらさを抱えることがある．他者に対する気遣いや説明する言葉が見つからない等の理由から，身近な家族や友人，職場の人々，保健医療職者（看護師・医師等）にも言いづらさを抱える．そのことを知った上で，語りを聴くための基本的姿勢（図11-1）をもって丁寧に語りを聴くようにする[17-19]．

感情への反映
reflection on emotions
事柄への反映
reflection on matters

言い換え
要約

開かれた質問
open-ended question
閉ざされた質問
closed question

相づち
励まし

基本的な関わりの技術：こころのドアをノックする
座り方・聴く姿勢・視線・声の質

黒江ゆり子. "第4章　II健康生活を支える人間関係の構築". 新体系看護学全書 成人看護学①：成人看護学概論／成人保健. 黒江ゆり子編. 第6版, メヂカルフレンド社, 2018, p.183より改変.

図11-1　慢性のケアにおける人の語りを聴く姿勢

3 「折り合いをつける」ということ

　折り合いをつけるとは，慢性状況を抱えながら生きていくときに必要となる，アイデンティティの適応のプロセスである．そしてこれは，人が自分自身の多くの局面を生き抜くために行う毎日の生活の行為とも関連する．

　生き抜くための行為とは，例えば関節リウマチの患者が毎朝，更衣の前にストレッチ運動をする，関節を温める，薬が効いてくるのを待つといったことである．循環器疾患の患者の場合は，狭心症症状を引き起こす活動を学習し，それらの活動を避けることが含まれ，階段の昇降を最少限にする，外出前の食事は軽くとるなどがある．これらの毎日の生活の行為を遂行するためには，慢性状況を取り消したり，抗（あらが）おうとしたりするのではなく，自己の一部として受けとめ，病気に伴う多様な制限等を理解するとともに，制限のある自己のアイデンティティを豊かに保つことが求められ，そこに人は支援を必要とする．

plus α

**病いにおける
「言いづらさ」**

本人の認識のいかんにかかわらず，言わない，言えない，言いたくないといった，「言う」ことに抵抗や苦痛が生じていると思われる体験を意味する．

4　事例で考える病みの軌跡

1　長期にわたって続くということ

　例えば，糖尿病においては，毎日の生活の中で食事療法や運動療法，薬物療法の実践を求められるが，それらの必要性を理解していたとしても，長期にわたって維持するためには多くの困難を伴う．特に食事療法は，1日3回の食事，間食，家族や職場の人々との外食や会食，仲間とのつき合いなどが豊富に散りばめられている毎日の生活の中で続けるのは，国や文化を問わず難しいのが現状であろう．

　この点についてポランスキー（Polonsky, W.H.）らは，糖尿病における問題領域調査を行い，糖尿病患者は自分の養生法から逸脱したときに罪悪感と不

安な気持ちを抱き，糖尿病に必要な養生法について落胆し，糖尿病を管理するための持続的な努力のために**燃え尽きた気持ち**を抱くと指摘している．また，カークリー（Kirkley, B.G.）とフィッシャー（Fisher, E.B.）は，糖尿病患者の食逸脱行動を調査し，食逸脱行動には欠食行動と過食行動があり，過食行動は食べ物による誘惑を感じたとき，不適切に食べることに対する社会的圧力を感じたとき，否定的な感情を抱いたとき，肯定的な感情を高めたいと思ったときに生じていると指摘している．

　次に紹介する事例は，糖尿病の治療開始後1年半を経たころから，「治らない病気」という認識と「自分がなぜ」という感情に支配されて，生活管理のすべてが嫌になり，血糖のコントロールがうまくいかずに入院となった事例である．病みの軌跡で事例をとらえ，どのようなケアが可能かを考えてみよう．

2 事例における病みの軌跡

事例

　Aさん（20代後半，女性，会社員）は，生来健康に過ごしていたが，3年前の7月に職場の健康診断で尿糖を指摘された．その翌年8月には口渇・多飲・夜間尿・下肢のけいれんが出現し，10月に全身倦怠感と感冒にて近医を受診し，高血糖を指摘されて入院となった．食事療法とインスリン療法が開始され，空腹時血糖値が安定したのち，栄養指導を受け退院となった．退院後も近医で治療が継続されていたが，本年4月より通院を中断していた．7月になって，全身倦怠感と下肢のけいれんで再び近医を受診し，血糖値が高いことを指摘され，教育目的で入院となった．

　入院時の糖尿病関連検査およびインスリン分泌能などから1型糖尿病と診断され，食事療法，運動療法，インスリン療法による治療が開始された．

　入院時に付き添ってきた家人より，ストレスにより食生活が混乱しているなどの話がされた．糖尿病教育プログラムとともに心理面のサポートが開始され，週1回，30〜45分程度の面談が行われた．

　糖尿病教育プログラムでは，糖尿病とは／糖尿病の合併症／糖尿病に必要な検査／食事療法／運動療法／薬物療法／急性症状／日常生活上の注意点に関する集団指導とともに，食事療法についての個人指導を受け，血糖自己測定（self monitoring blood glucose：SMBG＊）の説明と毎日の血糖測定，記録の継続が行われた．また，面談は週1回，3週間にわたり3回，および退院時に行われた．

　入院3週間後，空腹時血糖値，食後2時間血糖値，HbA1c（NGSP値）が安定し，退院が決定した．

　面談の中で，Aさんは糖尿病を「一生治らない病気」「結婚も妊娠もできない病気」と表現し，「職場の人にもそう思われている」と語った．また，「友達と食事に行っても思いきり食べられない」「オジサンがなる病気と周りから思われている」「健康がいちばんだと周囲の人に言われる」などの思いも語られた．

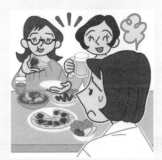

　ストラウスは慢性疾患の病みの軌跡モデルの中で，慢性疾患の自己管理は一つの軌跡としてとらえられるとし，その要素として軌跡の局面，軌跡の予想，生活史および日常生活への影響などが，慢性疾患を管理する際に重要であるとしている．まず第一段階として患者と家族の位置づけ，すなわち過去から現在

用語解説 ＊
SMBG
簡易血糖測定器を用いて，自分で血糖値を測定すること．

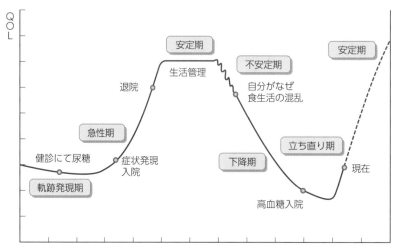

注）事例の病みの軌跡を筆者が視覚的にとらえた試みである.

図11-2　Aさんの軌跡と局面

表11-2　Aさんの軌跡の各局面 (phase) における状況

軌跡の局面(phase)と特徴		Aさんの状況
前軌跡期	徴候や症状がみられない状況	生来健康に過ごしていた. まだ症状が現れていない時期.
軌跡発現期	徴候や症状がみられる. 診断の時期	職場の健診で尿糖を指摘された.
急性期	病気や合併症の活動期. その管理のために入院が必要となる時期	多尿, 多飲, 下肢のけいれんや全身倦怠感などがみられ, 高血糖を指摘され入院となった. 食事療法とインスリン療法が開始され, 血糖値が安定し, 栄養指導を受け退院となる. 職場の皆が自分の病気を知ることになった.
安定期	病みの行路と症状が養生法によってコントロールされている状況	退院後, 自分で食事療法とインスリン療法を行っていた. 近医で治療が継続されていた.
不安定期	病みの行路と症状が養生法によってコントロールされていない状況	通院を中断した. 友達と食事に行っても思いきり食べられない. なぜ自分だけが, と思った. 一生治らない病気という思いに支配され, 食生活が混乱した. 家族に同様の病気があり, 養生していないその家族の姿が耐え難かった.
下降期	身体状態や心理的状態は進行性に悪化し, 障害や症状の増大がみられる状況	血糖のコントロールができなくなり, 血糖値が上昇した. 血糖値が高いことを指摘され, 入院となった. 職場で休憩時間に菓子類が出ると, 断れずにそれを食べ, 「今日はもうだめだ」とあきらめてしまう. そうすると, さらに食べ続け, その後に「これではいけない」と罪悪感を抱く. 職場では残業が多く, ストレスになっていた.

＊　＿＿＿＿部は, Aさんとの面談で語られたこと.

までの軌跡, 軌跡の予想, 軌跡管理における障害や影響をみてみよう.

1 過去から現在までの軌跡

　この事例においては, **図11-2**, **表11-2** のように前軌跡期, 軌跡発現期, 急性期, 安定期, 不安定期, 下降期がそれぞれみられる. 入院している現在は食事療法, 運動療法, 薬物療法によって下降期は脱しつつあることから立ち直り期にあると考えられ, これから安定期に至るように援助する必要がある. さらに, この事例において忘れてはならないことは, 最初に治療を受けた後の1年半はAさんが自分のペースで管理していたことであり（安定期）, Aさん自身

に調整する力があることを意味している．このように考えたとき，看護職者は軌跡の中にAさんの力を見ることができる．個人の力はその人の個人史の中にこそ現れるとも考えられるであろう．

2 「一生治らない病気」という認識：軌跡の予想

安定期に至るよう援助するための位置づけに含まれる重要な要素の二つ目が，**軌跡の予想**である．これは病気のコントロールに関わっている人々がそれぞれにもつ病気の今後の経過についての見通しである．前述のように，病気のコントロールに関わっている人々（保健医療職者，家族，患者，友人など）は，誰もが独自の予想をもち，この予想が軌跡を管理していくときに影響を与えるとされている．

この事例において，Aさん本人のもっていた軌跡の予想は，「一生，自分の病気は治らない」「自分は結婚も妊娠もできない」というものであった．そのような認識は，同時に職場の人々がもっている軌跡の予想でもあり，職場の人々の予想が本人に大きな影響を与えていると考えられた．このような場合，治らない病気という認識ではなく，「管理を続ければ，良好な健康状態を維持できる病気」という認識に変更できるような援助が必要となる．

3 健康がいちばんだと周囲の人に言われること：生活史への影響

安定期に至るよう援助するための位置づけに含まれる重要な要素の三つ目は，**生活史への影響**を明らかにすることである．これは，病気とその管理によって，自分自身の特性がどのような影響を受け，どのように変化するか，さらに自分自身の人生行路がどのように変化するかについて認識することである．

Aさんの事例では，病気とその管理による影響として，「友達と食事に行っても思いきり食べられない」「オジサンがなる病気だと周りの人に思われている」「健康がいちばんだと周囲の人に言われる」ことなどが表現されている．こうした周りの人の影響を受け，Aさんは「自分は健康ではない」と感じるようになっていた．

生活史への影響を調整するためには，自分の病気と「折り合いをつける」さまざまな工夫が必要になるが，「健康」についての考え方を話し合うことは，健康ではないと言われることに対して，どのように自分の気持ちを整理し，どのように対応すればよいのかを考え出す基盤になる．また，他者に病気のことをどのように話すかという具体的な対応策は，Aさん自身が病気との「折り合いをつける」ための一つの方法であると考えられる．

3 「編みなおし」のために：看護による支持的援助

以上の位置づけから，次のような項目に焦点が当てられ，介入が行われた．

①糖尿病である自分が好ましく思えないこと

「治らない病気」「なぜ自分だけが」「他人は健康なのに，自分は病気」「制限されている」などの思いがあるために，毎日の生活の中で養生法を続けることに意義を見いだせない．

②食事療法の小さな逸脱であきらめてしまうこと

例えば，職場でおやつの時間に菓子類が出ると，断れずにそれを食べ，「今日はもうだめだ」とあきらめてしまう．そうすると，さらに食べ続けた後で「これではいけない」と罪悪感を抱いてしまう．

③職場でも家庭でも心理的ストレスを感じること

職場では，残業が多かったこと，職場の皆が自分の病気のことを知っているので，ときどき話題に上り，いたたまれない気持ちになること，家庭では，「父親の療養生活」「親からの干渉」が負担になっていること．

④心の支えとなるものがないこと

職場にも家庭にも，本人が求めるかたちでの支えが得られていない．友人の一人には自分の病気のことを話しているが，十分に通じない何かを感じている．

これらのことから，病気とその管理にAさんが否定的な感情をもっており，職場でおやつを勧められるといった環境の不適切さが関与していると考えられた．これらに対して行われた看護ケアの提供（支持的援助）は，次のとおりである．

①の糖尿病である自分については，Aさんが安心して語ることのできる環境を準備し，自分で自分の感情に気づくことに焦点を当てるとともに，健康についての考え方，病気についての考え方，長期にわたる病気の管理，健康食としての食事療法と，健康運動としての運動療法についての話し合いが行われた．

②の小さな逸脱については，一回の逸脱をあまり大きく考え過ぎないこと，逸脱後はどうすれば速やかに通常の状態に戻せるかが話し合われた．

③の心理面のストレスについては，ストレスと感じる内容を明らかにし，具体的にどのように対応できるかが話し合われた．Aさんに妊娠および遺伝についての正しい情報を提供するとともに，職場におけるストレスに対しては，健康についての話し合いがもたれた．職場での具体的な対応策はAさんが自ら話し始めた．また家庭でのストレスに対しては，親に対する自分の見方を振り返り，親の姿を少し離れて見てみること，ストレスが高まったときには近くの公園に散歩に行ったり好きな音楽を聴いたりすることなどが，Aさんから新たなアイデアとして出された．

④の心の支えについては，本人の思いを面談の中で十分に表現できるよう援助するとともに，同世代の若い人が参加する患者会などが情報として提供された．

これらの結果として，「糖尿病であることのいたたまれない気持ち」は，次第に「それも自分の一部である」と表現されるようになり，さらに，このような状況にあるのは自分一人ではないことが認識され，これからどうなりたいかについて少しずつ語られるようになっていった．退院前日には退院後の具体的な対応方法についての話し合いが行われ，Aさんは残業で遅くなるときのインスリンの注射について質問するとともに，退院後は近医で受診を続け，必要に応じて糖尿病外来を受診する予定となった．

病みの軌跡を基盤にした看護ケアで重要なのは，人々が抱えているさまざまな思いを語ることのできる環境をつくりだすことである．当然のことながら，私たちは聴いてくれる人がいないと語れないのである．そうすれば，多くの人はそれまで自分なりに編んできた生活や自分の人生を，「少しほどいて，もう一度編みなおす」ことができる．そして，その作業に看護職者も参加することが可能になる．

4 事例からのメッセージ

本事例は，糖尿病の治療開始後1年半を経たころから，「治らない病気」という認識と「自分がなぜ」という感情に支配されて養生法のすべてが嫌になり，食生活が混乱し，血糖のコントロールが困難となり入院した状況の事例である．看護職者がAさんにこれまでの経過を聴くと，初期では「今までの自分の経過」と「心配に思っていること」がとめどなく流れるように話され，中盤では「家族のこと」と「食生活の混乱」が少し考えながら話され，終盤では「退院後のこと」と「自分にとっての病気」について，Aさん自らが話し始めた．看護職者はAさんの軌跡を描きながらサポートをしようと努力を続けたのである．

病みの軌跡を用いるときに忘れてはならないことは，何かの枠組を人に当てはめて病気の状況を理解しようとしないことである．目の前にいるその人が自分にとってかけがえのない存在であるという立場に立つことが，最重要課題となる．そして今後は，このような取り組みを貴重な事例として共有すること[15]，慢性の病いとともにある人生における個人史を知る努力を一層続けること[16,17]が期待される．

■ 引用・参考文献

1) エーデルウィッチ，J. ほか．糖尿病のケアリング：語られた生活体験と感情．黒江ゆり子ほか訳．医学書院，2002.

2) Kirkley, B.G. et al. Relapse as a model of nonadherence to dietary treatment of diabetes. Health Psychology. 1988, 7（3），p.221-230.

3) Lubkin, I.M. et al. Chronic illness：Impact and intervention. Jones and Bartlet Publishers, 2002. 黒江ゆり子ほか訳．クロニックイルネス：人と病いの新たなかかわり．医学書院，2007.

4) Hyman, R.B. et al. Chronic illness：Research and theory for nursing practice. Springer Publishing Company, 2001.

5) Woog, P. ed. The chronic illness trajectory framework：The Corbin and Strauss Nursing Model. Springer Publishing Company, 1992, p.9-28.

6) ウグ，P. 編．慢性疾患の病みの軌跡：コービンとストラウスによる看護モデル．黒江ゆり子ほか訳．医学書院，1995，p.1-31.

7) 黒江ゆり子ほか．病いの慢性性（Chronicity）における「軌跡」について：人は軌跡をどのように予想し，編みなおすのか．岐阜県立看護大学紀要．2004，4（1），p.154-160.

8) 黒江ゆり子ほか．クロニックイルネスにおける「二人して語ること」：病みの軌跡が成されるために．岐阜県立看護大学紀要．2005，5（1），p.125-131.

9) 黒江ゆり子．病いのクロニシティ（慢性性）と生きることについての看護学的省察．日本慢性看護学会誌．2007，1（1），p.3-9.

10) 黒江ゆり子ほか．慢性の病いと他者への言いづらさ：糖尿病におけるライフストーリーインタビューが描き出すもの．岐阜県立看護大学紀要．2012，12（1），p.41-48.

11) 黒江ゆり子ほか．慢性の病いにおけるライフストーリーインタビューから創生されるもの．看護研究，2011，44（3），p.237-246.

12) Atkinson, R. The life story interview. In Gubrium, J.F& Holstein, J.A, Handbook of Interview Research. Sage Publications, 2002, p.121-140.

13) 黒江ゆり子ほか．焦点 慢性の病いにおける他者への「言いづらさ」：ライフストーリーインタビューは何を描き出すか．看護研究．2011，44（3），p.1-315.

14) 長谷佳子ほか．慢性疾患の病みの軌跡：看護モデルの活用（1）．看護技術．2009，55（3），p.87-91.

15) 黒江ゆり子．時間的経緯を踏まえた看護学における事例研究法の意義に関する論考．看護研究．2013，46（2），p.126-134.

16) 黒江ゆり子ほか．慢性の病いとともにある生活者を描く方法とライフストーリーインタビュー：Robert Atkinson の考え方．看護研究．2011，44（3），p.247-256.

17) 黒江ゆり子ほか．慢性の病いと他者への「言いづらさ」：糖尿病におけるライフストーリーインタビューが描き出すもの．岐阜県立看護大学紀要．2012，12（1），p.41-48.

18) 寶田穂ほか．「言いづらさ」は何を意味するのか．看護研究．2011，44（3），p.305-315.

19) 黒江ゆり子ほか．慢性の病いにおける言いづらさの概念についての論考：ライフストーリーインタビューから導かれた先行要件と帰結．岐阜県立看護大学紀要．2015，15（1），p.115-121.

20) 黒江ゆり子ほか．クロニックイルネスにおける他者への「言いづらさ」：病いにおける体験記をふまえた論考．岐阜県立看護大学紀要．2018，18（1），p.135-142.

重要用語

病みの軌跡	軌跡の予想	支持的援助
病みの行路	編みなおし	
軌跡の局面	折り合いをつける	

◆ 学習参考文献

❶ ウグ，P. 編．慢性疾患の病みの軌跡：コービンとストラウスによる看護モデル．黒江ゆり子ほか訳．医学書院，1995.

病みの軌跡についての考え方が述べられているとともに，看護実践の中でどのように活用することができるかが紹介されている．

❷ エーデルウィッチ，J. ほか．糖尿病のケアリング：語られた生活体験と感情．黒江ゆり子ほか訳．医学書院，2002.

慢性の病気とともに人が生活するときに，どのような体験をし，どのような感情を抱くかについて，糖尿病を例に知ることができる．

❸ ラブキン，I.M. ほか．クロニックイルネス：人と病いの新たなかかわり．黒江ゆり子監訳．医学書院，2007.

人が病いとともに生きようとするとき，どのようなインパクト（衝撃）があるのか，そしてケア提供者はどのようなケアが可能なのかを知ることができる．

うつ病

厚生労働省は 2011（平成 23）年 7 月，医療計画に盛り込むべき疾患として指定してきた「がん」「脳卒中」「急性心筋梗塞」「糖尿病」の 4 大疾病に，「精神疾患」を加えて 5 大疾病とする方針を決めた．職場でのうつ病患者や高齢化よる認知症患者が増加しているため，重点的な対策が必要と判断されたからである．

2020（令和 2）年の患者調査によると，精神疾患で医療機関にかかっている患者数は 502 万 5 千人であり，その中で**うつ病**や**双極性障害（躁うつ病）**などの**気分［感情］障害**の患者数は，172 万 1 千人と最も大きな割合を占めている※．2002（平成 14）年の気分［感情］障害の患者数は 71 万 1 千人であり，15 年間で 50 万人以上増加した．2002 年に最も多い精神疾患は統合失調症関連であったが，2020 年では気分［感情］障害が最も多く，統合失調症関連よりも 2 倍以上の患者数と言える[1]．統計に表れている数値は，医療機関を受診している患者数であり，受診していない人を含めるともっと多いと考えられる．しかし，気分［感情］障害患者数の増加の理由を考えてみると，悪いこととは言い切れない．

2002 ～ 2006（平成 14 ～ 18）年に川上が実施した調査によると，うつ病（大うつ病）の生涯有病率は 6.2％であった[2]．2013 ～ 2015（平成 25 ～ 27）年に行われた第 2 回調査では 5.7％と報告されており[3]，気分［感情］障害の大半を占めるうつ病にかかる人が増えているわけではないことがわかる．うつ病にかかる人が増えたわけではないにもかかわらず総患者数が増えているのは，受診する人が増えたからである．

WHO によると，自殺で亡くなった人のうち精神障害のある人は 90％に上り，うつ病とアルコール使用障害は自殺関連行動と最も関連のある精神障害である．自殺の生涯リスクは気分障害 4％，双極性障害 8％，アルコール依存症 7％と推定されており，中でも精神障害が複数ある人は自殺の危険が有意に高い[4]．このように，うつ病をはじめとした気分［感情］障害は自殺の原因ともなりうるため，放置すると危険である．

うつ病はかつて，怠けや甘えだといわれる時代があった．近年，話題となった新型うつ病（非定型うつ病）も，仕事に行こうとすると気分が落ち込んで行くことができないが，休日になれば遊園地などで遊ぶことはできるといった気分反応性という特徴があるため，いまだに理解されづらい．うつ病の人が，自分がうつ病と気づかず自殺に追い込まれてしまうようなことがあるとすれば，大変不幸なことである．そう考えると，気分［感情］障害の人が，自分は怠けや甘えではなく病気だと考えて受診するのは良いことである．患者が自分のことを知り受療行動をとることが，医療の最初の一歩になることが多い．慢性疾患でも，症状が出にくいものは受診しないまま放置して悪化することがある．こうしたことを予防するためにも，われわれはこれからも正しい知識を発信していく必要があるだろう．

※ 2020（令和 2）年の患者調査より総患者数の算出方法等が見直されている．https://www.mhlw.go.jp/toukei/list/10-20-oshirase-2022-1.html，（参照 2023-11-16）．

引用・参考文献

1) 厚生労働省．令和 2 年（2020）患者調査．
2) 川上憲人．こころの健康についての疫学調査に関する研究．平成 16 ～ 18 年度厚生労働科学研究費（こころの健康科学研究事業）こころの健康についての疫学調査に関する研究 総合研究報告書．2006．
   https://www.khj-h.com/wp/wp-content/uploads/2018/05/soukatuhoukoku19.pdf，（参照 2023-11-16）．
3) 川上憲人．精神疾患の有病率等に関する大規模疫学調査研究：世界精神保健日本調査セカンド．厚生労働省厚生労働科学研究費補助金総合研究報告書．2016．
4) WHO. Preventing suicide：A global imperative. Stylus Publishing, 2014, p.40.

12 セルフケア

学習目標

◉ オレムのセルフケア理論を理解する.
◉ 成人の看護におけるセルフケアの概念・理論の有用性を理解する.

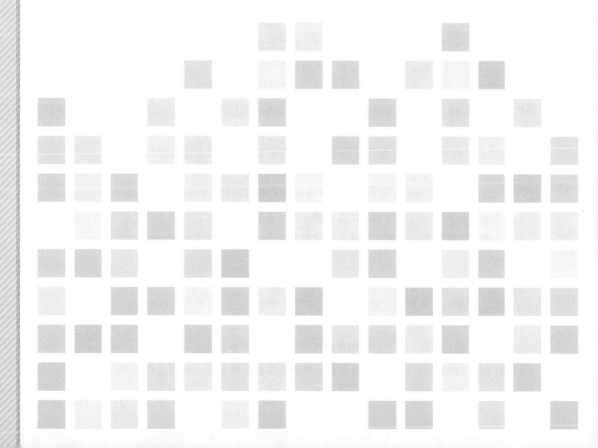

1 セルフケアとは

1 セルフケアの概念

セルフケアは，「セルフ（self）」と「ケア（care）」からなる複合語である．「セルフ」は自分を意味するが，「ケア」は「気掛かり，関心，気づかい，心配，注意，世話，保護，監督」等の意味がある[1, 2]．これらの定義から，セルフケアは自分が自分に関心をもったり，気づかったり，世話をしたり，と捉えることができる．また，ランダムハウス英和大辞典でもほぼ同様に，セルフケアを「自分で自分の面倒をみること」と定義している．これらよりセルフケアは，自分のために，自分によって，自分に対してケアを行うことであり，ケアの目的，ケアの提供者，そしてケアの対象や受け手ともに自分自身であり，「自分」を中心に据えた概念である．しかし成人の場合，発達段階からみたとき，自分の面倒を自分でみられるだけでなく，さらには他者の世話をすることもできるのに，なぜこのような当たり前のことが成人領域の医療や看護で，ことさら重要な概念として取り上げられるようになったのであろうか．

plus α

セルフケアの類似語

セルフケアの類似語，類似概念として，自己管理，セルフマネジメント，セルフコントロール，セルフモニタリングなどがある．

2 セルフケアの意識の高まり

セルフケアがクローズアップされ始めたのは，1970年代に入ってからのことである．WHO（世界保健機関）は1978年にアルマアタで，「人々は，個人また集団として，自らのヘルスケアの立案と実施に参加する権利と義務を有する」と宣言し，ここでヘルスケアにおける**自助**（self-reliance）と**自己決定**（self-determination），すなわち，自分のことは自分で決め，人まかせにしないで自分自身の力を活用することの重要性が明確にされた．これらのことがきっかけとなって，セルフケアに対する一般の人々の関心が高まってきた経緯がある．同時にまた，セルフケアに対する関心の高まりの背景として，次の五つのことが指摘されている．

plus α

アルマアタ宣言

1978年，WHOとユニセフの呼びかけで140カ国以上の代表が集まり開催された国際会議において採択された．「2000年までにすべての人に健康を」という目標を掲げ，プライマリヘルスケアという理念を打ち出した．

① 疾病構造が従来の感染症から生活習慣に関連するものへと変化したため，その対応策としてライフスタイルの改善が不可欠となった．

② 慢性疾患や難病の増加により，医療や看護から受けられる援助に限界を来し，患者は従来のように全面的に医療者に任せきりにすることができなくなり，一般の人も医療・看護に積極的に関わるようになり，守備範囲の拡大につながった．

③ 教育レベルの向上に伴い一般の人の医学的知識が増大し，過剰医療への懸念から，必要以上に医療に依存せずに自分自身を守ろうとするようになった．

④ 医療費の高騰により，人々が医療費の自己負担の減少を図るようになった．

⑤ 1960年代に始まった市民権運動や消費者運動などを通して，権利意識の向

上に関連し，自分で自分を守りたいという自己管理欲求が増大した.

このように医療において，疾病構造の変化や社会状況の変化，これらに伴う人々の意識の変化が起こった結果，人々は外在的ニードと内在的ニードを充足させるために，医療を専門家に全面的に任せる従来のあり方から，健康の維持・増進について積極的に「自分のこと」として引き受ける，あるいは，引き受けなければならなくなってきた.

3 セルフケアのとらえ方と定義

自分の健康に関わるセルフケアをどうとらえるかは，専門家との関わり方やケアの範囲の違いにより次のように異なる.

|1| 専門家の援助程度の違い

①セルフケアを専門家の援助なしで自分自身が行うもの.
②専門家の意見は受け入れるが，順守するのではなく自分の生活に合うように取り入れるもの.
③不足するセルフケアを積極的に専門家によって補うもの[3].

|2| ケアの範囲の違い

セルフケアは，何を，どこまで指すのかによっても，その定義が異なる（表12-1）.また，用いる人の立場や学問領域によっても定義が一様ではないため，どのような定義のもとで使われているか確認する必要がある.

用語解説 *

国際生活機能分類

International Classification of Functioning, Disability and Health (ICF). WHOによって提唱された障害程度の分類. 2001年に，1980年から使用されてきた国際障害分類（ICIDH）が改訂され，内容とともに名称も国際生活機能分類（ICF）と変更された.

表12-1　セルフケアの定義

WHOによる定義 （2001年）	WHOは国際生活機能分類*（ICF）において，セルフケアを「自分の体を洗うこと，身体各部の手入れ，排泄，更衣，食べること，飲むこと，健康に注意すること，その他の特定のセルフケア，詳細不明のセルフケア」としている．運動・移動や家庭生活はほかの項目に分類されている.
医療・福祉領域での定義 （1976年）	日本リハビリテーション医学会は，ADLについて「ひとりの人間が独立し生活するために行う基本的な，しかも各人ともに共通に毎日繰り返される一連の身体動作群をいう」と定義している．日常生活において基本的な排泄，食事，移動，整容，更衣など生命生活維持に関連した活動を**基本的ADL**（basic ADL：BADL），買い物や金銭管理や食事の支度など周辺環境に関連した活動を**手段的ADL**（instrumental ADL：IADL）とし，両者を合わせて**拡大ADL**（extended ADL：EADL）と呼ぶこともある．医療や福祉の領域では，障害者や高齢者の生活機能動作の一つずつが確立し，その積み重ねに重きを置いているため，セルフケアという包括的な用語よりも，動作を単位としてとらえたほうがアプローチや評価に適すると考える.
看護診断の定義 （NANDA-Ⅰ） （2021年）	看護領域において，NANDAインターナショナル（NANDA-Ⅰ）で看護師が扱う看護上の問題を**看護診断**として標準化する作業が進められてきた．診断名は13の領域に分けられ，「セルフケア」は，第4領域の＜活動／休息＞の下位概念，類5に分類され，入浴セルフケア不足，更衣セルフケア不足，摂食セルフケア不足，排泄セルフケア不足，の四つの診断名が挙げられている．また，同診断領域の類2「活動／運動」に，床上可動性障害，身体可動性障害，車椅子可動性障害，坐位障害，立位障害，移乗能力障害，歩行障害が含まれ，さらに，家事関連のセルフケアは，第1診断領域＜ヘルスプロモーション＞に「非効果的家事家政行動」として分類されており[4]，医療・福祉領域でのADLの定義とかなり異なる.
オレムによる定義 （2001年）	看護の理論家オレム（Orem, D.E.）は，その看護理論でセルフケアについて一つの理論体系としてまとめた．その中で，セルフケアを「セルフケアとは，個人が自らの機能と発達を調整するために毎日必要とする個人的ケアである.」[5]と定義している．ここではセルフケアは，後述する普遍的セルフケア要件として，生命を維持するために不可欠な空気・水・食物をはじめ，日常生活動作，さらには自分自身がよりよく生きるために行う活動のすべてを含めており，極めて広い概念としてとらえられている.

2 オレムの看護理論（セルフケア不足理論）

　看護領域においてセルフケアを理論化したものに，オレムの看護理論がある．オレムは1950年代からすでにセルフケアに関する研究に取り組み，1970年代に看護論として発表し，その後さらに発展させ，看護理論としてより完成度を高めた．多くの看護理論の中でも実用性が高く，臨床で多く活用されている．

　オレムの看護理論は，①**セルフケア理論**，②**セルフケア不足理論**，③**看護システム理論**の三つの理論によって構成されている（**図12-1**）．

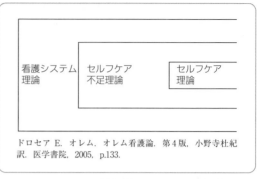

ドロセア E. オレム．オレム看護論．第4版，小野寺杜紀訳．医学書院，2005，p.133.

図12-1　オレムの看護理論の三つの理論構成

このうち，セルフケア理論は，人間が生命や安寧を維持していく上で必要な八つのセルフケアの種類（普遍的セルフケア要件）が挙げられている．これに対して，発達（発達セルフケア要件）や健康の逸脱状態（健康逸脱セルフケア要件）によりセルフケアに影響を及ぼし，変化を与えるというものである．セルフケア不足理論とは，個人がもっているセルフケア能力（**セルフケア・エージェンシー**）に対して，発達や健康逸脱によって生じたセルフケアニード（**治療的セルフケア・デマンド**）のほうが上回ったとき，個人がもっているセルフケア能力だけではセルフケアニードを充足できないため，個人が必要とするセルフケアに不足が生じてしまうというものである．看護システム理論とは，個人のセルフケアに不足が生じた場合，看護師（**看護エージェンシー**）がその不足しているケアを提供するものである．以下に一つずつ述べる．

1 セルフケア理論

　オレムのセルフケア理論では，セルフケアを「成熟しつつある人々および成熟した人々が，機能的・発達的調整のための既知の要件を充足することにより，自分自身の生命と健康な機能，持続的な個人的成長，および安寧を維持するために開始し，遂行する諸活動の実践」[6]としても定義している．オレムはセルフケアは意図的な行為であるとしていることから，人間は自立さらには自律を指向し，またそれを遂行する能力をもっている存在としてとらえている．そして人間が必要とするセルフケアを①普遍的セルフケア要件*という枠組みを用い，また，これに変化をもたらす要因として，②発達的セルフケア要件，③健康逸脱によるセルフケア要件を挙げた．

■1 普遍的セルフケア要件

　普遍的セルフケア要件は，次の八つの要件を挙げている．生命維持に関連する要件として，「①適量の空気摂取の維持」「②適量の水分摂取の維持」「③適量の食事摂取の維持」「④排泄過程と排泄物に関連するケアの遂行」「⑤活動

用語解説*
セルフケア要件

人間の機能と発達の諸側面を持続的に，もしくは特定の条件と状況のもとで，調整するのに必要であることが知られている遂行すべき行為についての，公式化され表現された洞察．個人が必要とするセルフケアの種類と程度を表現したもの．

と休息のバランスの維持」，また，心身の安全や心理・社会的側面の機能の維持に関連する要件として，「⑥孤独と社会的相互作用のバランスの維持」「⑦生命，機能，安寧に対する危険の予防」，よりよく生きることに関連する要件として「⑧正常性の増進」，を挙げている．

普遍的セルフケアは，すべての人に共通して不可欠なものである．発達段階や健康状態，あるいは年齢や性別，生活環境など個人背景によって変化しないものである．

2 発達的セルフケア要件

発達的セルフケア要件は，発達段階（乳幼児期，成人期，老年期など）やその時々の発達に関連する状況（妊娠・出産期など）によって普遍的セルフケアに変化を与えるものである．発達段階に関連するセルフケアとして，例えば，乳幼児は成長発達段階の初期にあるため，セルフケアの大半を両親等の他の人に依存しなければならない．これに対して，成人の場合は自分のことはもちろんのこと，他者のセルフケアをも代行することができる．このように，発達段階の違いにより，普遍的セルフケアに変化をもたらすものである．

3 健康逸脱によるセルフケア要件

健康逸脱によるセルフケア要件とは，健康状態などによって普遍的セルフケアに変化を与えるものである．例えば，病気・けがや事故によって，自分で歩けなくなった場合には，移動の方法として杖や車椅子またはストレッチャーを使わなければならなくなる場合などである．また，健康が逸脱したために，新たに保健行動や受療行動に関連したセルフケアが生じることもある．

2 セルフケア不足理論

セルフケア不足理論（図12-2）はオレム理論の中核として位置づけられている．オレムは，セルフケア能力について，自身の生命と健康的な機能を保ち，成長や安寧を維持することを目的として，目標指向的で，学習を通して知識を身に付け，発達する複合的な行動能力としている．

しかし，発達や健康上の問題によりセルフケア能力が低下し，セルフケアのニードが満たせなくなってしまうことがある．また，健康を回復するために，保健行動を新たに取り入れなければならないこともある．このようにオレムは，普遍的セルフケアに対して，発達や健康を逸脱したことにより生じたセルフケアの総和を治療的セルフケア・デマンドとしている．これは，自分でできるセルフケアと，できなくなったセルフケアや新たに生じたセルフケアの総和でもある．

これらより，セルフケアの不足とは，治療的セルフケア・デマンドがセルフケア能力（セルフケア・エージェンシー*）を上回り，セルフケアを充足できない状態のことである．この二つの状態の関係をアセスメントし，セルフケアが不足しているかどうかを判断する．不足の場合には看護システムにつなげ

用語解説*
**セルフケア・
エージェンシー**

成熟した人，成熟しつつある人が，自分自身の人間としての機能と発達を調整するために必要な意図的・目的的行動に対する自らの持続的要求を知り，充足する複合的・後天的な能力．すなわち，自分に必要なセルフケアを知覚し，学習し，それを充足できる能力．

247

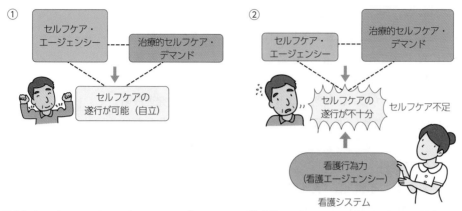

図12-2　オレムのセルフケア・エージェンシーと治療的セルフケア・デマンドとの関係

る．看護ケアは患者の自立を支援するために不足するセルフケアの代償を行う．セルフケアの不足はケアの根拠でもあるため，オレム理論で最重要視されているのはこうしたことにあると考える．

3 看護システム理論

　看護システム理論とは，どのようなとき，どのような種類，どの程度の看護援助が必要なのかを判断する枠組みを提示したものである．セルフケア不足理論に基づいて，セルフケア能力と治療的セルフケア・デマンド*のバランスをアセスメントした結果，セルフケアの遂行が不十分な事態が生じていると判断したとき，看護援助が必要になるというものである．オレムは看護援助のあり方について，セルフケアの不足状態によって①**全代償システム**，②**部分代償システム**，③**支持・教育システム**の三つの看護システムに分類した（図12-3）．

　全代償システムとは，セルフケアが全く遂行できない状態，すなわち，セルフケアを全面的に他者に依存しなければならない状態にあり，セルフケアのすべてを看護師が代行する形態である．

　部分代償システムとは，セルフケアの一部のみが遂行できなくなったとき，遂行できない部分のセルフケアのみを看護師が代行する形態である．

　支持・教育システムは，励ましや教わるといった支援を受ければ，不足しているケアを自分で遂行できるようになる形態である．

　このように，オレムは看護援助の方法について三つのシステムを提唱した．しかし，実践の場では一人の対象者に対してある特定のシステムに限定して援助するといったものではなく，むしろ不足するセルフケアの種類や程度に応じて複数のシステムを併用する場合が多い．それは対象者が不足しているセルフケアが，普遍的セルフケアの種類によって，依存しなければならない程度が異なるからである．このことからも，対象者への看護援助を，普遍的セルフケア種類別に各々の不足状態に合わせて過不足なく提供するために，オレムの看護

用語解説 *
治療的セルフケア・デマンド

現在の条件と状況のもとで明らかになった個人のセルフケア要件のすべてを，特定の時点で，あるいは特定の期間にわたって充足するために必要とされるケア手段の総和．すなわち，人間が健康的に生きていくのに必要とするすべてのセルフケアを指す．

	例）移動	看護師の行為	患者の行為
全代償システム	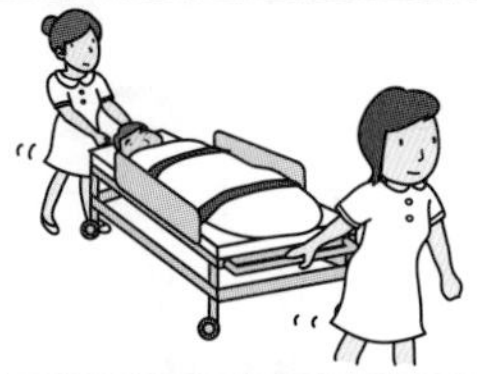	・患者の治療的セルフケア・デマンドをすべて行う ・セルフケア・デマンドに対処できない患者の能力不足を全面的に補う ・患者を全面的に支持し，保護する	・患者のセルフケア能力はほとんどない
部分代償システム	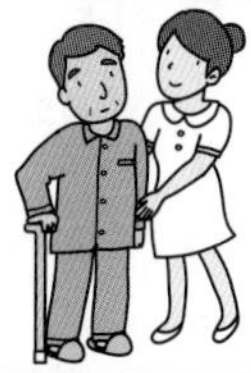	・患者に代わってセルフケアの一部を遂行する ・患者のセルフケアの不足分を補う ・必要に応じて患者を援助する	・セルフケアの一部を遂行する ・看護師からのケアと援助を受け入れる
支持・教育システム	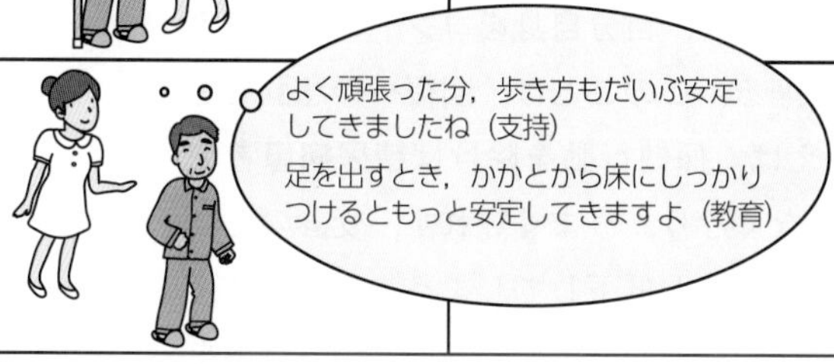 よく頑張った分，歩き方もだいぶ安定してきましたね（支持） 足を出すとき，かかとから床にしっかりつけるともっと安定してきますよ（教育）	・見守り，励ます ・一人でできるように教える	・セルフケアをすべて行う

図12-3　基本的看護システム

システム理論を活用すると有効である（➡p.251事例参照）.

　看護システムにおけるケアの提供根拠として，患者のセルフケア能力と治療的セルフケア・デマンドの関係を考えると，現象として目に見えている不足しているセルフケアだけに着目して，それらをただ代償するのではなく，自立・自律に向けて現象として見えていない潜在的セルフケア能力をいかに引き出し，拡大するかにより，再獲得できるセルフケアのゴールや，かかる時間に違いが生じうることで重要である.

　オレムは，看護能力（ナーシング・エージェンシー）について，看護師として教育を受けた人がもつ能力であり，セルフケア能力を発達させるために行動する能力としている. そのためには専門的・技術的な能力だけでなく，社会的・対人的な能力をあわせもつことが必要としている. これは前述したようにオレムは，看護師が提供しているケアによって対象者が自立・自律に向かうことができるような高度な能力を身につけることを目指しているからである.

3 セルフケアと成人看護

　発達段階や課題からみて成人期にある人は，自分の身の回りのことはもちろん，家庭，職場での役割も自らの責任と判断で遂行する，また，できる，という完成もしくは成熟したセルフケア能力をもっていることが特徴である. しかし，健康障害をもったことが原因でセルフケア能力の低下もしくは喪失をきたし，今まで意識せずに行ってきた身の回りのことや，時には排泄さえ人の手を借りなければできなくなってしまうことがある. そのために自尊感情が低下

し，「こんなこともできなくて情けない」「生きていてもしょうがない」などといった発言をしばしば耳にすることがある[7]．

医療の世界では，長い間パターナリズム*が支配的であった．そのため，成人の患者に対しても医療については素人であると見なし，無力な子どものように扱い，医療者の指示を一方的に順守することを患者役割として期待もしくは要求してきた．このような状況に置かれたとき，患者や病者にどのようなことがみられるであろうか．セルフケア能力の低下について，脳卒中患者を例にみると，片麻痺などによって従来当たり前にできていたセルフケアができなくなり，挫折感や無力感を味わいやすい．また，回復過程においても医療者からの指示を一方的に受け，自分の意思が反映されず，自分自身をコントロールできないことで無力感を一層募らせる事態に陥る．このことは，回復への意欲をさらに低下させることにもつながる．例えば，保健行動を除けば糖尿病患者でも，摂取カロリーを制限しなければならなくなり，うまく守れず，受診のたびに一方的に注意され続けると，やはり闘病意欲が低下してしまうことがある．

成人看護においては，対象者のセルフケア能力がもともと高いという特徴を踏まえ，セルフケア能力の低下によるダメージから生じる自尊感情の低下に配慮することが重要である．また，新たなセルフケアの必要が生じたとき，それを守る大変さにも同様に配慮する必要がある．まずは，これらのことから生じる患者の苦痛や負担への理解が重要であろう．次に，本人の主体性を尊重し，本人の意思を最大限に引き出し，ケアへの参画を積極的に進めていくことで，顕在的・潜在的なセルフケア能力を引き出し，自立・自律に向けた回復過程に生かす看護が成人の特性にマッチした支援と考える．オレムの理論は，この意味でも成人看護に有用である．近年では，慢性疾患患者や**中途障害者**の増加に伴い，長期もしくは一生にわたり，医療を含め新たなセルフケア行動の形成・維持を必要とする人が増えている．成人看護にとって，オレムの理論をベースに本人を中心とした概念であるセルフケアを軸足に展開することは，今後ますます重要になると思われる．

<aside>
用語解説 *

パターナリズム

行政や権威ある人が，人々の意思に関わりなく，その人の利益のために代わって意思決定すること．医療の場では，患者を非力な者と見なして，一方的な医療行為を行うことをいう．父親的温情主義，父権主義などと訳される．
</aside>

> **コラム**　「障害」「障がい」「障碍（礙）」

「障害」の表記には上記の三つが用いられている．もともとは「障碍（碍は礙の俗字）」であったが，1949年の身体障害者福祉法の制定を機に，常用漢字に「碍」がないため「害」が当て字として採用された．「障」「碍」の字義は「隔て妨げる」「バリア」，「害」の字義は「損なう」である．「障碍」はバリアなどの不自由さの意味はあるものの，「害」がもつマイナスイメージの意味はない（障害物競走など）．「害」を用いることで負のイメージが付加されることを避けるため，字義をもたないひらがなで「障がい」と表記されることもある．

4 事例で考えるオレムの看護理論

　以下，事例にオレムの看護理論を適用することによって得られる，セルフケア不足のアセスメントや看護活動，その実施と評価について**表12-2**に示す．

事例

患者：山田千里さん，52歳，女性，主婦．夫（55歳．会社役員），長男（26歳．会社員），長女（22歳．大学生）の４人暮らし．

現病歴

　3月22日，夕食中に意識が消失し，救急車で近くの病院に搬送された．左中大脳動脈領域の脳梗塞と診断され，保存療法が行われた．2週間経過したところに危機的状態を脱したが，右片麻痺，運動性失語症および失禁という神経因性膀胱・直腸障害の後遺症がみられた．4月12日から，後遺症を改善する目的で積極的リハビリテーションが開始された．

　リハビリテーション開始から2週間ほど経過したころの状態は，以下のとおりである．ADLについては，車椅子の駆動と整容は自立，移乗と更衣は軽介助，摂食嚥下は時間をかければできるが，急いで飲み込もうとするむせることがある．時間誘導によりトイレで排尿できるが，失禁することもある．入浴は部分介助．コミュニケーションはジェスチャーやyes/no方式で行っている．日常生活に関わる大まかなことは意思疎通ができるが，複雑な事柄についての意思疎通は困難であった．そのため，自分の意思が相手に伝わらないときは，しばしばいら立ったり，沈んだりする様子がみられた．

　家族のサポート状況は，夫や長男は，平日の夕方，仕事の後や土・日曜日にはなるべく見舞いにくるようにしている．しかし，忙しいため短時間の面会で終わってしまうことが多かった．また，長女も就職活動や勉学で忙しく，洗濯物や身の回りの世話をすませるとすぐに帰宅してしまうことが多い．山田さんは，ゆっくり家族と過ごす時間が少なく，寂しそうな表情をしていることがしばしばみられた．また，失語症のためか同室の患者との会話も少なく，1日中ぼんやりして過ごしていることが多い．

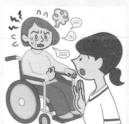

表12-2　山田さんの不足しているセルフケアのアセスメントと看護活動

普遍的セルフケア	セルフケア不足のアセスメント			
普遍的セルフケア要件	セルフケア能力 （現在できること） セルフケア・エージェンシー	セルフケア不足 （看護問題） （治療的セルフケア・デマンド） ー（セルフケアエージェンシー）	セルフケアの行動目標 （看護目標） セルフケア・エージェンシーの ゴール	
①適量の空気摂取の維持	・呼吸困難がない	・誤嚥による肺炎に関連した呼吸困難のリスク	・誤嚥性肺炎による呼吸困難が生じない	
②適量の水分摂取の維持 ③適量の食事摂取の維持	・左手（非利き手）で食物や水を口まで運べる ・時間をかけて自分のペースでの摂食嚥下が可能である ・コップに水が入っていれば，ストローで飲水できる	・左手で食物や水を口元に運ぶのでこぼしが多い ・せかされたり，自分のペースを乱されると誤嚥しやすい ・ピッチャーからコップに水を注ぐことができないため，脱水のリスクがある	・自助具を用いて左手で水や食物を口元に運び，こぼしが少ない ・誤嚥せずに飲水・摂食する ・左手で持ち上げられる軽量のピッチャーからコップに水を注ぐ ・脱水症状がみられない	
④排泄過程と排泄物に関連するケアの提供	・尿意・便意を表出することもある	・尿意・便意の表出がなかったり，直前であるため，トイレまで間に合わず，失禁することがある	・尿意・便意を早めに表出する ・失禁がない	
⑤活動と休息のバランスの維持	・左上下肢は非利き手側のため，不自由ながら車椅子の駆動や整容は可能である	・利き手の右上下肢麻痺のため，身の回りの日常生活動作（ADL）のうち，移乗と更衣は一人でできない	・移乗，車椅子駆動，整容，更衣は見守りでできる	
⑥孤独と社会的相互作用のバランスの維持	・ADLに関連する事柄の意思表示はできる	・失語症により，特に心理社会的な細やかな事柄に関する意思疎通が困難なため，家族や友人，他の患者との交流を避けがちで，孤独感をもっている様子	・意思表示をしようとする努力がみられる ・他者を避ける行動がみられない ・他者の支援を受容する ・家族と楽しく時間を過ごす	
⑦生命，機能，安寧に対する危険の予防	・移乗時など，身体のバランスを左半身である程度維持することができる	・右片麻痺により，健常時のように両側でバランスを維持することが十分にできないため，移乗・移動時，転倒のリスクがある	・転倒のリスクから自身の安全を守る対処方法がとれる	
⑧正常性の増進	・失語症と右片麻痺があっても，家族とともに元気で一緒に過ごしたい気持ちが強い	・コミュニケーションがままならないこと，車椅子による移動になったこと，右口角から流涎があることなどのボディーイメージの変化が生じたため，健常時とのギャップが大きく，自尊感情が低下して，回復への意欲が消極的である	・言語障害および右片麻痺によるボディーイメージの変化に適応し，人との交わりを通して，自分らしく肯定的に障害と共生しようとする姿勢がみられる	

看護システム	
看護活動 （具体策） 看護エージェンシー	実施と評価
〈観察ケア〉 ・飲水・摂食時のむせ　・肺雑音・発熱等の肺炎の所見	時折むせることはあったが，自力で喀出し，呼吸困難などの肺炎の所見はなし．
〈観察ケア〉 ・左上肢による食器の把持や口まで運ぶ動作の安定さ，一度に口に入れる量，摂取・咀嚼・嚥下の円滑さ，速さ，姿勢 〈代償ケア〉 ①自助具の活用：箸，取っ手の大きい食器（スプーン・フォーク），茶碗等の滑り止めつきのお盆等 ②咀嚼・嚥下しやすい食形態，とろみづけ等の工夫 ③食事時の姿勢：両足を床につけ，下がりがちな患側の挙上 ④エプロンによる食べこぼしへの対応 ⑤飲水：ベッドサイドテーブル上にピッチャーを置き，患者が持ち上げられる量だけを入れて，自分で注ぎ，飲めるようにする 〈支持・教育ケア〉 ①自分のペースで焦らずに摂取・咀嚼・嚥下する ②嚥下時は，嚥下動作に注意を集中する ③脱水予防のため飲水を励行する（1,000～1,500 mL/日程度）	利き手交換で左手による食器の把持や口まで運ぶ動作が安定し，食べこぼしは少量みられる程度にまで減少した．しかし，牛乳瓶のふたを開けるなどの両手を使わないとできない動作は介助が必要である． 　誤嚥については，自分のペースで食事や飲水を行っているときは，ほとんどむせることはないが，食事の途中で声を掛けられると，むせることがあった．また，右口角からの食べこぼしも少量みられる程度になった．とろみ食はほぼ全量摂取し，軟食を経て，普通食をゆっくり食べられるようになった． 　飲水量は1,000～1,500 mL/日程度飲んでいるが，促さないと1,000 mLを下回りがちである．引き続き飲水するよう励ます必要がある．とろみづけについては，徐々にとろみが必要でなくなった．
〈観察ケア〉 ・排尿・失禁回数，間隔，量，陰部の清潔状態 〈代償ケア〉 ・排尿誘導：就寝前・起床後，食事前後とその間3時間ごと ・排便は朝食後に誘導 〈支持・教育ケア〉 ・尿意・便意が生じたときに早めに知らせるよう伝える	時間を決めての排泄誘導により徐々に失禁回数が減少し，次第に尿意を自発的に訴える回数が増え，ほとんどトイレで排泄できるようになった．
〈観察ケア〉 ・機能訓練によるADL拡大の変化状況 〈代償ケア〉 ・リハビリでの機能訓練による運動・知覚機能の改善に伴い，病棟でもADL関連動作の拡大を図る	ADLは，徐々に自力でできる範囲を拡大していった．移乗，車椅子駆動は見守り程度にまで改善し，整容はほぼ不自由なく，安全に自分でできるようになった．更衣はボタンどめが困難であるため，マジックテープ付きの衣服に切り替え，自力で可能となった．
〈観察ケア〉 ・言語訓練による発話の改善状況 〈代償ケア〉 ・リラックスした雰囲気で会話を交わせるようにする ・病棟内で他の患者と交流する機会や場をつくる ・家族にコミュニケーション時間を増やすよう働きかける 〈支持・教育ケア〉 ・言語療法の効果が緩やかであることを説明し，根気よく取り組むよう励ます	気が向いたときや体調のよいときは自分から他の患者に話しかけることもあるが，一人で過ごす時間が多かった．機会があるごとに他の患者との交流を促していく． 　家族に患者と話す時間を増やすよう勧め，家族との会話時間が増え，表情が徐々に明るくなった．
〈観察ケア〉 ・転倒しやすい場面や状況に対する認識の程度 〈代償ケア〉 ・転倒しやすい場面は見守りを行う 〈支持・教育ケア〉 ・転倒しやすい場面や状況に対する認識を確認し，必要時正しい情報を伝える ・要見守り・要介助場面は，危険を冒さず必ず他者に依頼する ・転倒時の対処方法を指導する	転倒の危険性については，日常のADLの状況から理解していた．しかし，排泄時は羞恥心のために自分だけでしようとする．そのため，看護師の目が届きやすいトイレ付きの病室に部屋を換え，見守りしやすくした．家族にも協力を要請した． 　転倒しかけて，駆けつけて支えなければならないような場面は減少した．
〈観察ケア〉 ・障害の受け止め方 〈代償ケア〉 ・患者会を紹介し，家族と一緒に参加することを勧める ・障害についてどのように受け止めているかを表出する機会をもつ ・患者会以外にも，同様な障害をもち克服した患者との交流の場をつくり，障害に対する価値転換を図る	障害をどう受け止めているかについて話を聞いたところ，患者は，「こんな体になってしまって家に戻っても主婦の役割がつとまらないので，みんなに迷惑をかけるだけで退院したくないし，生きていてもしかたがない」と涙ぐんで話した．しかし，家族と一緒に患者・家族会に参加し，同様な障害をもちながらも前向きに生きている患者に勇気づけられたという．引き続き励まし，傾聴の姿勢で関わる．

引用・参考文献

1) ランダムハウス英和大辞典. 小学館, 1984.
2) 小西友七ほか編. ランダムハウス英和大辞典. 第2版, 小学館, 1994.
3) 西田真寿美. セルフケアの概念をめぐる文献的考察. 保健医療社会学論集. 1992, 3, p.64-74.
4) T. ヘザー・ハードマン編. NANDA-I看護診断：定義と分類2021-2023. 上鶴重美訳. 医学書院, 2021. p.174,
   297-302.
5) ドロセア E. オレム. オレム看護論：看護実践における基本概念. 第4版, 小野寺杜紀訳. 医学書院, 2005, p.17.
6) 前掲書5), p.479
7) 竹尾恵子監修. 超入門 事例でまなぶ看護理論. 新訂版, 学習研究社, 2007, p.95-130.

重要用語

セルフケア	ADL	パターナリズム
ICF	オレムのセルフケア理論	中途障害者

◆ 学習参考文献

❶ ドロセア・E・オレム. オレム看護論：看護実践における基本概念. 第4版, 小野寺杜紀訳. 医学書院, 2005.

オレム看護論の原著訳本で, 頁数も内容も重厚である. 他の解説書で理論を概観し, より深く理解したいときに読むのに適する.

❷ スティーブン・J・カバナ. 看護モデルを使う①オレムのセルフケア・モデル. 数間恵子ほか訳. 医学書院, 1993.

オレム看護論をコンパクトに整理し, 約4分の3の頁数を事例展開に割いており, さまざまな事例を通して理論を理解できる.

❸ 竹尾恵子監修. 超入門 事例でまなぶ看護理論. 新訂版, 学習研究社, 2007.

理論に取っつきにくい人にもわかりやすく親しめるよう, イラストがふんだんに盛り込まれ, 丁寧な事例展開を通して解説している. 初めてオレム看護論を勉強したい人に適する.

❹ Donna L. Hartweg. オレムのセルフケア不足理論. 黒田裕子監訳. 照林社, 2000.

❺ スティーブン・J・カバナ. 看護モデルを使う①オレムのセルフケア・モデル. 数間恵子ほか訳. 医学書院, 1993.

❻ Dorothea E. Orem. Nursing : Concepts of Practice. 6e. Mosby, 2001.

❼ 小此木啓吾. 対象喪失：悲しむということ. 中央公論新社, 1979.

❽ 伊藤利之ほか編. ADLとその周辺：評価・指導・介護の実際. 第3版, 医学書院, 2016.

13 ストレス

学習目標

◉ ストレス・コーピング理論が成人の理解と看護に有効であることを知る.

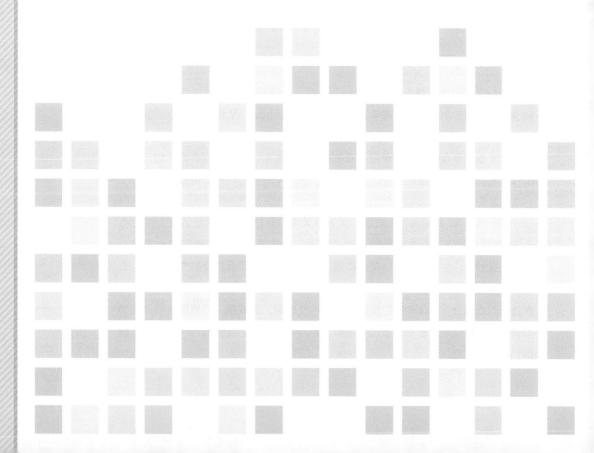

1 ストレスとは

　健康障害をもつ人は，不快な症状や環境の変化などにより，心身ともにストレスフルな状態にあると考えられる．特に社会的役割が大きい成人期にある人は，病気を受容し健康を取り戻すプロセスにおいて，さまざまな意思決定や日常生活行動の変容を求められ，心理的葛藤も生じやすい．

　ストレスは心理的苦痛をもたらすだけではなく，免疫系などの生体防御機能や，心血管系，呼吸器系，代謝系の不調をもたらす可能性も指摘されている．したがってストレスをコントロールすることは，心身の調和を図り，内なる自然治癒力を最大限に発揮できるように整えるという意味をもつ．すなわち，ストレスのコントロールは，看護の本質的な関わりであるといえる．

　一方，適度なストレスは私たちの日々の活動において不可欠で，充実した生活を送るための重要な役割をもつ．私たちは何か行動を起こそうとするとき，結果を考えて不安になることがある．しかし，チャレンジして成功すれば喜びや達成感をもつことができる．人間の「やる気」や「生きがい」を生み出すのもストレスなのである．

　人間はストレスフルな環境をどのように認知し，どのように対処するのか，また，ストレスは人間の健康な生活にどのように影響するのか．そして看護はどのように介入できるのか．これらについて基本的な知識をもつことは，看護におけるアセスメントを深め，適切なケアを計画する上で役立つ．

　なお，ストレスと対処プロセスの概念理解を深めるために，適応（第3部15章），自己効力（第3部16章）を併せて学習されることを勧めたい．

1 ストレスとストレッサー

　ストレスという言葉を最初に用いたのは，1930年代に「恒常性の維持」という概念を明らかにした生理学者キャノン（Cannon, W.B.）である．彼は，ストレスとは外的負荷であり，強いストレスが作用したときに，恒常性を強くかく乱するような生体反応が起こると考えた．また，交感神経系の活動亢進によって起こるその特徴的な身体反応には，怒りや恐れといった情動が関連していることを示した．

　一方，セリエ（Selye, H.）は，ストレスを内分泌系のシステムとしてとらえ，「身体に対してなされた何らかの要求に対する非特異的反応」と定義した．すなわち，生体が新しい条件に適応するために，総合的な努力をしているときに生じる反応だと考えたのである．そして，外からの刺激（ストレッサー）が持続した場合，生体の適応反応は，警告反応期，抵抗期，疲憊期という三つの特徴的な時間経過をたどることを明らかにし，**汎適応症候群**（一般適応症候群）と名づけた．

> ### 🔧 コラム　汎適応症候群と三つの時間経過
>
> 　生体が連続的にストレッサーに曝されたとき，全身に生じる適応現象を，汎適応症候群という．
> - ●第1期＝警告反応期（警報期）：ストレッサーによる身体の緊急反応の時期．生体の適応現象が始まる時期と位置づけられる．
> - ●第2期＝抵抗期（防衛期）：この時期は持続するストレッサーと生体防衛反応とが一定のバランスをとっている状態であり，適応現象が安定しているといえる．しかし，ストレスが持続すると適応力が徐々に低下していき，疲憊期に移行する．
> - ●第3期＝疲憊期：適応のバランスがくずれ，再びショック相に似たあらゆる徴候を示す．体温の下降，胸腺・リンパ節の萎縮，副腎皮質の機能低下などが起こり，ついには死に至る．

　その後，ストレスについては医学・生理学・心理学をはじめ多くの領域での研究がなされているが，学問的に統一された定義はまだない．そこで，ここでは，一般に用いられているように，生体や個人にとって有害な外的刺激を**ストレッサー**，ストレッサーによって生じたさまざまな心理的・生体的・行動的反応を**ストレス反応**，ストレッサーとストレス反応を総称してストレスとする．

2　ストレスの生理学的モデル

1　生体機能調節系のストレス反応

　キャノンやセリエによって始まったストレスの研究によって，ストレスが人間の健康に大きな影響を及ぼしていることが明らかになった．さらに，自律神経系，内分泌系，免疫系の間には複雑な情報のやりとりがあることも解明され，現在，ストレスは，それらを総合した**生体機能調節系***全体の反応であると考えられている．また，精神神経免疫学の領域では，脳におけるストレッサーの知覚を含めた生体反応のプロセスが示されている．これらの研究をまとめ，生体機能調節系のストレス反応をもたらすプロセスを **図13-1** に示す．

>
> **用語解説 ***
> ### 生体機能調節系
> 自律神経系・免疫系・内分泌系を中心とした，生命を維持するためのシステム．自然治癒力の要ともいえる．

　感覚器によって受容された外部刺激は大脳皮質で知覚・認識され，視床下部・脳幹を経て，自然治癒力の要である免疫系・内分泌系・自律神経系へと伝達される．それと同時に，感覚刺激は大脳辺縁系の扁桃体や海馬へも伝達される．大脳辺縁系は，「情動」をつかさどる器官であり，伝達された刺激は扁桃体や海馬における情動記憶と照合されることによって，大脳皮質においてストレッサーとしての評価がなされると考えられている．すなわち，その刺激が「快（pleasant）」なのか「嫌悪（aversive）」なのかを判断し，それに対処するための反応を引き起こすのである．

　外的刺激が嫌悪，すなわちストレッサーであると評価されると，脳幹の青斑核（せいはんかく）の活動が亢進し，神経終末からノルアドレナリンが放出され，覚醒水準が上昇する．大脳辺縁系では不安・恐怖・怒りなどの情動が誘発され，闘争や逃避

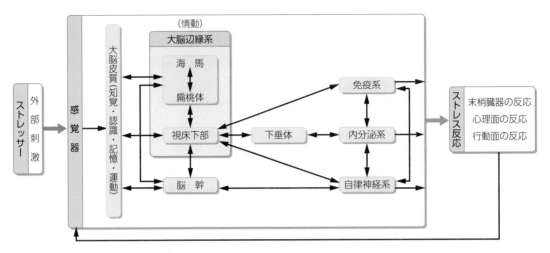

図13-1 生理学的ストレスモデル

など，さまざまな行動面への反応として現れる．さらに，情動は視床下部や脳幹を経て免疫系・内分泌系・自律神経系へ刺激として伝達され，ストレッサーに対処する行動の準備として，さまざまな生理的反応を引き起こす．このことから，情動は，生存や生命維持のための原始的な反応が進化したものといわれており，生体機能調節系のストレス反応において重要な要素としてとらえられている．

　また，ストレス反応を起こす一連のプロセスは一方向ではなく，常に情報をフィードバックし，次の反応が生み出される．そのため，一部分の反応が次の反応を生み出すことにより，生体機能調節系のシステム全体に影響を及ぼすといえる．そして，このシステム全体が，人の健康状態に影響を与えると考えることができる．

2 ストレスと健康障害

　ストレス反応は，本来は日常生活で遭遇する外的刺激に対し，私たちが「闘う」（または「逃げる」）という対処をするために心身の準備を整えるプロセスであり，生命を維持するために備わった重要な機能である．しかし，過剰なストレスや慢性的なストレス状態は，人間の健康にさまざまな弊害をもたらすことが明らかになっている．

　例えば，外的刺激を強いストレッサーとして認知すると，驚愕（きょうがく）や恐怖，怒りなどの急激な情動を伴い，交感神経亢進・副交感神経抑制の反応が生じる．その結果，心拍数増加や大血管拡張，皮膚や内臓の末梢血管収縮，血小板凝集能の亢進などの「緊急反応」が生じ，身体は闘争態勢となる．このとき，下垂体後葉からのバソプレシンの放出によって血圧が上昇し，下垂体前葉からの副腎皮質刺激ホルモン（ACTH）の放出によって副腎皮質が刺激され，グルココルチコイドの分泌によって糖代謝亢進や免疫抑制が引き起こされる．そして，不安や緊張，怒り，興奮の状態が持続すると，交感神経の働きが亢進し，

表13-1　ストレスとの関連が認められる健康障害の例

消化器系	消化性潰瘍，FD（機能的胃弱）：運動不全型・胃食道逆流型・潰瘍症状型・非特異型，過敏性腸症候群，潰瘍性大腸炎，クローン病，慢性膵炎
循環器系	本態性高血圧，虚血性心疾患（狭心症・心筋梗塞），不整脈，神経循環無力症（心臓神経症）
呼吸器系	気管支喘息，過換気症候群，呼吸器感染症
内分泌・代謝系	糖尿病，甲状腺機能亢進症（バセドウ病），月経異常，更年期障害
免疫系	アレルギー，関節リウマチ，全身性エリテマトーデス（SLE）
精神神経系・その他	神経症，うつ病，摂食障害（神経性食欲不振症），頸肩腕症候群，がん

それを調節するために副交感神経の働きも亢進して，その状態が続くため，胃酸や消化酵素の過剰分泌，消化管の蠕動亢進，膀胱の排尿促進などの反応が生じる.

　また，失望，悲哀，無気力などの情動からは交感神経の働きが抑制されるため，副交感神経の働きも抑制されるという状態がもたらされ，胃酸分泌の低下，消化管全体の蠕動の低下，肺胞換気や酸素消費の減少，心拍出量や血圧の低下が生じる. これは，抑うつ状態のときによく観察される身体症状である.

　ストレスによるこれらの生理的反応は，多くの疾患における発症あるいは回復阻害の関連要因として重要視されている. ストレスとの関連が明らかにされている主な疾患を，表13-1に示す.

3 ストレスの心理学的モデル

1 心理学におけるストレス研究

　心理学の分野におけるストレス研究を大別すると，ストレッサー，ストレスのプロセス，ストレス反応の三つに分類される.

　ストレッサーに関する研究ではホームズ（Holmes, T.H.）とレイ（Rahe, R.H.）が開発した生活事件（life event）の尺度が有名である. 配偶者の死，失業，離婚などのように，生活の中で新しい環境への適応や対処が求められるような出来事に遭遇すると，それまでの生活様式に大きな変化を強いられることになる. ホームズとレイは，そのような出来事を「ストレスフルな生活事件」と呼び，それらの経験が個人の心身の変化に影響するという観点からストレスを説明した.

　一方，ラザルス（Lazarus, R.S.）とフォルクマン（Folkman, S.）は，生活に大きな変化をもたらさない日常のささいな出来事による慢性的な圧力がストレス反応を生むことに着目し，ストレスのプロセスを，相互に依存し合う多くの変数をもつシステムとしてとらえた. つまり，ストレスは「原因（ストレッサー）」から「結果（ストレス）」へという一方向の反応ではないということである. このストレスモデルでは，心理的ストレスが「人間と環境の間の特定な関係」であることを強調している. そしてその関係における出来事を個人

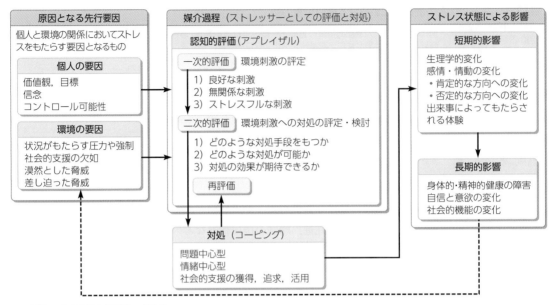

原因となる先行要因	媒介過程 （ストレッサーとしての評価と対処）	ストレス状態による影響

原因となる先行要因

個人と環境の関係においてストレスをもたらす要因となるもの

個人の要因

価値観，目標
信念
コントロール可能性

環境の要因

状況がもたらす圧力や強制
社会的支援の欠如
漠然とした脅威
差し迫った脅威

媒介過程 （ストレッサーとしての評価と対処）

認知的評価（アプレイザル）

一次的評価　環境刺激の評定

1) 良好な刺激
2) 無関係な刺激
3) ストレスフルな刺激

二次的評価　環境刺激への対処の評定・検討

1) どのような対処手段をもつか
2) どのような対処が可能か
3) 対処の効果が期待できるか

再評価

ストレス状態による影響

短期的影響

生理学的変化
感情・情動の変化
・肯定的な方向への変化
・否定的な方向への変化
出来事によってもたらされる体験

長期的影響

身体的・精神的健康の障害
自信と意欲の変化
社会的機能の変化

対処 （コーピング）

問題中心型
情緒中心型
社会的支援の獲得，追求，活用

＊　ラザルスらのモデルを参考に一部改変．

図13-2　心理学的ストレスモデル

がどのように認知するか，また，それが脅威である場合，どのように対処できると考えるかがストレスの発生に大きく関係するとされている．ラザルスらの心理学的モデルはその後のストレス研究に大きな影響を与えており，看護においてもストレス対処支援を検討する上で重要な概念を含んでいる．

2　ストレスおよびその対処と適応に関する理論的枠組み

　ここでは，ラザルスらのモデルを中心に，ストレスとその対処プロセスについて解説する．一般に，ストレスの発生には原因となる環境刺激すなわちストレッサーが存在すると考えられているが，ラザルスらは環境刺激そのものをストレッサーとは表現しない．なぜなら，その刺激がある人にとってストレッサーとなるか否かは，その後の評価のプロセスによって決定されるのであり，特定の刺激がすべての人にストレス反応を生じさせるわけではないと考えるからである．

　ラザルスらのモデル（**図13-2**）では，まず，ストレス発生の先行要因としての「個人の要因」と「環境の要因（環境刺激）」が存在する．次に，個人と環境の要因間の特定な関係において，状況の**認知的評価（アプレイザル）**＊が行われる．つまり，その人にとっての状況の解釈である．

　認知的評価プロセスでは，まず一次的評価として，その環境刺激が自分にとって好ましいものか，無関係なものか，ストレスフルなものかが評価される．ここで「好ましい」あるいは「無関係」と評価された場合，プロセスは終了し，「ストレスフルな刺激」と評価された場合のみ，次のプロセスへと進む．二次的評価では，そのストレスフルな環境刺激に対して一般的にどのよう

用語解説＊

認知的評価（アプレイザル）

環境刺激が個人にとってストレッサーとなりうるか，またストレッサーである場合どのような対処ができるかを評価するプロセス．一次的評価，二次的評価，再評価のプロセスで構成される．認知的評価の概念は，自己効力理論や計画的行動理論など保健行動に関する多くの理論に用いられている．

な対処が可能か，自分はどのような対処手段をもっているか，対処の効果が期待できるかが評価・検討される．ここでは，ストレスフルな環境刺激の強さと対処の可能性をもとに，その刺激が「脅威」なのか「挑戦」に値するかの解釈がなされ，その結果が対処（コーピング）行動として表現される．対処の結果はフィードバックされて認知的再評価が行われ，再び対処のプロセスをたどる．

このプロセスで効果的な対処が行われれば，個人は環境刺激に「適応」したということになる．しかし，状況を改善できない場合，ストレス状態による心身への短期的・長期的な影響が生じ，心理的・身体的・社会的な健康レベルの低下をもたらす可能性があると考えられている．さらに，ストレス状態から生じるこれらの結果は，個人要因や環境要因として，認知的評価のプロセスへフィードバックされると考えられている．

ところで，同じような状況下にあっても，ストレスの影響を強く受ける人と，そうでない人がいる．環境刺激をどう評価しどう対処するかというプロセスには，個人の価値観，目標，信念，コントロールの可能性や自信，社会的支援の有無などの個別的な要因が大きく影響するからである．したがって，個人のストレス状況を理解するためには，問題状況（環境要因）の分析だけでなく，その人の個人的要因や，状況の認知・対処のしかたなどを含めた総合的なアセスメントが必要となる．

2 ストレス・コーピングプロセスに関連する主要な概念

1 認知的評価（アプレイザル）と個人の特性

前述したように，ストレス・コーピングプロセスにおいては，状況の解釈（認知的評価＝アプレイザル）がストレスの発生や対処に大きく影響する．つまり，その状況を「挑戦」とみなすか「脅威」とみなすかの違いである．仮に，一次的評価の段階（図13-2）でストレスフルな状況にあると認知されたとしても，二次的評価を経てその状況が「挑戦」と解釈されると，活気に満ちた適応に向けての対処や，柔軟な問題中心の対処がとられやすくなる．一方，「脅威」と解釈されると，防衛的な情緒中心の対処とともに不安や恐怖，怒り，絶望感を募らせやすい傾向になるとされている．

二次的評価では，ストレスフルな状況に対する対処手段，対処の可能性，効果への期待について検討されるが，これは「自己効力の評定」と言い換えることができる．**自己効力**（self-efficacy）とは，バンデューラ（Bandura, A.）によって提唱された概念で，「ある行動について，自分にはそれを行うことができるという自己の能力認知」をいう．つまり，意図する結果をもたらすための行動をうまくできるという「自信」である．自己効力感が高ければ，ストレ

➡自己効力と自己効力感については，p.295 plus α参照.

スフルな状況でも自分で対処できると認知しやすく平静でいられるが，自己効力感が低いと，同じ状況でも「脅威」と認知しやすくなる．この認知の結果は，その後の行動や心理的・生理的反応を左右することになる．

このように，自己効力感はストレスの認知的評価やストレスコントロールに大きく影響しており，自己効力感が高いほうがストレスをコントロールしやすいといえる．自己効力感には，サポート環境や個人の価値観，目標，過去の失敗・成功体験，コントロール可能性（自信や期待）などの個人的特性が関連している．

2 コーピング

1 コーピングスタイルとコーピングストラテジー

ラザルスは，**コーピング**を「個人と環境との相互的やり取りの結果，個人の資源を脅かすと判断された場合に個人がとる認知的行動的努力」と定義している．つまり，コーピングとは，特定のストレスフルな問題や状況の下で，苦痛を和らげたり，その苦痛のもととなる問題を解決するための考えや行動を変化させたりする対処行動である．

初期の心理ストレス研究ではコーピングを「自我防衛」と呼び，個人はそれぞれの性格特性の影響を強く受けた「コーピングスタイル」をもっていると考えられていた（特性的コーピング）．しかし実際の生活において，私たちはストレッサーの種類に応じて対処方法を変化させていたり，他者からの介入による影響を受けたりする．これらの事実を踏まえ近年では，コーピングは各個人によって定まったものではなく，個人と環境との相互作用によって変化するものと考えられるようになった（状況的コーピング）．状況的コーピングでは「コーピングスタイル」に替わって「コーピングストラテジー（コーピング方略）」という名称が用いられている．

日常のストレスフルな状況において，私たちはさまざまなコーピングの方略を組み合わせているが，これらは，「問題中心の対処」と「情緒中心の対処」に大別される．

2 問題中心の対処と情緒中心の対処

問題中心の対処は，ストレスフルな状況の具体的な問題を明らかにし，解決策を検討したり実施したりする対処プロセスである．このうち外部環境に向けられた対処では，例えば人間関係を調整する，新しい方法を提案する，転職する，家をリフォームするなど，問題状況を含む環境に働きかけ変化させることで，状況の改善を図ることを目指す．自分の内部に向けられた対処では，欲求のレベルを下げたり問題解決のための新しい技術を身につけたりするなど，自分自身が変わることによって状況に適応しようとする．

情緒中心の対処は，ストレスフルな状況で発生した不安や恐怖，混乱などの情緒的苦痛の緩和を目指す対処プロセスである．状況から逃げる，ほかのこと

に目を向けてストレスフルな状況から注意をそらす，運動やおしゃべりなどで気分転換を図る，リラックスするよう試みるといった行動，あるいは逆に，その状況に積極的な意味を見いだしたり，ほかの状況と対比させて肯定的に考えるなどの認知的な努力が含まれる．

　問題中心の対処と情緒中心の対処は，互いの効果を促進したり抑制したりというように影響を及ぼし合う関係にある．例えばある問題状況に直面したときに，不安や恐怖のために逃避的な行動をとり続ければ，情緒的な苦痛は緩和されたとしても，実在する問題の解決を遅らせることになる．しかし，冷静に問題状況をとらえ解決策を見いだすためには，まず情緒的な混乱を鎮めることが効果的な場合も多い．時には問題状況から離れ，気分転換することも有効なのである．また，不安を抱えながらも，とりあえず問題に取り組むことで問題状況が改善され，心理的苦痛が軽減する場合がある．一方，問題を解決しようとして多くの情報を集め，その意味を検討するうちに情報の整理がつかなくなり，どうしたらよいかがわからなくなって不安を募らせてしまうという場合もある．このとき，心理的苦痛から逃れるために逃避的な情緒中心の対処を続けると，さらに問題の解決を遅らせるという悪循環に陥ることになる．

　積極的な問題中心の対処はストレス反応を軽減させ，逃避的な情動中心の対処はストレス反応を増強させる傾向があるといわれている．しかし問題中心の対処と情緒中心の対処は，コーピングストラテジーとしてどちらかが優れているということはない．状況に応じて適切な対処の組み合わせが選択されることで，ストレスフルな状況に対処または適応することが可能になる．

　コーピングを促進させる資源には，①健康とエネルギー，②望んだ結果が得られることを信じるポジティブな信念，③問題解決のための知識や能力，④他者の協力を得られる社会的スキル，⑤社会的支援の実感，⑥物質的資源がある．これらの資源を用いたコーピングストラテジーとしての「社会的支援の獲得，追求，活用」は，情緒中心・問題中心の両方の対処プロセスを促進させる効果が期待できるといわれている．

　また，イスラエルの心理学者ラハド（Lahad, M.）とコーエン（Cohen, A.）は，自然災害や人的災害における心的外傷ストレスへのコーピング資源として，BASIC-Phモデルを提唱した（表13-2）．これは，六つの領域のコーピング資源（belief：信念，affect：感情，social support：社会的支援，imagination：想像力，cognition：認知，physical：身体・生理反応）の頭文字から名付けられた．

　コーピングストラテジーや，その資源を理解することは，看護において対象の強みを見いだし介入策を検討する上で有用である．

3 社会的支援（ソーシャルサポート）

　私たちは，さまざまな人間関係の中で生活している．一般に，個人を取り巻

plus α

**惨事ストレスと
支援者のケア**

災害や大きな事故に遭遇したとき，その被災者が受けるストレスは計り知れない．しかし，被災者に寄り添い，救援にあたる支援者も同時に深く傷つく体験をする．その結果，身体的・行動的・思考的・感情的な反応が起こる．このような急性ストレス症状からPTSDに移行する支援者も多く，近年では現場で働く消防士や警察官，ボランティアなどへのケアの必要性が重要視されている．同様に，日常的に命の現場で働く医療職も，ストレスのケアを必要としていることを意識しておきたい．

表13-2　BASIC-Phモデル

1. belief：信念	ストレス体験を自分の人生の中で意味のあるものとして位置づけること
2. affect：感情	感情をあるがままに表に出すこと．それを受け入れる支援者は，アドバイスも断定もせずに，被害者のあるがままを受け入れる
3. social support：社会的支援	社会的に支援者を得ること
4. imagination：想像力	楽しいことや将来の夢，ストレスから解放された姿などをイメージする．ダンス，絵画，文学や音楽などの芸術は，言葉で表現できない内面の表現を助ける
5. cognition：認知	自分の現在の状況，これからの見通し，可能な手立てに関する情報を集め，自分自身をよりよく理解すること
6. physical：身体・生理反応	適度な運動や入浴，趣味の活動などによって，身体・生理的にプラスの反応をもたらすこと

く重要な他者（家族，友人，同僚，専門家など）から得られるさまざまな支援は**社会的支援（ソーシャルサポート）**と呼ばれ，ストレスの発生を緩和させる働きをもつといわれている．ハウス（House, J.S.）は，サポートを次の四つの機能に分類した．

①情緒的サポート：慰め，励ましなど

②評価的サポート：サポートを受ける人（当事者）の態度や問題処理手段などの評価

③道具的サポート：問題処理に関する具体的・実際的な援助

④情報的サポート：問題処理に役立つ情報の提供

　図13-2（➡p.260）の心理学的ストレスモデルに示したように，社会的支援は環境要因として認知的評価のプロセスに影響する．これまでのソーシャルサポート研究では，実際に支援を受けたかどうかの事実よりも，支援を受けたという主観的認識や，支援の可能性への期待をもつかどうかが重要であるといわれている．このことは，自分を支えてくれる人がいて，そうした人たちから支えられているという実感をもつことがストレスを弱めることを意味している．このような主観的認識によるサポートを「知覚されたサポート」という．

知覚されたサポートと知覚されないサポートの例

▶知覚されたサポート

　遠くで暮らす家族がいて，たまに電話をくれる程度だが，いつも自分を心配してくれていると実感し，困ったときには助けを得られると信じられる

▶知覚されないサポート

　息子や娘が家事を手伝ったり経済的な支援をしているが，子どもが親の面倒を見るのは当たり前だと考え，支えられている実感がない

　また，適切な社会的支援を求めることができるという行動は，コーピングストラテジーとしても有効であり，ストレス反応を緩和させる働きがあるといわれている．

3 ストレスマネジメント

　これまで述べてきたように，ストレスは心身の健康に害を及ぼす恐れがある．しかし，同じ環境でもストレスの発生に個人差がみられるように，ストレスの感じ方や対処のしかたを調整することによって，ストレスを緩和することが可能になると考えられる．

　ストレスマネジメントは，ストレス性健康障害の予防という観点からストレスを管理することを目指すものであり，最近では特に，認知的評価プロセスへのアプローチが重要視されている．ストレスマネジメントの代表的なプログラムは次のとおりである．

①環境刺激への介入
- 環境の調整（ソーシャルサポートを含む）
- 組織ストレスの減少（騒音，化学物質などからの身体防御）

②認知的評価プロセスへの介入
- 自己効力の改善
- 認知療法*

③コーピングストラテジーへの介入
- セルフモニタリング*
- 行動リハーサル
- 社会生活技能訓練（social skills training：SST）

④ストレス反応への介入
- 自律訓練法
- リラクセーション（呼吸法，イメージ法，温罨法，マッサージなど）
- バイオフィードバック*

　看護においては，対象者のストレス状況の問題や介入の必要性をアセスメントし，これらの方法を用いて，不安や怒りに関連する諸症状やストレス性身体反応を緩和するケアを計画・実施する．また，対象者自身によるセルフケアを目指し，生活能力としてのストレスマネジメントの方法を教育・指導することが重要である．

ストレスマネジメントの実施

　ストレスマネジメントは，いずれも専門的な知識や技術を要するものである．患者に実施する際は，十分にトレーニングを積んだ看護師が行うのが望ましい．また認知療法など，より専門性の高い方法については精神科医や公認心理師・臨床心理士に相談するか，その指導の下に実施すべきである．

用語解説 *
認知療法

心に葛藤が生じた状況とそのときの自分の思考を記述して，客観的に分析し，合理的な状況の解釈へと導く精神療法の一つ．自分の「心のくせ（認知の傾向）」に気づき，認知パターンを修正することを通して，不快な感情の改善や，状況への柔軟な適応を目指す．

用語解説 *
セルフモニタリング

自分で自分の行動や気持ちの変化を観察し記録する方法．自分の振る舞いに対して具体的かつ客観的に気づき，望ましい行動によって良い結果がもたらされることを実感することで，ストレス対処行動の変容を導く．

用語解説 *
バイオフィードバック

脳波，筋電図，血圧，皮膚温などを測定し，自分がどのような状態で緊張するのか，またはリラックスできるのかを客観的に認識する方法．リラクセーション中の生理的変化を画像や音に変換して提示（意識上にフィードバック）する．これらの情報を基に身体の状態を意識的に調節するトレーニングを行うことで，緊張を緩和し，リラックス状態を生み出せるようになることを目指す．．

4 事例で考えるストレスマネジメント

1 認知的評価プロセスへの介入例

事例

患者：石橋さん，35歳，女性

現病歴：27歳のときに慢性腎不全のための血液透析を開始した．石橋さんにとって血液透析はとても悪いイメージがあり，常に病気である自分を意識するようになっていった．1年後，母親から腎移植を受けることになり，腎不全による身体的苦痛や透析からは解放された．しかし，その後も「普通の人」と違う自分を周囲の人に知られたくないとの思いが強く，人目を避けるように定期的な受診や服薬を継続していた．その後33歳で結婚し子どもを授かったものの，子どもの存在を重荷に感じ，育児に専念できない状況に陥った．石橋さんは「子どもを可愛いと思えない」と話し，「いつまた透析に戻るかわからない」という恐怖感とともに，服薬や日常の健康管理行動への負担感を強く訴えていた．

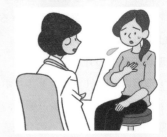

1 介入

　石橋さんの不安や不快な思いを聴き，それはどのような思考によるものなのかを一緒に考えていった．そして，日常生活で不快な感情が生じたときには，その状況とそのときの思考，そして合理的な解釈はないかを毎日記録してもらい，それをもとに面接を行うことを提案した（認知療法的アプローチ）．

　数回の面接の後，石橋さんから「自分で自分を特別視していたことに気づいた」という言葉が聞かれた．石橋さんは，それまで負担に感じていた感染予防のための手洗い，うがいや食事，運動などは通常の健康維持のためにも必要なことで，何も特別なことではないと思えるようになった．また，一生継続する免疫抑制薬の服用は，自分にとって水や栄養と同じだと思うことにしたという．「予後に対しても，以前ほどびくびくしなくなりました．悪くなったらそのときに考えればいいと思うようになったので」「まだ病気のことをオープンにはできないけど，最近は患者の会にも出かけるようにしています．移植のことは，忘れたいけど忘れちゃいけないことなんですよね」などの発言が聞かれるようになった．また，育児にはまだ不安があるものの，子どものためにも自分の健康を維持していきたいという前向きな姿勢がみられるようになった．

2 解説

　石橋さんは，過去に血液透析や腎移植への偏見を体験しており，そのときの感情から今も病気を負い目に感じていたことがわかった．いつか体調を崩して血液透析に戻るかもしれないという不確かな思いにとらわれ，責任をもって子どもを育てる自信がもてないため，子どもに愛情を感じられずにいた．そして，子育てや健康管理に積極的になれない自分に対して失望や嫌悪を感じ，そ

の感情がストレスを増強させるという悪循環に陥っていた．認知療法的アプローチでは，不快な感情の背景にある状況のとらえ方や考え方の傾向に気づく手助けをすることにより，状況の認知的評価パターンを修正する．石橋さんは，このプロセスを通して状況に柔軟に適応することができるようになった．

2 ストレス反応への介入例

事例

患者：佐藤さん，74歳，男性
現病歴：肺癌と診断されたが外科手術の適応ではなく，抗がん薬と放射線による治療が行われていた．入院後2週目ごろから不眠の訴えが強くなり，夜間のナースコールが頻繁となった．不眠の原因は予後への不安によるものと考えられたため，佐藤さんの不安な思いを傾聴したり，家族と過ごす時間を増やしたりするなどの看護計画が実践された．また医師により睡眠薬が処方されたが，佐藤さんは緊張した表情で，一晩中ナースコールを握り締め，数十分おきに看護師を呼ぶ行動が続いた．

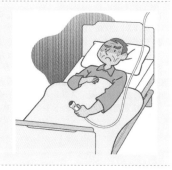

1 介入

　ある日，傾聴の目的で担当看護師が病室を訪ねたが，佐藤さんは咳き込みがちで，あまり話ができなかった．そこで看護師は，「では，今日は言葉を使わないコミュニケーションにしましょう」とマッサージを提案し，リラクセーションを目的として両肩と背部をゆっくりとさするマッサージ（軽擦法）を実施した．30分後，佐藤さんの表情は穏やかで，「とても気持ちが楽になった」との反応がみられた．担当看護師は毎日のケアとしてこのマッサージを継続することにした．

　3日目，佐藤さんは次のように話した．「このマッサージがどんなに気持ちがいいかわかるかい？　何とも言えない，とても救われる気分なんだよ」「僕は目を閉じるのが怖かったんだ．目を閉じて眠ってしまったら，次に目を開けたときどこか違うところへ行ってるんじゃないかって気がしてね．でも，体をさすってもらっているときは安心して目を閉じていられる．次に目を開けたときにも，必ず自分はここにいるって信じていられるんだ」．

　マッサージにより佐藤さんの緊張は徐々に緩和され，夜間の不眠も改善していった．

2 解説

　身近に迫った死は，佐藤さんにとって解決不可能な問題である．死に対する強い恐怖や不安で交感神経活動が優位な状態にある．

　マッサージは副交感神経を刺激し，自律神経のバランスを整える効果が認められている．身体がリラックスした状態になると，筋の緊張が解け末梢血管の血流が増加する．このような身体的反応の情報が脳に伝達されると，脳では

「自分は安全な状況にある」と認識され，ストレスの緩和につながると考えられる．

終末期看護では，残された時間をその人らしく生活できるよう支援することが目標で，そのためには身体的・心理的苦痛の緩和が不可欠である．マッサージをはじめとするストレス反応への介入は，患者に安心や安楽をもたらすことが期待できる．

■ 引用・参考文献

1) 熊野宏昭. ストレス反応の基盤をなす身体的変化. 医学のあゆみ. 2000, 195 (2), p.113-116.
2) ラザルス，R.S. ほか. ストレスの心理学：認知的評価と対処の研究. 本明寛ほか監訳. 実務教育出版, 1991.
3) ラザルス，R.S. 講演. ストレスとコーピング：ラザルス理論への招待. 林峻一郎編訳. 星和書店, 1990.
4) 河野友信ほか編. ストレス研究の基礎と臨床. 現代のエスプリ別冊（現代のストレス・シリーズ，1）. 至文堂, 1999.
5) 山崎喜比古. 健康への新しい見方を理論化した健康生成論と健康保持能力概念SOC. Quality Nursing, 1999, 5 (10), p.825-832.
6) Mooli, L. et al eds. The "BASIC Ph" Model of Coping and Resiliency：Theory, Research and Cross-Cultural Application. Jessica Kingsley Publishers, 2013.
7) 大江浩. 災害と惨事ストレス，支援者のケアの必要性：現場からの声として（特集 東日本大震災と国際ボランティア）. ボランティア学研究. 2012, 12, p.27-40..

重要用語

ストレス	生体機能調節系	ソーシャルサポート
ストレッサー	認知的評価（アプレイザル）	ストレスマネジメント
ストレス反応	コーピング	

◆ 学習参考文献

❶ リチャード・S・ラザルスほか. ストレスの心理学：認知的評価と対処の研究. 本明寛ほか監訳. 実務教育出版, 1991.

現在の心理学的ストレスモデルの基盤となるストレス理論を記したラザルスとフォルクマンの著書（翻訳本）である．ストレスの概念の変遷，認知的評価や対処のプロセスやそれに影響を与える要因などについて述べられている．

❷ Mariah Snyderほか編. 心とからだの調和を生むケア：看護に使う28の補助的／代替的療法. 野島良子ほか監訳. へるす出版, 1999.

漸進的筋弛緩療法，マッサージ，バイオフィードバックなど，ホリスティックな癒しを目的とした28の介入方法について科学的根拠とともに紹介されている．ストレス性の心身の反応を緩和し，リラックス状態をもたらすためのケアの参考とされたい．

❸ 熊野宏昭. ストレスに負けない生活：心・身体・脳のセルフケア. 筑摩書房, 2007.

ストレス防御・心身医学に関する脳科学的研究を専門とする著者が，ストレスとリラクセーション，生活習慣と心身の関係について解説し，行動科学，脳科学の知見をもとに自分でできるストレスマネジメントの方法を紹介している．

❹ 小林弘幸. 自律神経にいいこと超大全. 宝島社, 2021.

著者は自律神経研究の第一人者．ストレスの多い社会生活で乱れがちな自律神経を整えることができる行動や習慣がまとめられている．

14 危　機

学習目標

◗ 危機理論が危機状態にある成人の理解と看護に有効であることを知る.

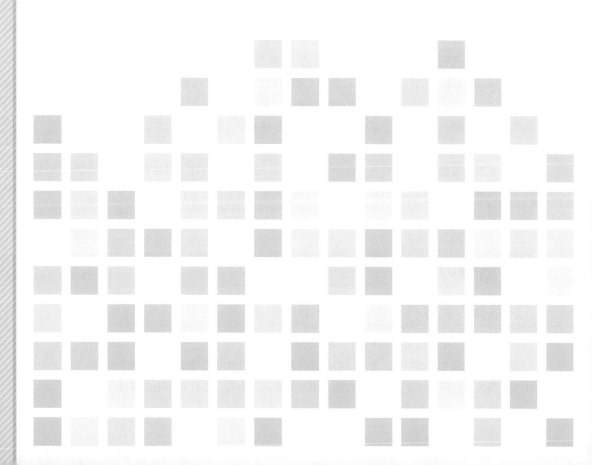

1 危機とは

　成人をはじめとして，人は日々さまざまなストレスに対処しながら，心のバランスを保って生活している．しかし，時に人は，事故で生死の瀬戸際に立たされたり，重篤な病気を抱えることになったり，愛する人と死別したりといった事態に突如として遭遇し，どうしたらよいかわからない強い混乱の状態に陥る．この状態が**危機**である．そして多くの場合，これらの事態を乗り越えて新たな人生を歩み始める．

　看護職者には，危機状態に陥った人々に対して，危機が少しでも軽く，早く順調に経過し，さらには，その体験がその人の成長につながるように支援・援助することが求められる．また，危機状態に陥る可能性がある人々には，その人が危機をうまく回避できるような支援・援助が求められる．危機理論は，危機状態に陥った，あるいは危機状態に陥る可能性がある人々への理解を促し，適切な看護を導き出す上で有用である．

　キャプラン（Caplan, G.）は，危機を「喪失の脅威または喪失という困難に直面し，対処するには自分のレパートリーが不充分であり，それ故そのストレスを処理するのに直接すぐ使える方法をもっていない，そうしたときその人に何が起こるかということに関して用いられる概念」[1]と説明している．すなわち，危機とは人が自分にとって大切な何か，あるいは誰かを失うかもしれない，または，実際に失ってしまったという困難に直面したとき，自分がこれまでの人生の中で蓄えてきた問題解決方法が不十分なために，その困難によって引き起こされたストレスを処理できないときに体験する混乱の状態である．

　危機には成長発達上，避けることができない危機（**発達的危機**：developmental crisis）と，人生において偶発的に発生する危機（**状況的危機**：accidental crisis）がある．発達的危機は，エリクソンの発達理論に基づいており，人間の生涯の中で直面し，それを乗り越えることで成長していく危機であり，第二次性徴の出現，結婚，定年退職などによって引き起こされる．一方，状況的危機は，人間の生涯の中で偶発的に，多くの場合は予期せずに発生する危機であり，例えば病気，手術，事故，離婚，愛する者の死などによって引き起こされる．

plus α

**エリクソンの
発達理論**

精神分析学者エリクソン（Erikson, E.H.）が提唱した人間の心理・社会的発達に関する理論．人間の心理・社会的発達には段階があり，段階を一つうまく越えると次の段階に進む．エリクソンは人間のライフサイクルを乳児期から老年期までの8段階に分け，各段階には，発達を遂げる上で解決しておかなければならない固有の発達課題，および心理・社会的危機があるとした．➡ p.28参照

2 危機の特徴

1 危機の発生

　危機の発生とその結末を**図14-1**に示した．

　危機状態が発生する場合，まず，心理的均衡状態を乱すような出来事が発生する．例えば，病気や手術といった出来事である．しかし，これらの出来事は

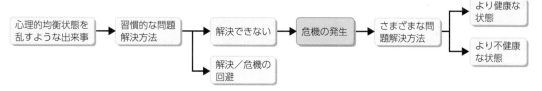

図14-1　危機の発生とその結末

すべての人に同じ反応を引き起こすわけではない．治療のために手術を受けるという事態に直面したとき，手術を受けることを，疾患によって被っていた生活上の不自由からの解放と肯定的にとらえる人もあれば，脅威としてとらえる人もある．したがって，ある出来事がその人を危機状態に陥れるものであるかを理解するためには，その人がその出来事をどのようにとらえているのかを理解する必要がある．

　危機状態は，心理的均衡状態を乱すような出来事への直面からすぐさま発生するわけではない．人はまず，習慣的な問題解決方法を用いてこの出来事を解決しようとする．こうした解決方法を使って出来事にうまく対処できた場合は，危機状態には至らない．しかし，習慣的な問題解決方法をいろいろと使ってはみたけれども，発生した出来事にうまく対処できないときに，危機状態に陥る．

2 危機状態にある人

　危機状態に陥った人は，不安や恐怖，無力感，怒り，悲しみ，それに伴う抑うつ，号泣，不眠，食欲不振など，さまざまな反応や行動を示す．問いかけに対する応答が遅いことや応答しないこともある．また，現実を正しく認知できなかったり，系統立てて考えることができなかったりするために，何が起こっているのかわからない感覚や，どうしたらよいのかわからない「お手上げ」の感覚を体験する．さらに，動悸や血圧上昇，冷汗，口渇，頭痛，悪心・嘔吐，過呼吸などの急性の身体症状も現れる．

　しかし人は，このような混乱の状態にありながらも，心の均衡状態を何とか回復させようと，以前には試みたことがないさまざまな問題解決方法を試してみる．人には生理的のみならず，心理的な均衡状態を保とうとする働きがあるからである．その結果，ある一定の時間の中で，良きにつけ悪しきにつけ何らかの結末が到来し，緊張状態は解消される．キャプランは，危機は4〜6週間以上は続かないとしている[1]．

3 危機の結末

　危機の結末は，必ずしも健康な状態になるとは限らない．適切な問題解決方法がとられれば，人は心理的均衡状態を取り戻し，さらに，このときに得た問

題解決方法を自分の問題解決方法のレパートリーに加えることができ，パーソナリティはより成長する．しかし，不適切な問題解決方法がとられれば，いったんは心理的な均衡状態を取り戻すが，結局は未解決の問題や葛藤を抱え込むことになり，不健康な心理状態になる．

　危機状態に陥っている人は，自分のこれまでもっていた問題解決方法がどれも役に立たず万策尽きた状態にあり，また，何とか心の均衡を取り戻したいという動機が高まっている状態にある．そのため，危機状態にある人は他者からの影響を受けやすく，小さくとも適切な援助がなされれば，大きな効果をもたらすことができる．

3 危機介入

　前述したように，危機には時間的制限があり，ある一定の時間内で良きにつけ悪しきにつけ一つの結末を迎える．また，危機はパーソナリティが成長する機会と，心理的な弱点が増大する危険を含む分かれ目の時点でもある．**危機介入**においては，危機が少しでも軽く早く順調に経過し，その体験が成長につながるように支援・援助することが重要となる．

1 予期的指導

　危機介入の第一歩として，危機を回避したり緩和したりするための**予期的指導**が重要である．

　何らかの脅威や危険が予測されるとき，あらかじめその脅威や危険が起こったときのことを想定して悩んだり嘆き悲しんだりすることを，予期的心配または予期的悲嘆という．問題に先立って適度に悩んだり嘆き悲しんだりすることは，その問題に対して心の準備をすることになる．現実に問題が出現したとき，その衝撃は突然問題が起こった場合よりも小さくてすみ，人は問題をうまく処理することができる．

　予期的心配または予期的悲嘆を導き，問題が生じたときにスムーズに解決できるようにすることを予期的指導といい，術前オリエンテーションや退院指導などがこれに当たる．予期的指導は，十分なサポートのもとに，後で見たり聞いたり感じたりするであろうことについて，予測される範囲で真実を告げることが重要である．そして，話を聴くことにより悩んだり嘆き悲しんだりしている人をありのまま受け止め，その心配や悲嘆を処理する方法や援助・支援があることを具体的に示し指導することが重要である．

2 危機モデルを活用した危機介入

　危機モデルとは，危機がたどる特有の経過を模式的に表現したもので，危機の構造やその概念（考え方）を理解しやすくしたものである．危機モデル

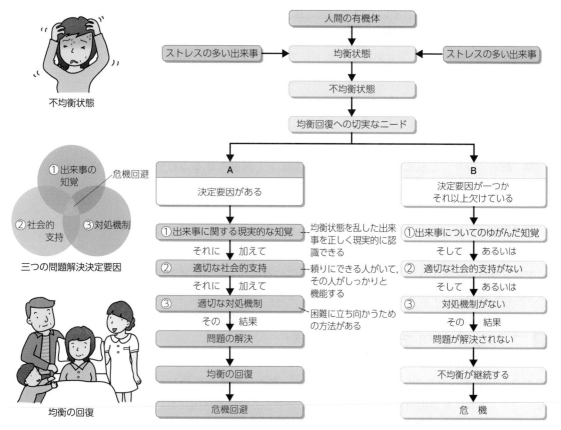

図14-2 ストレスの多い出来事における問題解決決定要因の影響（アギュララのモデル）

は，危機介入に対する考え方を明確に示し，また，患者がたどるであろう経過ならびに必要な介入が全体的にわかるように表されており，向かうべき方向性を見据えながら，今行うべき援助に取り組むことができる．モデルは，現実にあるものの中で絶対的に不可欠なもの，しかも共通なものを含んでいる．したがって，危機モデルの活用は，危機状態にある人や危機状態に陥る可能性のある人の共通性を把握するとともに，個別性を見極めることを容易にし，危機介入を効果的かつ効率的に行うことを助ける．

危機モデルは，主として危機に至る過程に焦点を当てたものと，危機に陥った人がたどる過程に焦点を当てたものとに分けられる．

1 アギュララのモデルを活用した危機介入

アギュララ（Aguilera, D.C.）のモデルは，危機に至る過程に焦点を当てたものである（**図14-2**）[3]．人はストレスの多い出来事に遭遇すると，均衡状態が乱され，不均衡状態になる．そして，均衡回復への切実なニードが出現する．均衡回復には**決定要因**の働きが影響しており，この要因が適切に働くと**図14-2**のAのように危機が回避される．しかし，Bのように，決定要因の一つ以上が欠けている場合，不均衡状態は継続し危機状態に陥る．

均衡状態に影響を及ぼしている決定要因とは，①出来事の知覚（ストレスの多い出来事についての現実的な認知），②社会的支持（問題解決のために活用することのできる人），③対処機制（ストレスを緩和するために用いられる方法）の三つである．

危機介入は，これらの決定要因が適切に機能するよう計画され，実行されるもので，次の4段階を経て行われる．

第1段階：危機を促進している出来事と決定要因についてアセスメントする

第2段階：少なくとも危機以前の均衡レベルにまで回復させることを目標に，均衡を回復するための具体的な活動を計画する

第3段階：計画を実行する

第4段階：目標が達成されたかどうかを評価し，個人が今回の経験を今後，危機的状況に陥った場合に生かせるよう強化する

アギュララのモデルは，ストレスの多い出来事に遭遇して不均衡状態にある人が危機に陥るのを予防する上で有効であり，また，危機に陥った人の問題解決を支援する上で，アセスメントの視点と看護介入の方向性を導く．

2 フィンクのモデルを活用した危機介入

フィンク（Fink, S.L.）の危機モデルは，危機に陥った人がたどる過程に焦点を当てたモデルである[4]．フィンクは危機を，個人の対処反応のレパートリーが，ストレスを効果的に解決するには不十分である緊急の状況において体験するものと見なし，その進展を衝撃，防御的退行，承認，適応の4段階で説明している（表14-1）．

フィンクは，マズローのニード理論に基づいて，各段階の危機介入のあり方を明らかにしている．これによれば，危機介入は，最初の衝撃，防御的退行，承認の3段階では，安全（欠乏）のニード（「安全」のみならず，人間の基本的な生存に関するすべてのニードを含む）を充足する方向で行われ，最後の適応の段階は成長のニードを充足する方向で行われる．危機介入では，患者がどの段階にあるかを見誤らないようにすることが重要であり，適切に働きかけるためには鋭い感受性，注意深い観察，的確な判断，広範な教育と経験が求められる．

フィンクのモデルは，外傷性脊髄損傷によって永久的な障害を負った患者の臨床研究と，障害や喪失に対する人間の反応について記述した文献をもとに，突然のストレスフルな出来事の発生から適応までのプロセスをモデル化したものである．突然の予期せぬ出来事に遭遇して危機に陥った人を理解し，危機介入を考える上で有効である．

plus α

**マズローの
ニード理論**

アメリカの心理学者マズロー（Maslow, A.H.）が提唱した人間のニードに関する理論．人間のニードを，①生理的ニード，②安全のニード，③帰属と愛のニード，④承認のニード，⑤自己実現のニード，の五つに分類した．また彼は①〜④のニードを，欠乏ニード，⑤のニードを成長ニードという二つの形でもとらえた（高次欲求論）．マズローは人間のニードを断層的にとらえ，列挙した順に低次から高次に向かい，原則として高次のニードは低次のニードの充足によって生起するとした．

表14-1　フィンクの危機モデルと危機介入

時間経過		段階の特徴		介 入
	衝撃	最初の心理的な衝撃の時期. 自己の存在が脅威にさらされていると知覚する. 現実が突然「手に負えないもの」になる. 無力感や強い不安を感じ,パニック状態になる. 思考が混乱し,事態が十分に把握できなくなり,その結果,状況に適切に対処するための計画を立てることができなくなる. 危機が身体的障害や疾病の急激な発症である場合は,ダメージの修復のための医学的ケアが即刻必要である.		その人が混乱状態にあること,そして急性の身体症状が現れていることに留意して,あらゆる危険からその人を安全に保護する. 温かい誠実な思いやりのある態度でそばに付き添い,静かに見守る. 拘束しない軽い指示が重要である. 鎮静薬や精神安定薬の投与で鎮静・安楽を図ることも大切である.
	防御的退行	危機の意味するものに対して自分を守る時期. 衝撃に伴う圧倒的な混乱に耐えられず,自分はこれまでと何ら変わらないと自分を安心させ,いつも行ってきたことに必死に執着する. 現実を回避あるいは否認して,希望的思考にふける. 安寧感があり,非現実的な幸福感を示す.このバランスを崩す人や物は脅威と知覚され,敵意を向けられる. 身体状況は急性期を脱して回復してくるため,すべてのことが以前の状態に戻りつつあると解釈する.	安全(欠乏)のニードを充足する	防御的退行の状態やその結果として生じる行動を,その人が脅威から自分を守っている結果であると理解することが重要である. ありのままの姿を受け入れ,共感的・受容的態度で関わる. 保証された安全を基盤に,少しずつ現実に直面できるようになるのを待つ. 励ましたりして脅威の現実に目を向けさせようとすることは,その人の安全のニードを阻害し,その結果,さらに孤独に追いやり退行させてしまうため注意が必要である.
	承認	危機の現実に直面する時期. 失ったものは返ってこないという現実に直面し,衝撃の時期が再び繰り返される.しかし,現実から逃げても真の満足は得られないことを悟る. 自分はもはや以前の自分ではないことを知覚し,自分の価値を低く感じる. 深い抑うつや喪失感を示す.		現実を吟味する過程は痛々しいものであり,誠実な支持と力強い励ましが必要である. その人が,厳しい現実に対する洞察を深め,自分の行動の理由や不安の背後にある真の原因を究明できるように支援する.
		最初は,衝撃の時期のように,系統的な思考はできないが,次第に変化した現実を知覚し,自分を新しくとらえ直していく.そして自分はすべてを失ったのではないことに気づき,依然として自分に残っているものを今後の資源として認識する. 身体状況の著しい改善はみられなくなり,身体の永久的な変化に直面する.		
	適応	建設的な方法で積極的に状況に対処する時期. 修正した自己イメージと新しい価値観を発展させる. 自分のもつ資源を探求し,現実の限界と可能性を試す. 新しい満足感を得,不安や抑うつは徐々に軽減する. 現在の資源と将来の可能性という点から思考や計画が行われる. 視野は将来に向かって開かれている. 危機を,人生をより理解するための手段,今後起きるかもしれない危機への準備などと肯定的にとらえる. 身体状況は固定するが,補助具の使用によりハンディキャップの程度は少なくなる. 新しい身体で行動するとともに,合併症を予防し,利用可能な身体的資源を最大にするようケアを行う.	成長のニードを充足する	現実的な自己評価ができるよう,また,現実の能力や資源を活用して,満足が得られるような経験ができるよう支援する. 成長のニードに関連した行動は積極的に強化する.

4 事例で考えるフィンクのモデルを活用した危機介入

　以下，フィンクの危機モデルを活用して，具体的な危機介入の方法について述べる．

事例

　広田さんは 40 代前半の女性．市の検診で乳房にしこりがあると言われ，精密検査を受けた．以前にも乳房にしこりがあると指摘されたことがあり，そのときの精密検査の結果は乳腺症*であった．そのため，今回もきっと乳腺症だろうと思っていたところ，医師より，乳癌であることを告げられた．

〈衝撃の段階〉

　がんを告げられたとき，広田さんは頭がふわっと真っ白になった．医師に何を聞けばいいのか少しもわからないし，何も考えられない．「私が乳癌？……私はもう死ぬんだ」と思った．入院や治療についての医師の話もただ黙って聞いており，問いかけにも「はい，はい」と機械的に答えていた．どのようにして家に帰ったかは全く覚えておらず，気がついたら家にいた．

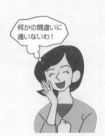

　死のイメージにも結びつくような病気に罹患したという脅威に直面して，心理的な衝撃を体験している．思考が停止し，機械的な行動しか行えない状態である．このような状態の患者に対しては，あらゆる危険から患者を安全に保護することが重要である．落ち着ける場所を用意して，温かく思いやりのある態度で広田さんに寄り添う．事故が起こらないよう，一人で帰宅できそうかをアセスメントし，必要によっては家族に連絡を取る．

用語解説 *

乳腺症

乳腺疾患の一つで，主に30代から閉経前後の女性に好発し，腫瘤，硬結を主訴とする．乳腺炎や乳癌とは異なる非炎症性・非腫瘍性病変で，エストロゲンやプロゲステロンの不均衡が原因の一つとして考えられる．

〈防御的退行の段階〉

　乳癌罹患の事実を聞いた夫が「何かの間違いじゃないか？」と言ったのを聞き，広田さんは「そうに違いない．何かの間違いだ」と思い，しばらくの間，病気のことは考えないようにした．

（何かの間違いに違いないわ！）

　自分の存在を脅かすような圧倒的な出来事に対して，自分を守っている状態である．自分を守るために，患者は，乳癌罹患の現実を否認したり，そのことについて考えることを保留しようとする．このような状態の患者に対しては，まず看護師が，こうした状態を「患者が脅威から自分を守っている結果である」と理解することが何よりも大切である．この理解を誤り，脅威の現実に目を向けさせようとする（例えば，自分のことだからしっかり考えるようにと促すなど）と，患者はさらに脅威を感じ退行してしまう．現実から目を背けようとする広田さんの姿をありのままに受け入れ，温かい思いやりのある態度でそ

ばに寄り添う．そして，時間とともに広田さんが次の段階に移るのを待つ．

〈承認の段階〉

　数日後，広田さんはそっと自分の乳房に手を当てた．医師が指摘したしこりがやっぱりそこにあった．乳癌の診断が間違いではないことを認めざるを得なかった．涙がどっとあふれた．「本当に私は死ぬんだろうか？　残された子どもはどうなるだろう？」と思うと身体が震えた．広田さんが真に現実に直面した瞬間であった．悲しく苦しい数日間を経て，「もうしかたない．頭を切り換えよう．かかったものは治さなくちゃ」と腹をくくった．

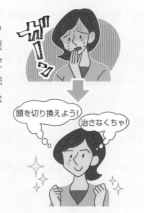

　乳癌罹患の事実に直面し，深い悲しみや強い不安に襲われた状態である．このような状態の患者に対しては，誠実な支持と力強い励ましのもと，患者が少しずつ現実に向き合えるようにすることが重要である．広田さんの悲しみや不安に共感的・受容的態度を示し，自分が力になりたいと思っていることを伝える．そして広田さんが，乳癌という病気や今後の治療について考えられるように援助する．

　広田さんは現実を認めた．しかし，現実がその人にとってあまりにも厳しいものであるときは，現実に圧倒されて自殺を考えたり，必死に自分を守ろうとして再び防御的退行の段階に逆戻りしてしまったりすることもある．そのような患者に対しては，まずは十分に安全のニードの充足を図る必要があり，その上で少しずつ，現実を見つめることができるよう支援する．

〈適応の段階〉

　広田さんは，自分がやらなければならないことは，まず手術を受けることだという考えに至った．すると，いろいろな疑問が出てきた．どのように手術するのだろう？痛いのだろうか？　どのくらい入院が必要なのか？　子どもの世話はどうしよう？

　広田さんは本を読んだり看護師にいろいろと質問したりするようになった．

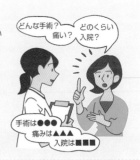

自分の置かれている状況によりよく対処するために，積極的に行動している状態である．本や看護師など，自分が利用し得る資源を総動員して，現実に対し建設的に取り組もうとしている．このような状態の患者に対しては，患者自身の能力や人的・物的資源を活用して，現実的に問題を解決できるように支援することが重要である．広田さんの対処行動を支持し，質問に適切に答え，さらに問題解決に必要な情報を提供する．そして広田さんが情報を正しく理解し，納得のいく意思決定ができるよう支援する．

■ 引用・参考文献

1) Caplan, G. 地域精神衛生の理論と実際．山本和郎訳．医学書院，1979．
2) 小島操子．看護における危機理論・危機介入：フィンク／コーン／アグィレラ／ムース／家族の危機モデルから学ぶ．第4版，金芳堂，2018．
3) ドナ・C・アギュララ．危機介入の理論と実際：医療・看護・福祉のために．小松源助ほか翻訳．川島書店，1997．
4) Fink, S.L. Crisis and Motivation：A Theoretical Model. Archives of Physical medicine & Rehabilitation. 1967, 48 (11), p.592-597.
5) 山本和郎．コミュニティ心理学：地域臨床の理論と実践．東京大学出版会，1986．
6) アブラハム・H・マスロー．完全なる人間：魂のめざすもの．上田吉一訳．第2版，誠信書房，1998．

重要用語

危機	状況的危機	予期的指導
発達的危機	危機介入	危機モデル

◆ 学習参考文献

❶ 小島操子．看護における危機理論・危機介入：フィンク／コーン／アグィレラ／ムース／家族の危機モデルから学ぶ．第4版，金芳堂，2018．
　危機および危機看護介入の概要がわかりやすく説明されている．後半では事例を用いた説明がなされており，理解を助ける．
❷ 小島操子ほか編著．危機状況にある患者・家族の危機の分析と看護介入：事例集．第2版，金芳堂，2017．
　危機モデルによる危機介入のプロセスをまとめた事例集である．危機モデルによるアセスメントおよび介入から患者・家族の危機回避までのプロセスが丁寧に書かれている．

15 適　応

学習目標

◉ 適応理論が成人の理解と看護に有効であることを知る.

◉ ロイ適応看護モデルを理解する.

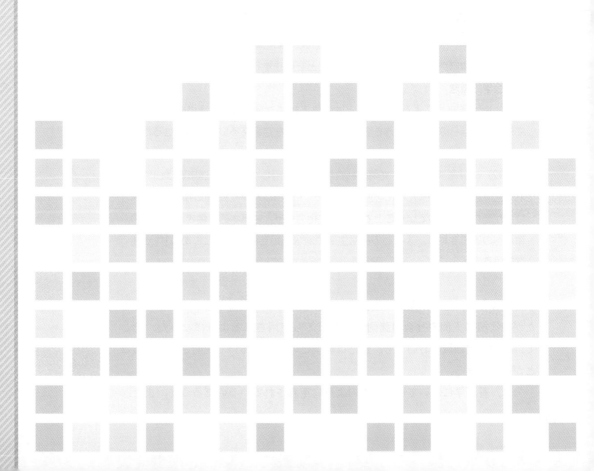

1 適応とは

　私たちの日常をみてみると，人は変化するさまざまな状況や環境の中で，自らを変化させながらその変化を受け入れる，または自らが環境に積極的に働きかけるという応答を繰り返しながら日々の生活を送っていることがわかる．

　人が環境への応答の結果により不均衡や緊張を緩和し，安定した日々の生活を送っている状況を，一般的に**適応**という．しかし，適応という言葉の意味は，生物学，生理学，心理学，社会学，看護学などそれぞれの立場によって異なる．

▶ 生物学的概念

　本来，適応は生物学的概念である順応（adaptation）から発展してきた概念である．生物学でいう適応は，生物が環境に適合して生存し，繁栄するための能力を指す．

▶ 生理学的概念

　生理学的適応は，これまでとは異なる環境に直面したとき，身体がその環境に適合することをいう．つまりヒトは，新しい環境条件に対する身体の適合性を高め，平衡状態をつくりだしているのである．アメリカの生理学者であるウォルター・キャノン（Cannon, W.B.）が提唱した恒常性（ホメオスタシス）がそれに当たる．

▶ 心理学的概念

　心理学辞典[1]によると，心理学における適応は環境からの要請に応えようとして，生活体自身が努力する必要があることを意味する．

▶ 社会学的概念

　新社会学辞典[2]によると，適応とは個体またはシステムが，環境条件の変化に対応して自らの行動や構造を変化させて，自己を存続あるいは発展させることであるとされている．さらに，社会学者の藤村は，文化の機能の視点から，井上（1992）の『悪夢の選択－文明の社会学』[3]を引用しながら，「適応とは日常生活を営み過ごしていくために必要な行動様式・作法などが社会的に用意され，人びとがそれを習得していくことである．文化のもっとも基本的な働きは，人間の環境への適応を助け，人びとの日常生活の欲求充足をはかることにある」[4]と述べている．

　このように，適応の概念は生物の生存や繁栄をとらえるために用いられてきたが，次第に人間や社会の諸側面においても使用されるようになった．そして，どの学問領域においても，適応は環境との関係において説明されていることが理解できる．

　では，看護学において適応はどのように定義されているのだろうか．また，

成人期にある人の看護を実践する上で，適応理論はなぜ有効であると考えられているのだろうか．

本章では多くの看護理論の中から，1960年代から現在まで発展し続けてきた，シスター・カリスタ・ロイ（Roy，C.）のロイ適応看護モデルを用いて，看護における適応の概念と成人看護学への適用について説明する．

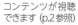
コンテンツが視聴できます (p.2参照)

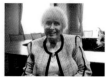

●ロイ先生からのメッセージ〈動画〉

2 ロイ適応看護モデルの概要と成人看護

1 ロイ適応看護モデルの前提

ロイ適応看護モデルは，ロイによって1960年代後半から現在に至るまで開発されてきた看護教育，看護実践，看護研究の方向性を示してくれるモデルである．アメリカに本部を置くRoy Adaptation Associationのコアメンバーによりモデルの検証研究が継続され，今もなお発展し続けている．

看護モデルには前提がある．ロイ適応看護モデルの前提は，理論生物学者のベルタランフィ（Bertalanffy，L.）の一般システム理論と，心理学者のヘルソン（Helson，H.）の適応レベル理論に支えられた科学的前提，ヒューマニズム（humanism）とヴェリティヴィティ（veritivity）*を基盤とした哲学的前提，さらに文化的前提がある．これらの前提は別々に存在しているわけではなく，全体性をもった統合体として働いている（ホーリズム，holism）と説明されている．それは，人間の身体，心理，社会，霊性，これらすべてが同等に大切であることを意味するものである．

ロイ適応看護モデルの基本的知識として最も重要な点は，**健康と病気をもつさまざまな状況に適応していく人々を理解する**ことにある．したがって，看護師は，その人の置かれている**状況**をよく理解すること，その人が**適応**していくために重要な**対処方法**について学んでいることが必要となる．

看護モデルには，看護が対象とする人間についての見方，健康についての考え方，人間と環境の関係について，そして看護の目標や看護活動について，理論家たちの見解が記述されている．看護学においては，この「**人間**」「**環境**」「**健康**」「**看護**」が重要概念として周知されている．以下，これらについて説明する．

2 ロイ適応看護モデルが示す「人間」「環境」「健康」「看護」

1 適応システムとしての人間

ロイ適応看護モデルにおいて，「人間」は**生理的様式，自己概念様式，役割機能様式，相互依存様式**の四つの適応様式をもつ，適応システムとして概念化

plus α
ベルタランフィ

Ludwig von Bertalanffy（1901-1972）はオーストリアの理論生物学者．生物体の機能を研究しながら「一般システム論」を着想，現代システム論の発展の先駆けとなった．システムとは「相互に作用し合う要素（サブシステム）の集合」によって成立するが，個々の要素を超えた存在である．一般システム理論は，そのありようを「物質－エネルギー」や「情報の流入－変換－流失」などの分析によって明らかにするが，彼はこれが人間社会に対しても応用し得ることを示唆した．

plus α
ヘルソン

Harry Helson（1898-1977）はアメリカの心理学者．順応水準について実験的な研究を行った．ヘルソンの順応水準の研究は，精神物理的比較判断や知覚にとどまらず，感情，動機づけ，学習，人格，対人行動の領域まで多岐にわたっている[1]．

用語解説*
ヴェリティヴィティ veritivity

ロイによって造られたことば．ラテン語のveritasに由来し，真理という意味をもつ．

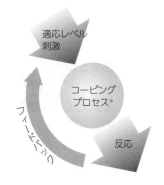

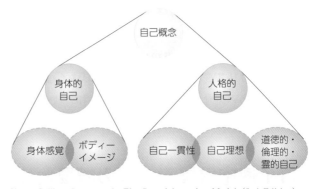

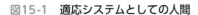

シスター・カリスタ・ロイ．ザ・ロイ適応看
護モデル．第2版，松木光子監訳．医学書院，
2010，p.42より改変．

Sister Callista Roy. et al. The Roy Adaptation Model (3rd Edition).
Prentice Hall, 2008, p.324 より改変.

図15-1　適応システムとしての人間　　**図15-2　自己概念様式**

されている．適応という言葉は，このモデルの科学的前提に不可欠な概念である．適応システムとしての人間の説明には，前述したベルタランフィの一般システム理論が用いられている．

　システムとしての人間は，**図15-1** に示すようにある刺激が入力されたとき，その刺激をその人がどのように認識し対処するかによって，生理的様式，自己概念様式，役割機能様式，相互依存様式に現れる反応（行動）が異なる．これは，その人のこれまでの経験や知識により，影響を受けたと考えられる適応の幅や対処方法の結果によるものと考えられる．例えば，初めて入院する人と，過去に入院の経験をもつ人の適応の幅や対処方法は異なる．前者の場合は後者に比べ，心配や不安が強いと推測される．ロイ適応看護モデルにおいて，対処と適応の過程は大変重視されている．

|1| 生理的様式

　最初に記述されている生理的様式とは，酸素摂取，栄養，排泄，活動と休息，防衛，感覚，体液，電解質，酸・塩基平衡，神経機能，内分泌機能などのいわゆる身体機能をいう．この中で，生理的様式における五つのニードとして酸素摂取，栄養，排泄，活動と休息，防衛を位置づけ，感覚，体液，電解質，酸・塩基平衡，神経機能，内分泌機能を調節器，認知器として位置づけている．生理的様式の理解には，解剖学や生理学，病態生理学などの知識が必要となる．

　成人看護においては，成人の健康問題を引き起こす可能性が高い疾患，病態，検査，治療について十分な知識をもち，生理的様式のアセスメントを行う．そして看護診断を挙げ，適切な目標と看護介入によって適応を促進するための介入が実践される．

|2| 自己概念様式

　自己概念様式とは，人間の心理的側面を表したもので，これを理解するには心理学の知識が必要とされる．**図15-2** に示すように，自己概念は身体的自己

用語解説 *
コーピングプロセス

コーピングプロセスとは
環境の変化に対する反応
で，先天的なものと後天
的なものがある，とされ
る．

と人格的自己の二つの下位領域をもち，身体的自己は身体感覚，ボディーイメージ，人格的自己は自己一貫性，自己理想，道徳的・倫理的・霊的自己の構成要素から成る．自己概念様式は，その人が自分自身をどのようにとらえているか，例えば，脳卒中で運動麻痺や失語を来した患者が，自分の状況をどのように思っているか，感じているか，不安や心配はないか，将来どうなりたいと思っているか，信念は何かなどで表される．

　患者の自己概念をアセスメントすると，置かれた状況により，患者は「自尊心が低下している」「無力感を感じている」「不安が強い」「ボディーイメージが障害されている」など，さまざまな心理的な状況にあることがわかる．看護師は，患者の自尊感情が肯定的なものになるように，不安が軽減するように，目標を見いだすことができるように，適応に向けて看護介入を行う．

|3| 役割機能様式

　役割機能様式は，人間の社会的な側面としてとらえられている．役割機能様式を理解するためには，社会学の知識が必要となる．特に役割理論は重要である．役割機能様式において看護師は，患者の年齢や性に始まり，患者が担っている家庭や社会，地域における役割を知り，病気がその役割に及ぼす影響と，担っている役割が患者役割に及ぼす影響についてアセスメントする．

　人間は社会的な存在であり，誰もが多くの役割を担って日常生活を営んでいる．特に成人期の人々は，家庭や社会において責任ある役割を担っていることが多い．このような人が病気や事故で入院を余儀なくされたとき，多くの人は家庭における役割や職場における役割が気にかかり，患者として治療に専念するのが困難になる場合がある．看護師は，患者の役割機能様式をアセスメントし，患者としての役割を優先して生活できるように，患者の環境を調整する支援を行う必要がある．

|4| 相互依存様式

　相互依存様式は，親密な人間関係を表す．患者にとってのキーパーソンやサポートシステム*の有無，患者とキーパーソン，サポートシステムとの関係について検討する．キーパーソンやサポートシステムの存在，その人たちとの親密な関係（与えられるものを感謝して受け取ることができること，自らも相手に与えることができること）は，患者の健康障害からの回復にポジティブな刺激となる．

❷ 適応システムとしての環境

　「環境」は，個人および集団の発達や行動に影響を与えるあらゆる条件，状況，影響因子と定義され，人に影響を与える刺激としてとらえられている．さらに，その刺激は，当面その人が直面している刺激（**焦点刺激**＊：focal stimuli），焦点刺激以外で実在するすべての刺激（**関連刺激**＊：contextual stimuli），現状では測定不可能な刺激（**残存刺激**＊：residual stimuli）の3層に分類されている．この刺激の分類には，ヘルソンの適応レベル理論が用いら

適
応

用語解説＊
サポートシステム
愛情と発達の充足を達成するためにその人が関わりをもつ個人，集団，組織をいう．

焦点刺激
人に影響を与える刺激のうち，最も対処を必要とするもの．脳梗塞による片麻痺などが該当する．

関連刺激
焦点刺激とともに存在し，焦点刺激以外で実在するすべての刺激．片麻痺（焦点刺激）で生じる麻痺側の感覚障害や，麻痺側の肩関節の疼痛などが該当する．

残存刺激
人に影響を与えているかもしれないが明確ではなく，現状では測定できない刺激．片麻痺で自尊感情が低下している人の真面目な性格などが該当する．

れている.

　看護師は，眠れない，表情が暗い，人と話さないなどの患者の様子を観察した場合は，その行動に影響を与えている刺激を検討する．例えば，機能障害のために退院後の社会復帰を心配している，キーパーソンがいない，社会資源に関する知識が不足している，といったことである．これらが患者に影響を及ぼしている刺激であり，環境である．そして，これらの刺激のなかで焦点刺激，関連刺激，残存刺激はそれぞれ何かを検討する．看護師はこの刺激を変化させ，減少させるための介入を検討し，実践する．これが後に述べる看護活動である.

3 適応システムとしての健康

　「健康」は，全体性をもって統合された人間であること，またそのようになる過程と定義されている．では，全体性をもって統合された人間とは，どのような状況にある人をいうのであろうか.

　例えば，交通事故で車椅子の生活を余儀なくされた40歳男性の言語聴覚士の場合を考えてみる．彼は二度と歩けなくなった自分の身体を嘆いたが，家族や同僚のサポートにより，今では車椅子で仕事に復帰し他の患者に勇気を与えている.

　また，53歳の車のセールスマンは，左の脳出血による右の片麻痺と失語症の後遺症がある．人生の再構築を目指して努力する父親の姿に子どもたちが贈った，「今のお父さんのほうが好き」という言葉に支えられ，リハビリテーションに挑み職場復帰を果たした．彼は，「こんな体になって死んでしまいたいと思った時期もあったが，元気なときの自分のままだったら家族に嫌われていたかもしれない．病気になって，父親として，夫としての自分を取り戻した．会社の人やお客さんとの関係も今のほうが良くなった．病気が教えてくれたことがある」と語った.

　自分自身も大変充実した生活を送っているという彼らは，病気の前と同じように身体が回復することはない．しかし，全体性をもって統合された，全体としての人間という視点に立って健康をとらえると，彼らは「健康」であるといえる．また，そのようになろうと努力している人も「健康」であるといえる．ロイ適応看護モデルにおける「健康」は，このようにとらえられている.

4 適応システムとしての看護

　「看護」の目標については，生理的様式，自己概念様式，役割機能様式，相互依存様式の四つの適応様式における個人と集団の適応を促進し，健康と生命・生活の質・尊厳ある死に貢献することであると述べられている.

　つまり，人間が健康なときも病気のときも，置かれた状況（環境）に対して，常にその人自身が自分を変化させたり，積極的に環境に働きかけたりできるようにすることが看護の目標であり，看護師の役割である.

　具体的な看護活動は，看護過程を用いて実践される．ロイ適応看護モデルに

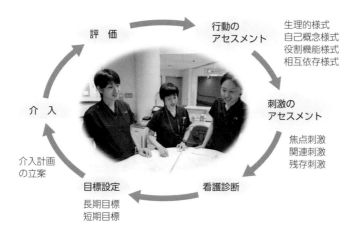

生理的様式
自己概念様式
役割機能様式
相互依存様式

焦点刺激
関連刺激
残存刺激

長期目標
短期目標

介入計画
の立案

図15-3　ロイ適応看護モデルに基づく看護過程

おける看護過程は, 図15-3 に示すように行動のアセスメント, 刺激のアセスメント, 看護診断, 目標設定, 介入, 評価の 6 段階で構成されている.

　まず, 患者の生理的様式, 自己概念様式, 役割機能様式, 相互依存様式の行動をアセスメントする. 次に行動に影響を与えている刺激をアセスメントする. アセスメントされた刺激は前述したヘルソンの適応レベル理論の順応水準が基盤となり, 焦点刺激, 関連刺激, 残存刺激の三つに分類できる.

　アセスメントの結果, 看護診断が導き出される. そして, 患者の目標を設定し, 刺激のアセスメントで抽出された刺激に対して, 介入計画を立案し, 介入し, 評価する. これがロイ適応看護モデルに基づく看護過程である.

　成人期は, 人間の生涯で最も長い時期である. 家庭や社会の中で責任ある役割を担い生活する成人期の人々が病気になり, 障害を残し再び人生の再構築に挑むとき, 与えられた環境に適応していく過程で行われる適応を促進するための看護は, 成人看護の実践に示唆を与えてくれる. 大人として, これまでできて当たり前だったことができなくなってしまった人が, 自分の生活や人生を再構築していく過程には, 「人間」の弱さや強さが交錯する. この過程に適応を促す要素があるといえる. 看護師は, このような患者の適応の過程に関わることで, 自らも成熟していくのである.

3　事例で考えるロイ適応看護モデル

　右視床出血で左の片麻痺と半側空間無視を呈し, 身体可動性の障害, 自尊感情状況的低下を来した56歳男性の看護について, ロイ適応看護モデルを用いて検討する. ロイ適応看護モデルに基づく看護過程は, 生理的様式, 自己概念様式, 役割機能様式, 相互依存様式の四つの適応様式の行動のアセスメントから開始される. 以下に, 四つの適応様式における病棟転入後の行動のアセスメ

285

事 例

患者：大石さん，56歳，男性

医学診断：右視床出血

現病歴：1月4日午前3時ごろ，台所で大きな物音がしたため妻が確認すると，テーブルの横に大石さんが倒れていた．意識レベル低下，頭痛，嘔吐，左半身の運動麻痺を認め，救急搬送となった．入院時の頭部CT検査の結果，右視床出血と診断され，手術は行わず降圧薬と止血薬を投与し経過を観察することになった．
2月25日，リハビリテーションの目的で回復期リハビリテーション病棟に転入．左片麻痺，構音障害，高次脳機能障害（注意障害，半側空間無視，自発性低下）に対してリハビリテーションが開始された．

既往歴：高血圧（15年前に職場の健診で指摘され，治療を受けていた．しかし，5年前から治療を中断している）

アレルギー：なし

喫煙習慣：なし

飲酒習慣：あり（入院前にビール中瓶1本を毎日飲んでいた）

生理的様式	1. 酸素摂取	換気パターン（呼吸数14回/分，整），呼吸音（全肺野呼吸音清明），主観的体験（呼吸苦なし，息切れなし），酸素濃度（酸素投与なし，SpO₂98%），脈拍（リズム整），血圧（128/68mmHg，降圧薬内服中），診断検査（心電図異常なし），生理的指標（異常なし）
	2. 栄 養	食習慣（塩辛い味付けを好む），栄養所要量の基準（エネルギー必要量1,600kcal/日），味覚と嗅覚（味覚，嗅覚ともに異常なし），口腔の状態（舌苔あり），食欲と口渇（食欲あり，口渇なし），身長と体重（165cm，75kg，BMI 27.5），食物アレルギー（なし），痛み（なし），食物摂取の方法（経口摂取），臨床検査指標（TP6.5mg/dL，Alb4.8mg/dL）
	3. 排 泄	①排便：便の性状（軟便，1日1回），腸音（亢進傾向），痛み（なし），検査所見（便潜血なし） ②排尿：尿の量と性状（淡黄色，1,200mL/日），排尿の回数と尿意切迫（1日5回，尿意あり，尿意切迫なし），痛み（なし），検査所見（尿検査，潜血なし，タンパクなし，糖なし）
	4. 活動と休息	①可動性身体的活動（リハビリテーションを毎日2時間半実施，その他は臥床），運動機能（左片麻痺あり），機能のアセスメント（食事：セッティングに介助必要，更衣：全介助，入浴：シャワーチェア使用，全介助，排泄：立位不安定で全介助），筋束と筋緊張（両下肢筋力低下あり，左半身は運動麻痺のため筋緊張低下が強い），筋力（右上下肢MMT4/5，左上下肢MMT1/5），関節可動性（拘縮はないが，左半身を自力では動かせない），姿勢（常に左に傾く），歩行（理学療法で訓練中，病棟では歩行不可），運動協調性（ぎこちない動き），②休息：毎日の休息の量と質（夜間は睡眠薬を使用して7時間睡眠．中途覚醒2回），睡眠パターン（日中眠ることがある），睡眠遮断の徴候（物音，おむつ交換で覚醒）
	5. 防 衛	①先天性免疫：病歴（既往なし），皮膚（正常），手術創に伴う痛みと皮膚の状態（手術実施なし），毛と爪（張りあり，損傷なし），発汗と体温（体温36.5℃で調整可），粘膜（損傷なし），消化器系（異常なし），炎症反応（なし），検査所見（WBC6,500/μL，CRP0.3mg/dL），②特異的免疫システム：免疫反応の徴候（免疫反応なし），免疫の状態（良好），検査（異常なし）
	6. 感 覚	①視覚（老眼鏡使用．左半側空間無視のため左の認識が困難），②聴覚（異常なし，ウェーバー試験：左右差なし，リンネ試験：骨伝導…右8秒左9秒，気伝導…右15秒左13秒），③触覚（左側の感覚が右に比較して弱い），④痛み（左肩関節に疼痛あり）
	7. 体液，電解質，酸・塩基平衡	酸素摂取（異常なし），栄養（良好），排泄（夜間尿失禁を認める．電解質バランス異常なし），活動と休息（疲労を訴える．脱水傾向なし），防衛（ツルゴール良好），神経系の機能（意識レベル変動なし），検査所見（Na，K，Cl共に正常値）
	8. 神経機能	1）認知：①入力プロセス；覚醒と注意（意識レベルJCS2，覚醒良好，注意障害のため注意の集中が持続しない），感覚と知覚（左半身触覚異常あり，視力・聴力異常なし），②中央処理プロセス；コード化，概念形成（入院中であることを理解している，治療の必要性についても理解し行動している），記憶（軽度短期記憶障害あり），言語（構音障害あり，失語なし，言語理解良好），③出力プロセス；計画作成（可能），運動反応（動作の遅れあり） 2）意識：意識レベル（JCS2），運動反応（動作の遅れあり），痛みに対する反応（俊敏），見当識と知覚のレベル（良好），バイタルサイン（異常なし）

生理的様式	9. 内分泌機能	酸素摂取（異常なし），活動と休息（異常なし），栄養（異常なし），体液，電解質，酸・塩基平衡（異常なし），排泄（異常なし），防衛（異常なし），感覚（異常なし），神経機能（異常なし），構造的発達（発達異常なし），検査（ホルモン検査すべて異常なし，血糖値88mg/dL：空腹時）
自己概念様式	1. 身体的自己	①身体感覚：急に体が思うように動かなくなった．左が動かない，②ボディーイメージ：運動が得意で筋肉が自慢だったが，やせてしまった．
	2. 人格的自己	①自己一貫性：「歩けるようになるかどうかが心配．家族や仕事のことが心配．人の手を借りるのは情けない」と話す，②自己理想：「仕事に復帰したいが，できるだろうか．もうだめかもしれない」と落ち込んだ表情で話す，③道徳的・倫理的・霊的自己：曲がったことが嫌い．何事も一生懸命に取り組む．誠心誠意，努力する
役割機能様式	1. 一次的役割	56歳男性，発達課題：生殖性と停滞
	2. 二次的役割	高校の英語教師として34年間働いている．現在は休職中．職場や生徒に迷惑をかけている，早く復帰しなければと繰り返し訴える．父親としては「こんなことになって娘たちに迷惑をかける．こんな姿はあまり見せたくない．下の娘はまだ学費がかかる」と話す．夫としては「妻も仕事をしているのに，毎日仕事帰りに会いにきてくれる．心配をかけている．妻が倒れないといいが……」と話す．
	3. 三次的役割	高校の部活動顧問，地区公民館役員．現在は一時的に交代を依頼している．他者に迷惑をかけていると心配している．
	4. 患者役割	リハビリテーションの治療は拒否なく受け，服薬やセルフケアもサポートを受けながら実施している．
相互依存様式	1. キーパーソン	妻（53歳）．大石さんは妻の体調を気にしている．妻は毎日，仕事が終わった後に面会に来る．互いのことを思いやり，関係は良好である．妻は「夫は仕事に復帰できるかを心配して落ち込んでいます．一日も早く元気になって家に帰ってきてほしい」と話している．
	2. サポートシステム	娘が2人．長女は最近，大学を卒業し一般企業に就職した．次女は現在，大学1年生である．2人とも週末に面会に来ているが，会話は少ない．

ントを記述する．

　以上のアセスメントの結果から考えられる看護診断（NANDA-I）として，セルフケア不足：摂食／更衣／入浴／排泄，身体可動性障害，半側空間無視，自尊感情状況的低下が挙げられた．

　ここでは，病棟転入後の行動のアセスメントから抽出された身体可動性障害と自尊感情状況的低下について行動のアセスメント，刺激のアセスメント，看護診断，目標設定，介入，評価を行う．

1 身体可動性障害への介入例

|1| 行動と刺激のアセスメント

　まず表15-1に示すように，身体可動性障害の行動のアセスメントは，自力で体位変換ができない，自力で左側の肩関節，肘関節，手関節，股関節を動かせない，関節の拘縮はない，歩行ができない，姿勢が不安定であることが観察された．

　これらの行動に対する刺激としては，まず行動に最も直接的に影響を及ぼしている刺激である焦点刺激に，右視床出血に関連した左片麻痺が挙げられた．

表15-1　身体可動性障害の行動，刺激のアセスメント，目標，介入計画

行動の アセスメント	刺激のアセスメント／ 看護診断	目標と介入計画
・自力で体位変換 　ができない ・自力で左側の肩 　関節，肘関節，手 　関節，股関節の可 　動ができない ・関節の拘縮はな 　い ・歩行ができない ・姿勢が不安定で 　ある	F：右視床出血に関連した左片麻痺 　（MMT1/5） C1：長期臥床に伴う筋力低下 C2：半側空間無視 C3：注意障害 C4：自発性低下 C5：夜間の休息が不十分で疲労感が強 　　い C6：麻痺側の感覚障害 C7：麻痺側の肩関節の疼痛	**長期目標**：3月30日までに，ベッド上での起き上がり動作 　ができるようになる． **短期目標**：3月1日までに，自力で右側臥位をとることがで 　きる．／3月14日までに，ベッド柵を持ち5分間安定し 　て端座位をとることができる． **介入計画** FとC1，C6，C7に対して ・良肢位を保持するため，ベッド上，車椅子乗車時のポジ 　ショニングを検討する（枕の種類，挿入位置，高さについ 　てリハビリテーション担当者と検討し，麻痺側の肩関節と 　骨盤を前に出す）． ・麻痺側を触るときは，必ず患者に声をかけ，関節をはさむ 　ようにして両手で保持する． ・麻痺側上肢は，常に患者の視界に入るところにあるか確認 　する．
	ND♯身体可動性障害	C1とC5に対して ・毎日1回，MMTと耐久性を評価する． ・リハビリテーション前後の疲労感と，休息による回復につ 　いて患者に尋ねる． ・20分程度の休息で覚醒状態が良好となるので，活動と休 　息のバランスを検討する．夜間の睡眠状況を継続してモニ 　タリングする． C2とC3，C4に対して ・左側より右側から話しかけるほうが理解が良好なため，運 　動の協力を得るときは患者の右側から説明を行う． ・説明は端的に，患者が理解しやすい言葉を用いる．また， 　口頭指示の理解が困難なときは，手を添えて誘導する．

注）F（focal stimuli）は焦点刺激，C（contextual stimuli）は関連刺激，R（residual stimuli）は残存刺激，NDはNANDA-I看護診断を示す．

次に関連刺激として，長期臥床に伴う筋力低下，半側空間無視，注意障害，自発性低下，夜間の休息が不十分で疲労感が強い，麻痺側の感覚障害，麻痺側の肩関節の疼痛が挙げられた．現状では測定不可能な刺激である残存刺激については，本事例では抽出できなかった．

│2│看護診断

以上の行動と刺激のアセスメントの結果から，看護診断は身体可動性障害*と特定された．看護診断の確定には，NANDAの看護診断を用いた．

│3│患者の目標

身体可動性障害に対する患者の目標として，長期目標と短期目標を検討する．大石さんの場合は，3月30日までにベッド上での起き上がり動作ができるようになることを長期目標として設定した．短期目標は，3月1日までに自力で右側臥位をとることができる，3月14日までにベッド柵を持ち5分間安定して端座位をとることができる，と設定した．当然これらの目標は，大石さんとともに検討して決定された．

│4│介入

目標が決定すると，次は介入計画を立案する．ロイ適応看護モデルにおける看護過程では，介入計画は刺激のアセスメントで抽出された刺激に対して検討

用語解説 *

身体可動性障害

胴体あるいは一つ以上の四肢の，自力での意図的な運動に限界のある状態（NANDA-I，看護診断2018-2020，p.262）．

される．したがって，表15-1 に示すように，どの刺激に対してどのような介入を行うかを記述する．そうすることで看護師自身の行動の意味づけが明確となり，患者や家族，また他職種に対して，何のために行うのかを自信をもって説明できる．

立案した計画に沿って介入した結果，Aさんは，自力で右側臥位をとるという短期目標を予定どおり3月1日までに達成し，柵を持ち安定した端座位をとることも3月14日までに可能となった．しかし，長期目標（ベッド上での起き上がり動作）は，予定した3月30日までの達成はできなかったため，引き続き介入し，約2カ月で達成した．

2 自尊感情状況的低下への介入例

次に，表15-2 に示す自尊感情状況的低下の看護過程について説明する．

1 行動と刺激のアセスメント

まず，行動のアセスメントでは，「歩けるようになるかどうかが心配」「家族のこと，仕事のことが心配」「人の手を借りるのは情けない」「仕事に復帰したいけどできるだろうか」「もうだめかもしれない」と落ち込んだ表情で話すな

表15-2 自尊感情状況的低下の行動・刺激のアセスメント，目標，介入計画

行動の アセスメント	刺激のアセスメント／ 看護診断	目標と介入計画
・今は，歩けるようになるかどうかが心配 ・家族のこと，仕事のことが心配 ・人の手を借りるのは情けない ・仕事に復帰したいけど，できるだろうか ・もうだめかもしれない と落ち込んだ表情で話す	F：左片麻痺により自分の身体を自分でコントロールできないこと C1：今後の生活に対する不安 C2：教師・父親・夫としての役割が今までのように果たせないこと C3：将来の見通しが立たないこと R：真面目な性格 ND＃自尊感情状況的低下	長期目標：5月31日までに，自分の身体を自分でコントロールできているという感覚をもつことができる． 短期目標：3月31日までに，情けない，だめかもしれない，迷惑をかけるという発言の回数が減少する． **介入計画** Fに対して ・セルフケア不足や身体可動性障害に対して介入した結果，できたことに対しては必ず患者が認識できるように，結果を返していく． ・身体機能の回復については，リハビリテーションの担当者と協力し，安楽な体位の工夫，獲得できた機能，治療の結果について患者にわかるように，写真や動画を用いて説明する． C1，C3に対して ・キーパーソンや，サポートシステムである妻や娘と協力し，今後の生活設計を立てる． C2に対して ・教師としての役割については，実習中の看護学生に英語を教える機会を設定する． ・父親としての役割については，看護師が娘に患者の気持ちを代弁し，患者と娘が今の状況に対する互いの気持ちを話し合う場を設定する．役割機能様式のアセスメントを常に行う． Rに対して ・努力をすれば結果がついてくる，と今までの生活の経験から強い信念をもっており，この信念は，リハビリテーションの積極的な取り組みを促進する刺激となる可能性がある．患者が努力してよい結果が出たときは，積極的にフィードバックする．

注）F（focal stimuli）は焦点刺激，C（contextual stimuli）は関連刺激，R（residual stimuli）は残存刺激，NDはNANDA-Ⅰ看護診断を示す．

どの行動が観察された.

これらの行動に影響を及ぼしている焦点刺激には，左片麻痺により自分の身体を自分でコントロールできないことが挙げられた. 関連刺激は，今後の生活に対する不安，教師・父親・夫としての役割が今までのように果たせないこと，将来の見通しが立たないこと，などが挙げられた. 残存刺激には真面目な性格が挙げられた.

|2| 看護診断

以上の行動と刺激のアセスメントの結果から，看護診断は自尊感情状況的低下*と特定された.

|3| 患者の目標

自尊感情状況的低下に対する長期目標は，5月31日までに，自分の身体を自分でコントロールできているという感覚をもつことができる，とした. 短期目標は，3月31日までに，情けない，だめかもしれない，迷惑をかけるという発言の回数が減少するとした.

|4| 介入

介入計画は表15-2に示すように，身体可動性障害と同様に，アセスメントで抽出された刺激に対して立案した. 本計画では，患者自身の認識に働きかけたり，家族との調整を行ったり，他職種や看護学生の介入への参加も促した.

介入の結果は，「情けない，だめかもしれない，迷惑をかけるという発言の回数が減少する」と設定した短期目標については，約3週間で達成できた. 特に看護学生に英語を教えるという介入は，患者の表情を豊かにし，自分が役に立っているという認識へと変化させた. さらにこの介入に対しては，自ら「今日は英語の勉強は何時にしますか」と発言するようになった. 5月31日までの予定で設定した長期目標の「自分の身体を自分でコントロールできているという感覚をもつことができる」については，セルフケアの向上に伴い，少しずつではあるが「できる」という感覚へと変化してきた.

以上のように，身体可動性障害と自尊感情状況的低下が認められた大石さんの行動は，適応行動となり目標は達成された. この事例からもわかるように，成人期にある人々が健康を障害すると，疾患の特徴や発達課題から身体機能のみでなく，心理・社会的側面に複雑な問題を有することとなる.

看護師は，成人期の人々の健康を脅かす病気や生活習慣，発達課題における社会からの期待などについて，十分に理解し看護活動を行わなければならない. そして，その病気が慢性疾患であったり後遺症を呈したりした場合は，その病気や障害を患者自らが引き受けて，生活や人生を再構築するよう看護活動を行うことが望まれる.

ロイ適応看護モデルにおける看護は，常にさまざまな状況に置かれた人々を理解することに始まる. そして，人々が状況や環境に適応できるようにサポー

トすることを期待されている．適応は，時に自分自身を変化させながら，時に環境への積極的な働きかけを通して行われる．それを可能にするために，私たちは状況に対するコーピング能力を高めていくことが必要といえる．

📕 引用・参考文献

1) 外林大作ほか編．誠信 心理学辞典．誠信書房，1981.
2) 森岡清美ほか編．新社会学辞典．有斐閣，1993. p.1033.
3) 井上俊．"日本文化の100年－「適応」「超越」「自省」のダイナミクス"．悪夢の選択－文明の社会学．筑摩書房，1992.
4) 長谷川公一ほか．社会学．有斐閣，2007.
5) Sister Callista Roy. et al. The Roy Adaptation Model Third Edition. Pearson Education, Inc., 2009.
6) ロイ，C．ザ・ロイ適応看護モデル．第2版，松木光子監訳．医学書院，2010.
7) ロイ，C．ほか．座談会：カトリシズムとロイ理論．聖マリア学院紀要．第14巻，聖マリア学院紀要編集委員会，1999.
8) 日高艶子．ロイ適応看護モデルの概要とモデルの理解をサポートする基本文献．看護と情報．2009, 16, p.1-4.
9) ラザルス，R.S．ほか．ストレスの心理学：認知的評価と対処の研究．本明寛ほか監訳．実務教育出版，1991.
10) ルネ・デュボス．人間と適応：生物学と医療．第2版，木原弘二訳．みすず書房，1982.
11) 伊藤眞次ほか編．適応と脳ホルモン．理工学社，1979.
12) ベルタランフィ，L.V．一般システム理論．長野敬ほか訳．みすず書房，1973.
13) 加藤正明ほか編．新版精神医学事典．弘文堂，1993, p.561.
14) T．ヘザー・ハードマン編．NANDA-I 看護診断：定義と分類2018-2020．日本看護診断学会監訳．医学書院，2018.
15) 牧野達郎編．知覚の可塑性と行動適応．ブレーン出版，1998.
16) キャノン，W.B．からだの知恵：この不思議なはたらき．講談社，1981.

📎 重要用語

適応	環境	対処
順応	ロイ適応看護モデル	成人期

◆ 学習参考文献

❶ シスター・カリスタ・ロイ．ザ・ロイ適応看護モデル．第2版，松木光子監訳．医学書院，2010.

本書は，2009年に米国で出版されたThe Roy Adaptation Model（3rd Edition）の翻訳書である．シスター・カリスタ・ロイが40年にわたり開発してきた看護モデルの集大成ともいえる．さまざまな状況に置かれた人々の適応を促すための看護について，示唆を与える文献は本書をおいて他にないといえよう．

16 自己効力

学習目標

◖ 自己効力理論が成人の理解と看護に有効であることを知る.

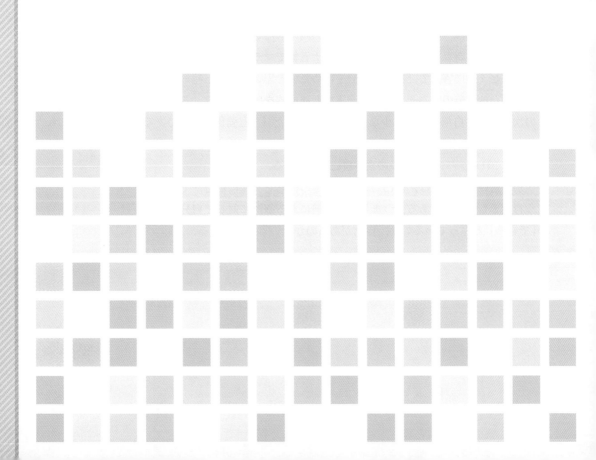

1 自己効力とは

　自己効力（self-efficacy）とは，心理学者アルバート・バンデューラ（Bandura, A.）が提唱した概念である．バンデューラは，人間の行動は学習によって修正され，改変されると考えた．何かある見本があったり，ある行動をとったことで受ける賞賛や非難，あるいは負傷や不慮の災難による経験などが，プラスであれマイナスであれ何かしらその後の同様の行動に，はっきりとした影響を及ぼすというのである．臨床心理学では，これを**行動変容**（behavior modification）と呼ぶ．行動修正ということもあるが，ある不健康な習慣，例えば喫煙をやめさせるとか，消費者にある商品への購買意欲を高めさせるといった場面などで，人の行動を修正したり誘導したりしようとする際の糸口になる．

　バンデューラは，学習の研究でまず**モデリング**（modeling）という概念を提唱した．モデリングとは行動の動機づけの一種で，自分が尊敬し，憧れ，共感できる他者（先輩やアイドル，タレントなど）と一体感をもちたいと，その人の持ち物やしぐさ，行動などを模倣する行動のことである．若者のファッションや髪型などにその例がみられる．教育の場でもそれがプラスに働けば，先生のようになりたくてその科目の勉強に熱心になったり，ほめられたくて張り切ったりすることがある．パブロフの犬と違うのは，私たちがそれを評価し，価値を認め，自分の行動に移植しようとするところである．

　お手本や憧れの対象が自分の外ではなく，自分もできた，という自身の行動の結果であれば，価値認識の対象は自身の内にあるということになる．マラソンランナーの有森裕子さんは，バルセロナ五輪でマラソンを走りきったとき，インタビューに答えて「自分で自分をほめたいと思います」と語った．このとき，彼女は自分の行為そのものに充実感と達成感を感じており，それは，彼女の次の行動に自信となって少なからず反映された（自己強化）はずである．そして，「自分は，これくらいまではできる」という気持ちをもつこともできるだろう．これが，バンデューラの言う自己効力である．

　別の言い方をすれば，自己効力とは「その行動を実際に自分ができる」という自信をもつことである．つまり，目の前にある課題に対して自分はどれだけ「できる」と思っているのか，自信があるのかということである．

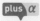

バンデューラ

Albert Bandura（1925-）は1970年代，社会的学習理論を社会的認知理論へ発展させた心理学者．スタンフォード大学教授を長く務めた．人間の行動は，人間，環境，行動が相互に影響し，規定しあっているという三者間相互決定主義を提唱し，特にこの中でも行動における自分自身の能力のとらえ方（認知）を重要視した．

パブロフの犬

食事のたびにベルを鳴らすと，やがてベルの音を聞いただけで唾液が分泌されるようになるというような，ある反射をもたらす刺激とは全く無関係な刺激を関連付けて与え続けると，無関係な刺激だけでその反射が起こるようになる．古典的条件付けと呼ばれ，ロシアの生理学者，パブロフの犬による実験が有名である．

1 行動変容のための二つの鍵

バンデューラは，自己効力という概念を手がかりに，人が行動変容に成功するための鍵として，行動の先行要因である**結果予期**（outcome expectancies）と**効力予期**（efficacy beliefs）の二つを示した．課題となっている行動がどのような結果をもたらすかという「結果に対する期待，予想」を結果予期といい，その結果を生み出すために必要な行動を自分はどの程度できるかという予期，つまり，結果を出すための手段に対する「信念」を効力予期という．これら，自己効力に関わる結果予期と効力予期の関係を図16-1に示す．

特にバンデューラは，人の行動を修正するためには，結果予期に働きかけるよりも，むしろ効力予期，すなわち「自分にはできるという自信」を深める働きかけが有効であると主張した．

例えば喫煙者がたばこをやめるのは健康によいとわかっている（高い結果予期）にもかかわらず，たばこをやめられない，やめる自信がない（低い効力予期）とき，また，ひょっとしたら自分にも禁煙できるのではないか（高い効力予期）と思っていても，禁煙することによるデメリットがある（低い結果予期）ときは，禁煙に踏み切れない．つまり，たばこをやめることで自分の望む結果が得られると確信し（高い結果予期），禁煙のプロセスの中でさまざまな障害に出くわしても，「たばこを吸わずに状況に対処していける」という自信（高い効力予期）を身につけられれば，行動変容は成功するという考え方である．

plus α
**自己効力と
自己効力感**

狭義には，自己自身の効力予期のことを自己効力（self-efficacy）といい，自己効力が認知された状態を自己効力感（perceived self-efficacy）と使い分けている．自己効力という概念の使われ方には，いくつかの層，次元があり，バンデューラの用語法は常に一定ではない．

16

自己効力

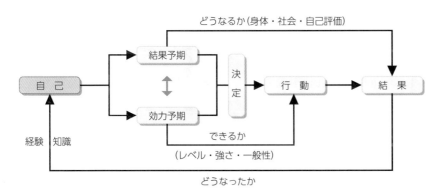

藤田恵璽. 学習評価と教育実践. 金子書房, 1995, p.125, （藤田恵璽著作集, 1）より改変.

図16-1　結果予期と効力予期：バンデューラの図式を修正して作図

◼1 効力予期と結果予期の高低の違いによる状態

またバンデューラは，効力予期と結果予期の高低の違いによる4パターンを想定し，それぞれのパターンにおける人の行動と情緒的状態について説明している（図16-2）.

パターンⅠは，目的意識が明確で，行動を達成できるという自信に満ちあふれており，課題となる行動についても肯定的な結果を予測するタイプである.また，その結果に対しても高い価値を置いており，個人的な満足も感じやすい.

パターンⅡは，課題となる行動について肯定的な結果を予測しているが，その行動を実行する自信がない，つまり「わかっているけど，できない」タイプである.このタイプは，実行したほうがよいと思っているが，失敗体験の繰り返しなどにより自分には力がなくできないなどと劣等感を抱きやすく，落胆（気落ち）しやすい.

パターンⅢは，課題となる行動を起こす自信はあるが，その行動を起こすことについて否定的で，意味を見いだせないタイプである.そのため，不平・不満などが強く，課題実行に対して抵抗感を示したり，周りの状況を否定するような行動を起こそうとしたりする.

パターンⅣは，課題となる行動について価値が見いだせず，かつ，その行動を実行する自信もないタイプである.そのため，あきらめや無関心，無力感などをもちやすく，四つのタイプの中では最も行動を促しにくい.

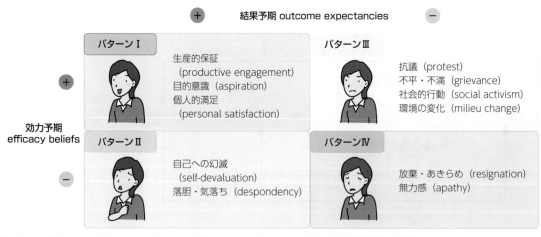

Bandura, A. Self-efficacy : The exercise of control. W.H. Freeman and Company, 1997, p.22 より横山悦子が翻訳.
安酸史子ほか編著. ナーシング・グラフィカ 成人看護学③セルフマネジメント. 第3版, メディカ出版, 2015, p.58.

図16-2　効力予期と結果予期の高さの違いによる行動的情緒的状態（Bandura, 1997）

2 結果予期の下位概念

行動変容を読み解くための鍵の一つが，結果予期である．

結果予期は，身体，社会，自己評価という三つの下位概念から構成されている．それぞれに，正（プラス）と負（マイナス）の面がある．正の結果予期があれば，行動への動機づけは高まる．負の結果予期がある場合でも行動を起こす可能性はないわけではないが，動機づけはさほど高くはない．この三つの下位概念が複雑に影響し合い，行動への志向や動機づけが促進あるいは抑制される（表16-1）．

➡結果予期については，『セルフマネジメント』3-3章1節2項，3項参照．

結果予期はさらに，現在の状況が有害であるという有害性に関する予測（状況－結果予期）と，行動を変化させることで害が減少するという予測（行動－結果予期）とに分けられる[4]．20年来の愛煙家で現在も1日60本たばこを吸っている状況では，状況－結果予期は将来，肺癌になる可能性が高いという予測，行動－結果予期は，禁煙できれば肺癌になる危険性が減るだろうという予測になる．

表16-1 結果予期の三つの下位概念（Bandura, 1997）

下位概念	行動を促進するもの（incentives）	行動を妨げるもの（disincentives）
身体	・気持ちのよい感覚の体験（pleasant sensory experiences） ・身体的満足（physical pleasures）	・不愉快な感覚の体験（aversive sensory experiences） ・痛み（pain）
社会	・興味（interest） ・賞賛（approval） ・社会的承認（social recognition） ・金銭的補償（monetary compensation） ・地位と権限の付与（conferral of status and power）	・無関心（disinterest） ・無視（disapproval） ・社会的排除（social rejection） ・非難（censure） ・特権の剥奪（deprivation of privileges） ・処罰（imposed penalties）
自己評価	・自己満足（self-satisfaction） ・プライド意識（sense of pride） ・自己価値高揚（self-worth）	・不満足（self-dissatisfaction） ・自己への幻滅（self-devaluation） ・自責の念（self-censure）

Bandura, A. Self-efficacy : The exercise of control. W.H. Freeman and Company, 1997, p.22 より横山が翻訳.

➡自己効力については，『セルフマネジメント』3-3章2節参照．

3 自己効力を高める四つの情報源

自己効力は，日常の生活の中で自然発生的に生まれるのではなく，①**遂行行動の達成**，②**代理的経験（モデリング）**，③**言語的説得**，④**生理的・情動的状態**の四つの情報源から生み出され，促進される．さらに，この情報源を組み合わせることによって，自己効力をより効果的に高めていくことができる（表16-2）．

1 遂行行動の達成（enactive mastery experience）

遂行行動の達成は，クライアント自身が課題とする行動を最後までやり遂げることにより，「できた」という達成経験をもつことである．四つの情報源の中

plus α

看護の対象となる人の呼称

看護の場の広がりに応じて，対象との関係性や呼称も多様化している．
患者：patient. 痛みを耐える人，病に苦しむ人
クライアント：顧客，依頼人
利用者：看護サービスを利用する人
消費者：看護サービスを買う人

表16-2　自己効力に影響する四つの情報源と方略

情報源	自己効力を高める情報	自己効力を下げる情報	方略
遂行行動の達成	・自分で行動し達成できたという成功体験の累積	・失敗体験の累積 ・学習性無力感	・行動形成（シェイピング法）* ・ステップバイステップ法*
代理的経験（モデリング）	・自分と同じ状況で，同じ目標をもっている人の成功体験や問題解決法を学ぶ	・条件のそろっている人ができているのを見聞きする	・モデリングの対象を選ぶ ・方法論を教える
言語的説得	・専門性に優れた魅力的な人から励まされたりほめられたりする ・きちんと評価される ・言葉や態度で支援され，「信じられている」「認められている」と感じる ・課題となっている行動を推奨する文化（社会的雰囲気）がある ・自己暗示をかける	・やっていることを認めてもらえない ・一方的に叱責（しっせき）される ・無関心だったり無視されたりする	・契約書（相互契約の確認書）を取り交わす ・患者自身がアクションプランを立てるのを援助する ・アドボカシー ・自己強化
生理的・情動的状態	・課題を遂行したときに，生理的・情動的に良好な反応が起こり，それを自覚する ・「できない」という思い込みから解き放たれる	・疲労，不安，痛み，緊張，空腹 ・マイナスの思い込み	・気づきを高める ・思い込みを論破する ・リラクセーション ・ポジティブシンキング ・リフレイミング*

安酸史子. 糖尿病患者のセルフマネジメント教育：エンパワメントと自己効力. 改訂2版, メディカ出版, 2010, p.113 より改変.

でも，自分で実行したことによる達成感であるため，最も安定した情報源であるといわれている.

　その方略として，行動形成（シェイピング法）やステップバイステップ法などがある. ステップ・バイ・ステップによって，行動形成を目指す. 最初から過大な目標を設定すると失敗体験につながりやすいため，短期間でクライアントがちょっと頑張れば達成できるような，小さな目標を積み重ねていけるよう援助するのがポイントである.

2 代理的経験（vicarious experience）

　代理的経験はモデリングともいい，クライアント自身が，他人の成功談や行動を見聞きすることで，疑似的な達成経験をもつことである. クライアントの状況や能力，性格などに合ったモデルを選定し，どのようなタイミング，状況下でモデルを提示するかが援助のポイントとなる.

3 言語的説得（verbal persuasion）

　言語的説得は，自分の行為や達成したことを周囲の人から言葉で賞賛，または認められることで達成感が高まることである.「自分で自分をほめる」「自分で気持ちを高める」などの自己教示（self-instruction）も含まれる.

　クライアントは検査データや体重などの数値だけを取り上げて評価する傾向にあるため，援助者は数値変動の根拠となる行動達成に対して言語的説得を行い，同時にクライアントが自身の行動達成を認め，賞賛できるよう援助する必

要がある.

4 生理的・情動的状態 (physiological and affective states)

　生理的・情動的状態とは，できないという思い込みから解放されて課題をやり遂げたことによる生理的，情動的な反応を自覚することである．その方略として，リラクセーションやリフレイミングなどが効果的である．

　一般的に生理的・情動的反応は，成功体験や失敗体験と連動して認知されることが多いため，クライアントが成功体験をしたときは言語的説得を用いて，「よく眠れるようになった」「足の痛みがなくなった」などのポジティブな生理的・情動的反応の認知を促すことが援助のポイントである.

4 自己効力に関連した概念：自己概念，自尊感情

　自己効力に関連した概念として，**自己概念**（self-concept）と**自尊感情**（self-esteem）が挙げられる．現実の自己に対する認知を総称したものを自己概念というのに対し，具体的な行動に対する「できそうだ」という自己の有能感を自己効力という．自己概念が自己の現実性なのに対し，自己効力は自分ができると思う信念やできるはずという自己への期待であり，自己の行動の予測性といえる.

　自己概念が be 動詞で語られるものだとすれば，自己効力は can や may といった助動詞をつけて語られるものである．自己効力は，まだ現実ではない，可能性や蓋然性_{がいぜん}についての信念といえる.

　一方，自尊感情は，ありのままの自分を肯定的に受け止められる感情である．安定した自尊感情をもっている人はストレスに強く，自分の生き方や人生の選択を価値あるものと受け止めることができる．基本的な自尊感情は子ども時代に形成されるといわれているのに対し，自己効力は課題行動に対する有能感であり，四つの情報源（「遂行行動の達成」「代理的経験」「言語的説得」「生理的・情動的状態」）により後天的に高めることができるといわれている．また，自己効力では課題行動に対する自己の価値観は問題にならないため，自己価値の低い行動であってもできるという有能感があるときには自己効力は高いが，そのことによって自尊感情は高くならない．このことは，バンデューラが税取立人を例に挙げて説明している[2].

plus α
税取立人

税取立人は社会にとって必要な仕事であるが，納税者からはしばしば「忌み嫌われる」者とみなされるため，上手に税を取り立てられるという自己効力感が高くとも，そのことによって自尊感情は高まらないという例である.

2 事例で考える自己効力理論

1 事例の面接場面

　看護者Aは，健康診査で脂質異常の指摘を受けた東山さん（45歳，女性）の保健指導を担当した．以下は，その面接場面である．

- 看　こんにちは，担当のAです．

- 東　健診でLDLが高いと言われたんですけど，大丈夫でしょうか？

- 看　前にもLDLについて説明を受けられたことがありますか？

- 東　ええ，LDLが高いと血管が詰まるとか，食べ物だと肉とか貝類はよくないだとか……．

- 看　そのあと，どうしましたか？

- 東　気にはしていますが，特別何もしていません．症状もないし，急に太ったわけでもなかったので．

- 看　今，何か気になることはないですか？

- 東　何となく体が重くて，すっきりしません．年をとっても元気でいたいですね．
　みんなに迷惑はかけたくないし．今は子どもの世話が忙しくて，自由な時間がありません．友達と出かけたり，プールにも行きたいんですが……．

- 看　プールですか．

- 東　以前水泳をしていたとき，体重も減って，とても体の調子がよかったので．それに，自分のために何かしている時間もほしいです．

- 看　水泳を続けることで体重が減ったんですね．近くにプールがあるのですか？

- 東　はい．市民プールがあります．水泳は道具がいらないし，仲のいい友達も行ってるので，また行きたいとは思うのですが……．

- 看　プールに行っているお友達を見て，どう思われますか？

- 東　生き生きしていて，楽しそうです．親の介護や子どもの世話で忙しいのに，うまく時間をつくっているなと思います．
　体重も減ったそうで，うらやましいです．私にもできるかな……．

- 看　水泳をすることや体重を落とすことは，LDLと関係があると思われますか？

- 東　直接関係がないかもしれませんが，体重を減らすと体の調子がいいですよね．

- 看　これは体重とLDLとの関係を示したものです（パンフレットを見せる）．

- 東　（パンフレットを見て）なるほど，体重が減るといいのですね．やっぱり水泳に行ってみようかな．間食がいけないこともわかっていますが，甘い物が好きなので，すぐにはやめられそうにありません．食事を制限するよりは，体を動かすほうが，いいことがありそうな気がします．がんばって毎日行くことにします．

- 看　水泳はとてもいい運動ですよね．でも，体のためには徐々に回数を増やしていかれるほうがいいと思います．

- 東　そうですか……．じゃあ，週2回ぐらいから始めてみます．これぐらいなら続けられそうです．

- 看　それでは，1カ月後にお会いするのを楽しみにしています．

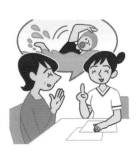

2 解説

　看護者Aは，面接の初期段階で，東山さんが現在どのようなことに関心や価値を置いているのかをうまく会話の中から引き出し，その情報を強みとして活用することで，無理なく生活習慣改善に向けての行動目標の立案へと導いている．

　生活習慣の改善を目的とした面接では，とかくデータや疾患，食事，運動といった話題から始まることが多く，クライアントの生活の中での関心事や行動変容に対する価値，生活環境などには目が向けられにくい．そのため，食生活や運動習慣などの一面だけを見て行動目標を設定することになり，立案した計画に対して，実行する自信はあるが意味が見いだせない，立案した目標よりも関心事や価値はほかにあるなど，ちぐはぐな状況を生みがちである．

　このような結果を招かないためには，面接導入時にまず，クライアントがどのような効力予期と結果予期のパターンをもつかを見極め，その上で，クライアントにどのようにアプローチしていくか計画を立てる必要がある．東山さんの場合，LDLについて若干の知識をもっていることがうかがえるが，行動変容にまでは結びついていなかった．そのため，看護者Aは四つの情報源を用いて，東山さんが興味を示す水泳に対する自己効力を高めるとともに，運動とLDL値との関係についての知識を提供し，東山さんの行動変容に対する価値を強化している．

　看護者Aが，東山さんの水泳による成功体験に着目することで，東山さん自身も，そのときの爽快感や減量に成功した経験を思い出し（遂行行動の成功体験），自分と同じような状況の中でも水泳を続け，減量にも成功した友人がいること（代理的経験），看護者が東山さんの過去の水泳による成果を認めたこと（言語的説得），そして，体調や気分の変化を実感したこと（生理的・情動的状態）により，東山さんは水泳に対する自己効力を高めることができたと考えられる．さらに，過大な目標を提示した東山さんに対し，そのやる気を認めつつも，実現可能な行動レベルの目標になるよう援助したこと（ステップバイステップ法）で，東山さんは成功体験を得やすい目標を立案することができた．

　このように，四つの情報源を巧みに組み合わせることにより自己効力を高められるといわれているが，特に，爽快感などのような生理的・情動的反応と遂行行動の達成は互いに連動して自覚されることが多いため，看護者はクライアントの成功体験に関連した言語的説得を用いて，生理的・情動的反応の認知を促すと効果的である．また，クライアントはデータに一喜一憂しがちであるため，看護者は，データ変動の根拠となる行動内容に視点を置き，具体的な行動に対して言語的説得を行い，行動内容の調整を行うことが必要である．

　このようなクライアントを主体としたアプローチは，一見時間を要するように思われる．しかし，最終的にはクライアントが自己決定して行動を変えてい

く必要があるため，看護者はクライアントの気持ちを受け止めながら，その強みを活用し，効力予期と結果予期の両面を高めるアプローチを試みることが，行動変容へのいちばんの近道となる．

　事例の面接場面のように，保健指導の内容だけでなく，看護者とクライアントの会話の流れを一つずつ丁寧に読み取っていくことで，自己効力理論が面接の中でどのように活用されているのか，また，自分自身の対人援助スキルの傾向についても気づきを高めることができる．うまくいった場面だけでなく，難しさや戸惑い，また何かしっくりしない感情を抱いたまま終了した面接場面を取り上げてみるのもよい．意外にもクライアントの話が聞けていない自分に気づくのではないだろうか．

■ 引用・参考文献

1）藤田恵璽. 学習評価と教育実践. 金子書房, 1995,（藤田恵璽著作集, 1).
2）Bandura, A. Self-efficacy：The exercise of control. W. H. Freeman & Co., 1997.
3）安酸史子. 糖尿病患者のセルフマネジメント教育：エンパワメントと自己効力. 改訂2版, メディカ出版, 2010, p.113.
4）アルバート・バンデューラ編著. 激動社会の中の自己効力. 本明寛ほか監訳. 金子書房, 1997.
5）安酸史子ほか編. セルフマネジメント. 第3版, メディカ出版, 2015, p.54-70,（ナーシング・グラフィカ, 成人看護学, 3).
6）松田（横山）悦子ほか. 2型糖尿病患者の食事自己管理に対する自己効力と結果予期. 日本糖尿病教育・看護学会誌. 2001, 5（2）, p.99-111.

重要用語

自己効力	結果予期	自尊感情
行動変容	効力予期	
モデリング	自己概念	

◆ 学習参考文献

❶ アルバート・バンデューラ編. 激動社会の中の自己効力. 本明寛ほか監訳. 金子書房, 1997.

発達心理学，教育，健康，社会学といった多様な領域から14人の心理学者が，自己効力と家族，文化，ストレス，教育，職業，健康行動などとの関係について解説している．

❷ 安酸史子. 糖尿病患者のセルフマネジメント教育：エンパワメントと自己効力：わかる！使える！やる気を高める！. 改訂3版, メディカ出版, 2021.

患者教育の主要概念であるエンパワメントや自己効力に焦点を当てたアプローチ法を中心に，患者がセルフマネジメントを身につけるための方法を具体例を挙げて解説している．

❸ Bandura, A. Self-efficacy：The exercise of control. W. H. Freeman and Co., 1997.

バンデューラの自己効力理論についての最新書．翻訳本は出版されていないが，関心のある人はぜひチャレンジしてほしい．

❹ 坂野雄二ほか編著. セルフ・エフィカシーの臨床心理学. 北大路書房, 2002.

セルフ・エフィカシー理論をわかりやすく記すとともに，マネジメントの実際を研究結果や事例を用いて解説している．看護教育，糖尿病患者の自己管理，人工透析患者の自己管理，高齢者の転倒と運動など実際の現場でセルフ・エフィカシーをどう取り入れていくかということが丁寧に記されており，臨床の現場で活用しやすい．

17 ヘルスプロモーション

学習目標

◑ ヘルスプロモーションの理念が成人の理解と看護に有効であることを
知る.

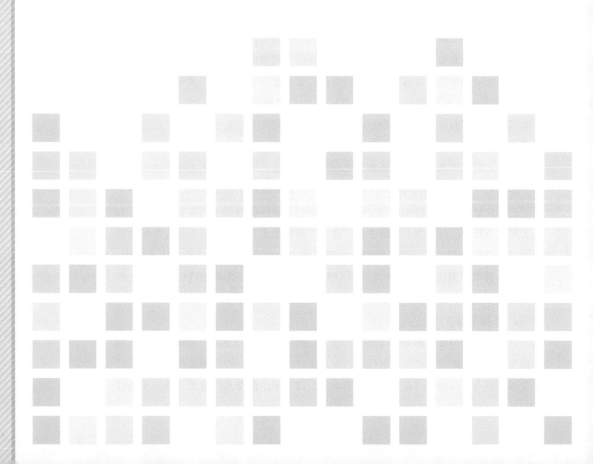

1 ヘルスプロモーションとは

　ヘルスプロモーションは，1986年にWHOが「ヘルスプロモーションに関するオタワ憲章[*][1]」をカナダのオタワで提唱して以来，世界的な流れになってきている．

　ヘルスプロモーションは四つの方向から日本に入ってきている．一つ目は，1960年代にアメリカでレベル（Leavell, H.R.）とクラーク（Clark, E.G.）によって提唱された一次予防，二次予防，三次予防の概念である．二つ目は1970年代に，カナダでラロンド（Lalonde, M.）が国民の健康を守るための五つの戦略のうちの一つに，ヘルスプロモーションを提唱したときのもの．三つ目が1980年代にWHOヨーロッパ地域事務局のキックブッシュ（Kickbusch, I.）らが，公衆衛生上の諸問題を解決するための戦略としてヘルスプロモーションを提唱したもの．四つ目は，1990年代にアメリカのグリーン（Green, L.W.）が健康教育の分野に取り入れたヘルスプロモーションの考え方である．ここでは，三つ目のWHOヨーロッパ地域事務局が提唱するヘルスプロモーションについて述べていく．

　WHOは，1986年にヘルスプロモーションを次のように定義している．「人々が自らの健康をコントロールし，改善することができるようにするプロセスである．完全な肉体的，精神的，社会的に良好な状態に到達するために，個人や集団が望みを抱いて実現し，ニーズを満たし，環境を改善し環境に対処することができなければならない．それゆえ健康は生きる目的ではなく，毎日の生活の資源である．健康は身体的な能力であると同時に，また社会，および個人の資源であることを強く意味する積極的な概念なのである．それゆえヘルスプロモーションは保健部門だけの責任にとどまらず，ライフスタイル，さらに well being にも関わるのである」[1]．この定義のポイントは，まず，人は大人から子どもまでその人なりの健康に対する考え方をもっていることを保健医療従事者は認識すること，そして，人々の健康に対する考え方をもとに健康維持を可能にする環境をつくることが基本であるといった考え方である．

　さらに，2005年第6回ヘルスプロモーションにおけるグローバル会議がタイのバンコクで開かれ，オタワ憲章に続いて二つ目の憲章がバンコク憲章として制定された．バンコク憲章では，オタワ憲章をよりグローバル化した決定要因に取り組むために必要な戦略と公約を明らかにするため，「その決定要因」という言葉が追加され，「ヘルスプロモーションとは，人々が自らの健康とその決定要因をコントロールし，改善することができるようにするプロセスである」[2]と再定義された．

　日本の健康づくりあるいは健康増進の活動は，個人の運動・栄養・休養に焦点を当てたものが多く，WHOのヘルスプロモーションの概念より狭いものになっている．しかしヘルスプロモーションは本来，個々人のライフスタイルば

<aside>
用語解説 *
オタワ憲章

すべての人々が健康を享受できる社会を目指したアルマアタ宣言（プライマリヘルスケアに関する国際会議，1978）の精神を継承し，1986年の第1回ヘルスプロモーション国際会議において採択された．
</aside>

かりでなく，環境整備や政策づくりなどへ拡大して展開される必要がある．

　例えば禁煙指導をする場合に，指導する医師や看護師が喫煙していたり，周囲に喫煙者がいたり，どこでも喫煙できるといった環境であれば，禁煙しようとしている人にとってよい環境とはいえない．また，自動販売機で簡単にたばこを買うことができる，手ごろな価格で購入できるといった環境もよい影響を与えないのである．

2　ヘルスプロモーションの目標

　ヘルスプロモーションは「すべての人々があらゆる生活舞台―労働・学習・余暇そして愛の場―で健康を享受すること」[3] を目標としている．ここでいう生活舞台とは，家庭や学校，職場，地域など人々が生活する場（setting）を指しており，ヘルスプロモーションは，従来のように病院で病気を治すことのみを目標としているものではないことを強調している．

　また，ヘルスプロモーションの定義で言われているように，健康は人生の究極の目標ではなく，「生活の資源」である．そして，この資源が獲得されることにより，真の自由と幸福を獲得するのが目標である．

3　ヘルスプロモーションのプロセスと方法

1　ヘルスプロモーションのプロセス

　オタワ憲章のヘルスプロモーションのプロセスには，**唱道**（advocate），**能力の付与**（enable），**調停**（mediate）の三つがある．

　唱道とは，「健康には価値や意義がある」ことをあらゆる場所で語ることである．人々が健康について関心が薄い場合は特に，保健医療の専門家による語りかけが重要である．また，自分の気持ちや考えを表現できない人のために代弁することも意味している．

　能力の付与とは，人々に健康に関する知識を学ばせ，必要な技術を身につけさせることである．特に保健医療従事者には，健康に関わる知識や技術，態度を伝え，人々が自らの健康をつくるための能力がもてるように促す使命がある．

　調停とは，健康問題は保健医療の分野を超えた問題を内在しているため，保健医療分野の人々のみならず，他分野の専門家と協力（分野間協力）して取り組むことである．例えば，政府，経済活動を担う組織，ボランティア組織，メディア活動を担う組織といった関係部門との協働や調整が要求される．

　このように，従来の考え方と大きく異なっていることは，病気は医師が治す，あるいは健康づくりは看護師・保健師の役割であるといった，これまでの

plus α

アドボカシー

保健分野では「唱道」，福祉分野では「権利擁護，代弁活動」などと訳されることが多い．社会支援，公共的支援の意味合いで用いられる．advocateは支持者，代弁者などと訳される．

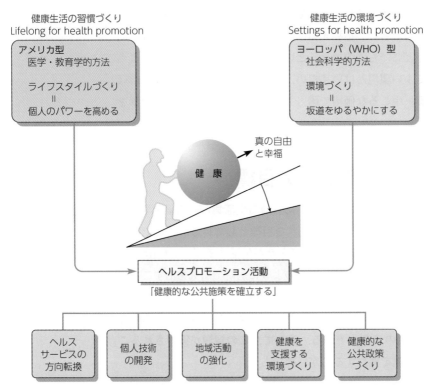

健康生活の習慣づくり
Lifelong for health promotion

アメリカ型
医学・教育学的方法

ライフスタイルづくり
＝
個人のパワーを高める

健康生活の環境づくり
Settings for health promotion

ヨーロッパ（WHO）型
社会科学的方法

環境づくり
＝
坂道をゆるやかにする

真の自由
と幸福

健康

ヘルスプロモーション活動
「健康的な公共施策を確立する」

ヘルス
サービスの
方向転換

個人技術
の開発

地域活動
の強化

健康を
支援する
環境づくり

健康的な
公共政策
づくり

「島内憲夫 1987 年／島内憲夫・高村美奈子 2011 年（改編）／島内憲夫・高村美奈子 2018 年・2019 年（改編）」
日本ヘルスプロモーション学会公式ホームページ．http://plaza.umin.ac.jp/~jshp-gakkai/intro.html，（参照
2023-11-16）．

図17-1　ヘルスプロモーションの概念図

受け身の姿勢から，人々が自ら積極的に自分の健康は自分で守ろうとする姿勢
を養うことである．

　2005年，ヘルスプロモーション活動を成功させるためのプロセスとしてバ
ンコク憲章が提唱され，WHO加盟国で承認された．バンコク憲章は，オタワ
憲章での３項目に加えて，「健康の決定要因を管理するための持続的政策，活
動，構造基盤（インフラストラクチャー）への**投資**」と「すべての人々にとっ
ての安全確保のための規制と，健康と住みよい暮らしの公平な機会を得るため
の**法律の制定**」の２項目が加わっている．

　島内らは，ヘルスプロモーション活動を**図17-1**のように示している[5]．

　つまり，一人の人間が健康という玉を押し上げて，真の自由と幸福を得るた
めには，まず，玉を押し上げている人（個人）に力が必要である．具体的には
健康に関する知識や技術を身につけ，健康的なライフスタイルをつくることで
あり，これが「個人技術の開発」である．しかし，人のもつ力には個人差があ
り，また坂道があまりに急であると玉は押し上げられない．そこで，個々人に
合った適度な角度に調整することが必要となる．これは，人々が生活する場で
ある家庭，学校，職場，地域のそれぞれにおいて「健康を支援する環境づく
り」を行うことである．

2 ヘルスプロモーション活動の方法

ヘルスプロモーション活動は，五つの方法が基本となる．それは，①健康的な公共政策づくり，②健康を支援する環境づくり，③地域活動の強化，④個人技術の開発，⑤ヘルスサービスの方向転換である．ヘルスプロモーション活動は，この五つの有機的連携によって可能となる．

1 健康的な公共政策づくり

健康支援に積極的に投資することは，社会の発展にとって大きなメリットをもたらす．国レベル，都道府県レベル，市町村レベルでの政策はもちろん，身近でいうならば，家庭における親の養育方針，会社であれば経営者の経営方針，学校であれば学校長の教育方針など，各組織の長の健康についての考え方や取り組み方によって，組織を構成する人々のヘルスプロモーションは大きく左右される．

2 健康を支援する環境づくり

健康と環境は密接な関係にあるにもかかわらず，これまで健康づくりは個人への働きかけが中心であった．しかし健康は人的・物的環境ばかりでなく，規範・習慣などの社会的次元，政策などの政治的次元，そして資源の開発，安全で信頼できる技術革新などの経済的次元といった環境との関わりの中で形作られている．したがって，個々人が属する社会環境との関連なくしてヘルスプロモーションはあり得ないのである．

3 地域活動の強化

地域活動の強化とは，住民の主体的参加をいう．健康教育と称して医師・看護師や保健師・産業保健師，養護教諭のみが主導し，患者や地域住民および従業員，学生が参加しない健康づくりは全く意味がない．どのような世代や立場の人でも，健康に対するそれぞれの考え方をもっているため，専門家が権威的・指導的に関わるのではなく，個人や集団の自主性を重んじたヘルスプロモーション活動が求められている．

4 個人技術の開発

健康づくりには，健康のための教育をして個々人が必要な知識や技術を身につけ，適切な態度を養っていくことが大切である．学校や職場，コミュニティー，病院などの場でより健康を高める方策がとれるようになることや，慢性疾患や傷害を予防し，それらに対処していけるようになることが重要である．従来の健康づくりは，この部分の働きかけに偏重してきた傾向があったが，ヘルスプロモーションでは活動の一つとして位置づけられている．

5 ヘルスサービスの方向転換

専門家，行政，住民の三者が一体となり，社会のニーズに応えることを常に考えていく必要がある．例えば，道路を整備する場合，企画の段階から住民の意見を反映し，保健師や福祉関係者などの見解も交えるなど，分野を超えて協

力し合い，健康を害することのない道路づくりを行っていくことが重要である．

4 事例で考えるヘルスプロモーションと看護

　ヘルスプロモーションは，人々が自らの健康を管理し，改善できるようにするプロセスである．健康を管理し改善することには，毎日の生活の資源，つまりライフスタイルが関わってくる．看護職は，患者のライフスタイルの変容に大きな役割をもっており，ヘルスプロモーションの視点が有用になる．

　ヘルスプロモーションに基づいた看護活動の例を以下に示す．

事 例

患者：高木さん，50歳，男性．
身長：173cm，体重：58.6kg
家族構成：妻（49歳，専業主婦），長男（18歳，大学1年生），次男（14歳，中学3年生），長女（10歳，小学5年生）の5人暮らし．
職業：金融関係の営業職で，係長．

〈病状経過〉

　19時，仕事中に気分が悪くなってトイレで吐血，救急車で病院に搬送され，緊急入院となった．胃潰瘍と診断され，内視鏡下で止血した．治療経過は良好で10日後に完治し，退院となる．

　高木さんの入院前の生活は，「ここのところ営業が不振で夜あまり眠れなかった．帰宅は毎日22時過ぎ．妻は子どもの面倒をよくみてくれており，受験生を抱えていたことから，心配させてはいけないと思って，仕事が不振になってからのことも，ほとんど妻には相談していない．食事は不規則になりがちで，忙しいと食べそびれることも多かった．朝はパンとコーヒー，昼はコンビニのお弁当，夜は妻が作ったものを食べていたが，時間はかなり遅いことが多かった．アルコールは毎日ビール大瓶を2〜3本程度飲み，たばこは一日1〜2箱吸っていた」とのことであった．

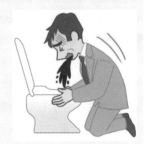

|1| ヘルスプロモーションの考え方を取り入れた高木さんの健康教育例

a 健康的な公共政策づくり

　高木さんは残業が多く，中間管理職の立場から営業成績に対するストレスが高かったのではないかと考えられる．このような状況は，会社の経営者の方針や職場の規則，慣習などが直接的・間接的に勤労者の健康に影響を及ぼしている．産業保健師との連携により，会社社長や所属部長など，上司に対して労働環境の見直しの提言や，従業員の健康管理の大切さに関する啓発活動を行う．

b 健康を支援する環境づくり

　教育期にある子どもたちを抱え，経済的な責任を一人で抱えていることから，妻との話し合いを促す．場合によっては奨学金制度の活用などの提言も考えられる．また，不眠やアルコール摂取，喫煙，食生活の問題などがあること

から，職場の仲間や家族の協力のもとで，ストレス対処法や食事時間の規則性および摂取内容の検討など，ライフスタイルの総合的な見直しを促す．さらに，子どもの立場からも，父親の健康の回復や維持にどのような協力ができるかを考えるなど，家族の協力を促す．

c 地域活動の強化

まず，高木さん本人は今回の出来事をどのように受け止め，感じたのか，そしてライフスタイルの問題点は何か，どう変えていきたいかという気づきを促す．その上で，看護師や保健師，家族，職場の人は高木さんの自主性を重んじて協力する体制をつくり，特に保健医療従事者は指示命令をしないことが大切である．さらに，高木さんの自宅や会社がある市町村と連携を取るなど，地域と接点をもちながら，健康づくり活動を行うよう促す．

d 個人技術の開発

病前のような生活を続けると胃潰瘍が再発する可能性があるため，病気の知識や発生の原因，誘因，予防方法などについての理解を促し，本人に適した基本的な生活習慣の見直しやストレス・コーピングなどの具体的方策を提言し，行動変容を促す．

e ヘルスサービスの方向転換

高木さんを取り巻く職場や家族，保健医療従事者が一体となり，高木さんの健康づくりを考えていく必要がある．保健医療従事者は，健康な生活のために高木さんとその家族を支援し，必要に応じて他の社会的，政治的，経済的，物理的な環境との連携を築いていく．健康づくりの主役は本人および家族である．例えば，食事のとり方についても，看護師や栄養士が主導しがちであるが，まず高木さんと家族がどのように考え，行動しようとしているのかをアセスメントすることが重要である．

■ 引用・参考文献

1) ヘルスプロモーション：WHO オタワ憲章．島内憲夫訳．垣内出版，1990，(21世紀の健康戦略シリーズ，2)．
2) 島内憲夫ほか．ヘルスプロモーション－WHO：バンコク憲章．垣内出版，2012，(21世紀の健康戦略シリーズ，6)．
3) 島内憲夫ほか．ヘルスプロモーションのすすめ：地球サイズの愛は，自分らしく生きるために！ 垣内出版，2002．
4) 島内憲夫ほか．WHOヘルスプロモーションの視点からみた健康日本21：人々の健康と幸福のために，今できること．医学のあゆみ．2019，271 (10)，p.1125-1131．
5) 順天堂大学．"「人生100年」と言われる時代．豊かな毎日を支える「健康」のあり方とは―？"．https://www.juntendo.ac.jp/co-core/education/suzukiminako.html，(参照2022-12-14)．
6) ノラ・J・ペンダー．ペンダー ヘルスプロモーション看護論．小西恵美子監訳．日本看護協会出版会，1997．

重要用語

ヘルスプロモーション	唱道（advocate）	調停（mediate）
オタワ憲章	能力の付与（enable）	ヘルスプロモーション活動の五つの方法

◆ 学習参考文献

❶ ローレンス・W・グリーンほか．ヘルスプロモーション：Precede-Proceedモデルによる活動の展開．神馬征峰ほか訳．医学書院，1997．

　ヘルスプロモーションの考え方に基づいた計画作りの枠組みとして，Precede-Proceedモデルについて述べられている．

❷ ドン・ナットビームほか．ナットとハリスのヘルスプロモーション・ガイドブック：ヘルスプロモーションの理論とモデル．島内憲夫監訳．垣内出版，2003．

　ヘルスプロモーション活動を実践する上で活用する他の理論をわかりやすく紹介している．

❸ 島内憲夫ほか．ヘルスプロモーション－WHO：バンコク憲章．垣内出版，2012，（21世紀の健康戦略シリーズ，6）．

　2005年，第6回ヘルスプロモーション国際会議で示されたバンコク憲章を軸に，ヘルスプロモーションの理論と活動について解説している．

成人看護学① 成人看護学概論
看護師国家試験出題基準（令和5年版）対照表

※以下に掲載のない出題基準項目は，他巻にて対応しています．

必修問題

目標Ⅰ．健康および看護における社会的・倫理的側面について基本的な知識を問う．

大項目	中項目（出題範囲）	小項目（キーワード）	本書該当ページ
1．健康の定義と理解	B．健康に関する指標	世帯数	p.41-42
		婚姻，家族形態	p.41-43
		死因の概要	p.44-48，152-159
	C．受療状況	有訴者の状況	p.44-50
		有病率，罹患率，受療率	p.44-50
		外来受診の状況	p.44-50
2．健康に影響する要因	C．社会環境	職業と健康障害	p.169-178
		労働環境	p.170-175
		ワーク・ライフ・バランス	p.93-101，166-169

目標Ⅱ．看護の対象および看護活動の場と看護の機能について基本的な知識を問う．

大項目	中項目（出題範囲）	小項目（キーワード）	本書該当ページ
6．人間の特性	B．対象の特性	QOL	p.120
		健康や疾病に対する意識	p.116-123，304-305
		疾病・障害・死の受容	p.50-54
7．人間のライフサイクル各期の特徴と生活	F．成人期	社会的責任と役割	p.43-44
	G．老年期	心理社会的変化	p.39-40
8．看護の対象としての患者と家族	A．家族の機能	家族関係	p.41-43，99-101
11．徴候と疾患	B．主要な疾患による健康障害	生活習慣病	p.152-162

疾病の成り立ちと回復の促進

目標Ⅰ．健康から疾病を経て回復に至る過程について基本的な理解を問う．

大項目	中項目（出題範囲）	小項目（キーワード）	本書該当ページ
1．健康の維持増進	A．疾病の予防・早期発見	健康診断，健康診査，がん検診	p.65-78
		健康教育	p.137-147
2．疾病の成立と疾病からの回復	A．疾病の要因	生活習慣	p.73-78，152-153
		ストレス	p.178-183，256-261

目標Ⅳ．各疾患の病態と診断・治療について基本的な理解を問う．

大項目	中項目（出題範囲）	小項目（キーワード）	本書該当ページ
12．神経機能	B．末梢神経系の疾患の病態と診断・治療	自律神経失調症	p.219-223

健康支援と社会保障制度

目標Ⅰ．社会生活を視点とした個人・家族・集団の機能や変化について基本的な理解を問う．

大項目	中項目（出題範囲）	小項目（キーワード）	本書該当ページ
1．社会・家族機能と生活基盤の変化	B．家族機能の変化	家事	p.99-101
		婚姻，離婚	p.41-43，101-107
	C．ライフスタイルの変化	雇用形態	p.105-107

目標Ⅱ．社会保障の理念，社会保険制度および社会福祉に関する法や施策について基本的な理解を問う．

大項目	中項目（出題範囲）	小項目（キーワード）	本書該当ページ
4．社会保険制度の基本	B．医療保険制度	目的と機能	p.69，149-150
5．社会福祉の基本	H．その他の制度	配偶者からの暴力の防止及び被害者の保護等に関する法律<DV防止法>	p.209-210

目標Ⅲ．公衆衛生の基本，保健活動の基盤となる法や施策および生活者の健康増進について基本的な理解を問う．

大項目	中項目（出題範囲）	小項目（キーワード）	本書該当ページ
6．健康と公衆衛生	A．公衆衛生の理念	ヘルスプロモーション	p.304-309
7．公衆衛生における感染症と対策	B．主要な感染症と動向	ヒト免疫不全ウイルス<HIV>感染症，後天性免疫不全症候群<AIDS>	p.203-204
8．公衆衛生における生活環境への対策	A．地球環境	アスベスト	p.170-174
		放射性物質	p.173-174
9．保健活動の基盤と制度	A．地域保健	健康日本21	p.60，159
10．生活者の健康増進	A．生活習慣病の予防	主な生活習慣病の現状	p.152-159
		特定健康診査，特定保健指導	p.74-78
	B．職場の健康管理	業務上疾病の予防	p.170-175
		仕事と家庭の両立支援（ワーク・ライフ・バランス）	p.93-101，166-169

▶ 基礎看護学

目標Ⅰ．看護の概念及び展開について基本的な理解を問う．

大項目	中項目（出題範囲）	小項目（キーワード）	本書該当ページ
1．看護の基本となる概念	C．健康と生活	健康のとらえ方	p.112-115
		生活習慣とセルフケア	p.244-253
		QOLの維持と向上	p.120

▶ 成人看護学

目標Ⅰ．成人各期の健康保持・増進や疾病の予防について基本的な理解を問う．

大項目	中項目（出題範囲）	小項目（キーワード）	本書該当ページ
1．成人の特徴と生活	A．成人期の発達の特徴	身体的・心理的・社会的な特徴	p.23-24，30-40
		発達課題の特徴	p.28-30
	B．成人の生活	家族形態の変化，家族機能	p.41-43，99-101
		ライフスタイルの特徴	p.41-48，91-107，166-169
	C．成人を取り巻く環境	社会状況の変化	p.43-44，91-107
		産業構造・労働環境の変化	p.166-167
2．成人における健康の保持・増進や疾病の予防	A．生活習慣に関連する健康課題	生活習慣病の要因	p.152
		健康問題の現状と推移	p.152-159
		健康行動，保健行動	p.159-163
	B．職業に関連する健康課題	就労条件・環境と疾病との関係	p.95-98，170-175
		職業性疾患，作業関連疾患	p.169-178
	C．ストレスに関連する健康課題	ストレスと健康	p.178-181
		ストレスと対処法	p.182-187，265-268

目標Ⅱ．急性期にある患者と家族の特徴を理解し看護を展開するための基本的な理解を問う．

大項目	中項目（出題範囲）	小項目（キーワード）	本書該当ページ
3．急性期にある患者と家族の看護	B．急性期における看護の基本	危機的状態への支援	p.270-278

目標Ⅲ．慢性疾患がある患者と家族の特徴を理解し看護を展開するための基本的な理解を問う．

大項目	中項目（出題範囲）	小項目（キーワード）	本書該当ページ
6. 慢性疾患がある患者と家族の看護	A. 慢性疾患がある患者と家族の特徴	慢性疾患の特徴，慢性疾患の動向	p.81-83，228
		慢性疾患とともに生きる患者と家族の特徴	p.228-232
	C. セルフケア・自己管理を促進する看護	セルフケア能力とセルフケア行動のアセスメント，アドヒアランスに影響する要因のアセスメント	p.249-253，285-291
		自己管理支援，セルフケア支援	p.251-253
		自己効力感，エンパワメント	p.137-143，294-302

目標Ⅳ．リハビリテーションの特徴を理解し看護を展開するための基本的な理解を問う．

大項目	中項目（出題範囲）	小項目（キーワード）	本書該当ページ
7. リハビリテーションの特徴と看護	C. 障害に対する受容と適応への看護	日常生活動作＜ADL＞・活動範囲の拡大に向けた援助	p.117-118，245
		心理的葛藤への援助	p.256-268
	E. 患者の社会参加への支援	社会参加を促す要素と阻害要因	p.187-196

母性看護学

目標Ⅰ．母性看護の基盤となる概念，母性看護の対象を取り巻く環境について基本的な理解を問う．

大項目	中項目（出題範囲）	小項目（キーワード）	本書該当ページ
2. 母性看護の基盤となる概念	A. リプロダクティブ・ヘルスに関する概念	リプロダクティブ・ヘルス／ライツ	p.200-201，203
		性＜セクシュアリティ＞	p.200
		セックス，ジェンダー	p.201-202

精神看護学

目標Ⅰ．精神保健の基本と保持・増進に向けた看護について基本的な理解を問う．

大項目	中項目（出題範囲）	小項目（キーワード）	本書該当ページ
1. 精神保健の基本	D. 危機＜クライシス＞	ストレスと対処	p.255-268
		適応理論	p.279-291

表紙デザイン：株式会社金木犀舎

本文デザイン：クニメディア株式会社

図版・イラスト：有限会社デザインスタジオEX
よしとみあさみ，八代映子

組版：株式会社データボックス

ナーシング・グラフィカの内容に関する「更新情報・正誤表」「看護師国家試験出題基準対照表」は下記のウェブページでご覧いただくことができます．

更新情報・正誤表
https://store.medica.co.jp/n-graphicus.html
教科書のタイトルをクリックするとご覧いただけます．

看護師国家試験出題基準対照表
https://ml.medica.co.jp/rapport/#tests

ナーシング・グラフィカ 成人看護学①

成人看護学概論

2004年 8 月20日発行	第 1 版第 1 刷
2013年 1 月20日発行	第 2 版第 1 刷
2015年 1 月15日発行	第 3 版第 1 刷
2021年 1 月15日発行	第 4 版第 1 刷
2022年 1 月20日発行	第 5 版第 1 刷Ⓒ
2024年 1 月20日発行	第 5 版第 3 刷

編　者　安酸 史子　鈴木 純恵　吉田 澄恵
発行者　長谷川 翔
発行所　株式会社メディカ出版
　　　　〒532-8588
　　　　大阪市淀川区宮原 3 - 4 - 30
　　　　ニッセイ新大阪ビル16F
　　　　電話　06-6398-5045（編集）
　　　　　　　0120-276-115（お客様センター）
　　　　https://store.medica.co.jp/n-graphicus.html
印刷・製本　株式会社広済堂ネクスト

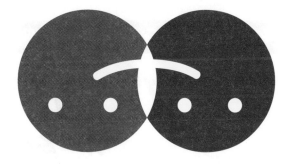

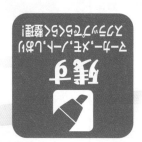
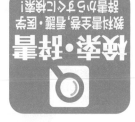
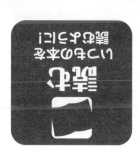

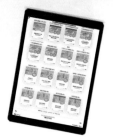

「ナーシング・グラフィカ」で 学ぶ、自信

看護学の新スタンダード
NURSINGRAPHICUS

独自の視点で構成する「これからの看護師」を育てるテキスト

人体の構造と機能	① 解剖生理学 ② 臨床生化学
疾病の成り立ちと回復の促進	① 病態生理学 ② 臨床薬理学 ③ 臨床微生物・医動物 ④ 臨床栄養学
健康支援と社会保障	① 健康と社会・生活 ② 公衆衛生 ③ 社会福祉と社会保障 ④ 看護をめぐる法と制度
基礎看護学	① 看護学概論 ② 基礎看護技術Ⅰ コミュニケーション／看護の展開／ヘルスアセスメント ③ 基礎看護技術Ⅱ 看護実践のための援助技術 ④ 看護研究 ⑤ 臨床看護総論
地域・在宅看護論	① 地域療養を支えるケア ② 在宅療養を支える技術
成人看護学	① 成人看護学概論 ② 健康危機状況／セルフケアの再獲得 ③ セルフマネジメント ④ 周術期看護 ⑤ リハビリテーション看護 ⑥ 緩和ケア

老年看護学	① 高齢者の健康と障害 ② 高齢者看護の実践
小児看護学	① 小児の発達と看護 ② 小児看護技術 ③ 小児の疾患と看護
母性看護学	① 概論・リプロダクティブヘルスと看護 ② 母性看護の実践 ③ 母性看護技術
精神看護学	① 情緒発達と精神看護の基本 ② 精神障害と看護の実践
看護の統合と実践	① 看護管理 ② 医療安全 ③ 災害看護
疾患と看護	NURSINGRAPHICUS EX ① 呼吸器 ② 循環器 ③ 消化器 ④ 血液／アレルギー・膠原病／感染症 ⑤ 脳・神経 ⑥ 眼／耳鼻咽喉／歯・口腔／皮膚 ⑦ 運動器 ⑧ 腎／泌尿器／内分泌・代謝 ⑨ 女性生殖器

グラフィカ編集部SNS
@nsgraphicus_mc
ぜひチェックしてみてください！

X（旧Twitter）

Instagram

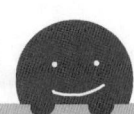

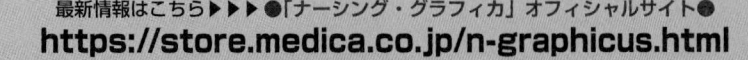